南方医科大学近医学科特色系列教材

卫生事业管理学
Health Service Management

姚卫光　主　编

李　贝　王丽芝　副主编

中山大学出版社
·广州·

图书在版编目（CIP）数据

卫生事业管理学 / 姚卫光主编；李贝，王丽芝副主编. —广州：中山大学出版社，2012.7
（南方医科大学近医学科特色系列教材）
ISBN 978 - 7 - 306 - 04195 - 1

Ⅰ. ①卫…　Ⅱ. ①姚…　②李…　③王…　Ⅲ. ①卫生管理学—医学院校—教材
Ⅳ. ①R19

中国版本图书馆 CIP 数据核字（2012）第 119433 号

出 版 人：祁　军
策划编辑：鲁佳慧
责任编辑：鲁佳慧
封面设计：曾　斌
责任校对：杨文泉
责任技编：黄少伟
出版发行：中山大学出版社
电　　话：编辑部 020 - 84111996，84113349，84111997，84110779
　　　　　发行部 020 - 84111998，84111981，84111160
地　　址：广州市新港西路 135 号
邮　　编：510275　传　真：020 - 84036565
网　　址：http：//www. zsup. com. cn　E-mail：zdcbs@ mail. sysu. edu. cn
印 刷 者：湛江日报社印刷厂
规　　格：787mm × 1092mm　1/16　20. 875 印张　500 千字
版次印次：2012 年 7 月第 1 版　2012 年 7 月第 1 次印刷
印　　数：1～3000 册　定　价：49. 80 元

内 容 提 要

　　本书是南方医科大学近医学科特色系列教材之一。本书以现代管理科学及国内外公共卫生事业管理新理论、新知识、新技术、新方法为基础，密切结合我国卫生事业管理的实践，从多角度系统地阐述了卫生事业管理的理念，分为卫生事业的宏观管理和卫生事业各专业的微观管理两大部分。宏观管理部分主要就卫生事业、卫生工作方针政策、卫生组织、医疗保障、卫生规划与评价、卫生法规与监督、卫生人力资源管理、卫生系统绩效评价、卫生项目管理、卫生事业改革与发展、国外卫生事业管理等方面进行了阐述。卫生事业各专业的微观管理部分主要就医政管理、健康管理、基层卫生与社区卫生服务管理、预防保健管理、食品药品医疗器械监督与管理、突发公共卫生事件应急管理等方面进行了阐述。本书系统地介绍了卫生事业管理的基础知识、基本理论和基本技能，并结合当前我国卫生事业管理中存在的一些具体问题，尽可能地采用最新的研究成果和数据，重点介绍了健康管理、社区卫生服务管理、预防保健管理和突发公共卫生事件应急管理等内容。

　　本书可作为全国高等院校卫生事业管理、预防医学专业的本科生及研究生的参考教材，以及各级各类卫生管理干部的在职培训教材。

前　言

　　《卫生事业管理学》是高等医科院校近医学科特色系列教材之一。

　　卫生事业管理学是研究卫生事业发展规律和宏观卫生发展规划的科学，其任务是寻求最佳卫生服务，科学合理地配置和使用卫生资源，最大限度地满足人们对医疗预防保健需求。2009 年 4 月，《中共中央、国务院关于医药卫生体制改革的意见》明确提出"必须加快建设一支职业化卫生管理队伍"。我国经济的发展和卫生体制改革的不断深入，对卫生管理人才在知识、能力和素质等方面提出了新的更高的要求。正是在上述背景下，为了遵循管理学教育的规律和适应卫生事业发展对于管理人才的客观要求，我们组织编写了这本《卫生事业管理学》教材。

　　卫生事业管理学是一门发展中的科学。本书与国内众多同类教材相比有所创新，主要有如下特色：一是在系统阐述卫生事业管理的理念的基础上，注重对当前我国卫生事业管理的重点工作进行介绍，包括健康管理、突发公共卫生事件应急管理、卫生事业改革与发展等。二是尽可能地发挥研究团队的集体智慧，集思广益，博采众长。在资料的选用上，尽量采用最新的研究成果和数据，增强教材的信息量和可读性。三是文风简洁明快，深入浅出，广泛使用案例，理论结合实际，有助于提高学生的思维能力和实际应用能力。

　　《卫生事业管理学》凝结了全体编写人员的努力和汗水。在本教材出版之际，对于支持、帮助本教材编写及出版的领导、老师，一并表示诚挚的谢意。对于教材中存在的错误和不足之处，恳请读者批评指正，并提出宝贵意见，以期不断修订完善。

编者

2012 年 3 月

目　　录

第一章 绪 论

✚ 学习目标

(1) 掌握：影响卫生事业发展的因素、卫生事业管理的方式、卫生事业管理的内容、卫生事业管理的研究方法、卫生事业管理的体制机制。

(2) 熟悉：管理的定义、管理的职能。

(3) 了解：近代管理理论的发展阶段。

第一节 管理与管理学

一、管理的基本概念

在人类社会，管理无处不在，无时不在。任何事情成也管理，败也管理。当人类社会开始工业化时，管理学才应运而生。与数学、天文学、物理学、化学、哲学、文学、史学等学科相比，管理学确实是一门年轻的学科，但其发展特别迅速，对人类社会的影响空前巨大。可以毫不夸张地说，人类社会的任何伟大进步都包含着管理学所作出的重大贡献。有机会学习和研究管理学将是人生的幸运，因为这将伴随我们一生。

什么是管理？近百年来许多学者试图对管理进行定义。综合前人的研究，并汲取管理学理论和时间发展的最新成果，我们认为对管理定义作如下表述较为完整和精辟：管理是管理者为了有效实现组织目标、个人发展和社会责任，运用管理职能进行协调的过程。这一简短的定义包含了丰富的内涵：①管理是人类有意识、有目的的活动；②管理应当是有效的；③管理的本质是协调；④协调是运用各种管理职能的过程。

二、近代管理理论的发展

管理思想和理论的产生可以追溯到人类产生的时候，随着人类社会进步，管理思想和理论逐步发展起来。近代管理理论的发展大致包括行为科学理论阶段和现代管理理论阶段。

（一）行为科学理论阶段

行为科学学派起源于20世纪20年代末30年代初，在1949年美国芝加哥大学的跨学科会议上正式被定名为"行为科学"。该学派比较有代表性的理论有梅奥的人际关系理论、马斯洛的需要层次理论、赫茨伯格的双因素理论、麦格雷戈的X理论和Y理论等。

1. 人际关系学说

梅奥等人写了《工业文明中的人的问题》等一系列著作，总结出了人际关系学说。主要观点为：

（1）工人都是"社会人"，是复杂的社会系统的成员，不是经济人。他们必须有加以满足的物质方面的要求，但更重要的是他们有社会方面和心理方面的要求。

（2）管理者应重视协调人际关系。领导的责任在于提高工人士气，增加工人满意度，从而达到提高生产率的目的。因此，要改变传统领导方式，建立和谐的人际关系。

（3）企业除了正式组织外，还存在着"非正式组织"，它是影响生产率的一个重要因素。

2. 需要层次理论

1943年，美国人本主义心理学家亚伯拉罕·马斯洛（Abraham Maslow）经过大量的研究，提出了需要层次理论。理论的主要内容为：

（1）人生来固有五个层次的需要，这些需要由低到高分别是：①生理需要。即人类维持自身生存和发展而产生的需要，是人最原始而基本的物质性需要，包括对吃、穿、住、性等方面的需要。②安全需要。包括安全的社会环境、安全的住所、稳定的职业、较好的职业、较好的福利、劳动保护、社会保险等人身、职业安全的需要。③社交需要。又称为归属与爱的需要，是指人们希望归属于一定的群体，成为其中的一员，相互关心，相互支持，并希望通过自己付出情感得到别人的友谊和爱。④尊重需要。包括自我尊重和希望受到他人尊重的需要。⑤自我实现需要。指人有充分发挥自己的潜在能力，越来越成为自己所期望的人物，完成与自己能力相称的工作需要。这是在前面四层次需要获得不同程度的满足之后，产生的最高层次需要。

由于每个人各种需要的重要程度不同，因此形成了不同的需要层次结构（图1-1）。

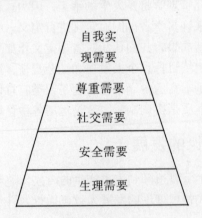

图1-1 马斯洛五个层次需要示意图

（2）五种需要从低到高排列，需要的发展逐层递进。当较低层次的需要基本得到满足后，就会产生更高一级的需要。

（3）未满足的需要才具有激励作用。

（4）高层次需要和主导需要具有更重要的激励意义。把需要作为专门的研究课题，研究其产生、发展的规律，马斯洛是第一人。这一学说成为行为科学重要的理论基础。

3. 激励 - 保健理论

20 世纪 50 年代，美国心理学家赫茨伯格在匹兹堡地区对 11 个工商机构的 200 多名会计师、工程师进行问卷调查，要求回答"什么时候你对工作特别满意"、"什么时候你对工作特别不满意"、"满意和不满意的原因是什么"等问题。赫茨伯格根据调查的结果提出了激励 - 保健理论，亦称双因素理论。双因素即指保健因素和激励因素。保健因素是指那些与人们的不满情绪有关的因素，如企业政策、工资水平、工作环境、劳动保护、人际关系、地位、安全等。这类因素处理得不好会引发对工作不满情绪的产生，处理得好可预防或消除这种不满，但它不能起激励作用，只能起到保持人的积极性、维持工作现状的作用。激励因素是指能够促使人们产生工作满意感的一类因素，主要包括工作上的成就感，得到他人的认可，工作本身带来的愉快、晋升、成长、责任等。

4. X 理论和 Y 理论

美国麻省理工学院心理学教授麦格雷戈（Douglas Mc Gregor）于 1960 年在其所著的《企业中人的方面》一书中提出了该理论。麦格雷戈认为，管理人员的管理行为受其对人本性假设的影响。当管理人员持某一种关于人本性假设的观点时，就会形成与之相应的管理方式。麦格雷戈提出两种人性假设以及相应的管理方式——X 理论和 Y 理论。

X 理论对人性的假设为：多数人生来懒惰，不愿意负责任，只有少数人勤奋，有责任心；多数人工作是为了追求物质利益满足，企业主为获得最大利润，工人为追求最高报酬；个人目标与组织目标是相矛盾的。大多数人具有上述特点，只能是被管理者，只有少数人能克制自己，成为管理者。

基于 X 理论的管理方式：组织管理的一切工作都是为了让工人提高工效，完成组织任务，为了克服人性的自私与懒惰的弱点，管理必须有严格的制度，实行标准化作业、程序化操作和规范化管理，以确保生产任务的完成；管理的原则是实行权威督导与控制，管理权力高度集中在少数管理者手中，强迫多数员工绝对服从管理者的意愿；激励制度是实施个人奖惩。

Y 理论对人性的假设是"自动人"（或称为"自我实现人"），认为：人天生勤奋，每个成熟的人除有物质和一般社会需求外，还有一种要充分运用自己才华，发挥潜能做出成就的愿望，人只有在实现了自己这种愿望时才会感到最大的满足；人在追求自我实现的过程中，会表现得主动、有自制力和有创造性。

基于 Y 理论的管理方式：管理的重点是要创造一种适宜的工作环境和条件，让员工能充分发挥自己的潜能达到自我实现的满足；提倡目标管理与自主管理，在管理制度上应该更具有灵活性，给员工更多一些完成工作的自主权，以便在实现目标过程中能充分地发挥人的独立创造才能；提倡内在激励，管理者调动员工积极性不是靠物质刺激，也不仅是靠和谐的人际关系，而是强调工作本身对工作者积极性的激励作用。

综上所述，行为科学理论强调以人为中心来研究管理问题，看到了人的社会性和复杂性，这标志着管理由传统的以任务为中心的管理向以人为中心的现代管理转变。

（二）现代管理理论阶段

在古典管理理论和行为科学理论出现以后，特别在第二次世界大战以后，西方又出现了很多新的管理理论，形成了许多学派。这些理论与学派在历史渊源与理论内容上互相影响、互相联系，美国管理学家哈罗德·孔茨形象地将其描述为"管理理论的丛林"。其中，主要的管理学派与理论有：以巴纳德为代表的社会系统学派、以卡斯特和罗森茨维奇为代表的系统管理学派、以西蒙和马奇为代表的决策管理学派、以德鲁克和戴尔为代表的经验管理学派、以伯法为代表的管理科学学派、以卢桑斯为代表的权变管理学派。

1. 社会系统学派

社会系统学派的代表人物是巴纳德，其主要观点体现在其《经理的职能》一书中。其主要观点为：

（1）组织是一个社会协作系统。组织是"两个或两个以上的人有意识协调的活动或效力的系统"，组织的产生是人们协作愿望的结果。

（2）组织存在要有三个基本条件，即明确的目标、协作意愿和意见交流。

（3）提出了组织效力与组织效率原则。组织效力是指组织实现其目标的能力或实现目标的程度，是组织存在的必要前提；组织效率是指在实现其目标贯彻中满足其成员个人目标的能力和程度，是组织生存的能力。

（4）管理人员的权威来自于下级的认可。

（5）分析了经理人员的作用。经理人员是信息联系系统中相互联系的中心，并对成员的协作活动进行协调，使组织正常运转，以实现其目标。

2. 系统管理学派

系统管理学派的代表人物是卡斯特和罗森茨维奇，代表作是《系统理论与管理》。他们继承了系统论的思想方法，从系统的概念出发，建立起了企业管理的系统模式。他们认为：系统观点、系统分析、系统管理都是以系统理论为指导的，三者之间既有区别，又有联系。其主要观点为：

（1）企业管理系统由人、资金、物、技术、时间、信息六个基本要素构成，它们在一定目标下组成一体化系统。其中，人是管理系统中的主体，其他各项要素在一定程度上均受人的控制与协调。

（2）企业管理系统是一个由许多子系统组成的、开放的社会技术系统。

（3）企业管理系统内部主要有四个基本子系统：第一是运行系统，即输入过程与输出过程；第二是控制系统，是指企业对各种有机要素的转化过程；第三是支持系统，是指企业内各后勤保证的过程；第四是信息系统，即信息的收集、分析、研究、处理、传递的过程。企业的系统管理强调以整体系统为中心，决策时强调整个系统的最优化。

（4）企业管理分三个层次：作业层（即基层管理）、协调层（即中层管理）、战略层（即高层管理）。

（5）运用系统观点来考察管理的基本职能，可以提高组织的整体效率。

3. 决策管理学派

决策管理学派的代表人物是西蒙和马奇，西蒙的代表作有《管理决策的新科学》、

《管理行为》等，因为对决策理论研究的贡献，1978 年西蒙获得了诺贝尔经济学奖。

决策管理学派是在社会系统学派的基础上发展起来的。其主要观点为：

（1）管理就是决策。计划、组织、领导、控制等管理职能都需要决策。

（2）以"满意标准"代替传统的"最优标准"。

（3）决策是一个复杂的过程，而不是"拍板"的一瞬间。决策的过程至少应该分为四个阶段：提出制定决策的理由；尽可能找出所有的可能的行动方案；在诸行动方案中进行抉择，选出最满意的方案；对该方案进行评价。这四个阶段都含有丰富的内容，并且各个阶段有可能相互交错，因此决策是一个反复的过程。

（4）决策可分为程序化和非程序化决策。程序化决策是指反复出现和例行的决策。非程序化决策是指那种从未出现过的，或者其确切的性质和结构还不很清楚或相当复杂的决策。解决这两类决策的方法一般不同。但程序化决策和非程序化决策的划分并不是严格的，因为随着人们认识的深化，许多非程序化决策将转变为程序化决策。

4. 经验管理学派

经验管理学派又称案例学派，其代表人物有德鲁克和戴尔。德鲁克的代表作是《有效的管理者》，戴尔的代表作是《伟大的组织者》。他们认为，有关企业管理的科学应该从企业管理的实际出发，以大企业的管理经验为主要研究对象，以便在一定的情况下把这些经验加以概括和理论化，但在更多的情况下，只是把这些经验传授给企业实际管理工作者，从而提出实际的建议。也就是说，该学派主张通过分析经验（案例）来研究管理问题。其主要观点为：

（1）管理有三项基本任务：第一是取得经济效果（利润）；第二是使工作具有生产性，并使工作人员有成就；第三是承担企业对社会的责任。因此，管理者必须了解和掌握一些基本技能，如做出有效决策、在组织内部和外部进行信息联系、学会目标管理等。

（2）提倡实行目标管理。目标管理是管理人员和员工在工作中实行自我控制并达成工作目标的管理机能和管理制度。

（3）对高层管理问题给予了高度重视。对高层管理的任务、结构、战略等作了深入的研究。

5. 管理科学学派

管理科学学派又称管理中的数量学派，代表人物是美国的伯法，代表作是《现代生产管理》。该学派的特点是：

（1）为管理决策服务，运用数学模型增加决策的科学性。决策的过程就是建立和运用数学模型的过程。

（2）各种可行的方案均是以经济效果作为评价的依据，如成本、总收入和投资利润率等。

（3）广泛地使用电子计算机。电子计算机的运用大大提高了运算的速度，使数学模型运用于企业和组织成为可能。

6. 权变管理学派

权变管理学派诞生于 20 世纪 70 年代，代表人物主要有卢森斯、菲德勒和豪斯，代表作是卢森斯的《管理导论———一种权变学说》。该学派认为，在企业管理中要根据企业所处的内外条件随机应变，没有什么一成不变、普遍适用的最好的管理理论与方法。该学派的基础是超 Y 理论。超 Y 理论认为人们怀着不同的需要加入工作组织，人们有不同的需要类型。有的人需要更正规的组织结构和规章制度，而不需要参与决策和承担责任；有的人却需要更多的自治责任和发挥个人创造性的机会。前者欢迎 X 理论的管理方式，后者欢迎 Y 理论的管理方式。因此，不同的人对管理方式的要求是不同的，组织的目标、工作的性质、员工的素质等对组织结构和管理方式都有很大的影响。

三、管理的职能

人类的管理活动具有哪些最基本的职能？这一问题经过了许多人近 100 年的研究，至今还是众说纷纭。自法约尔提出五种管理职能以来，有提出六种、七种的，也有提出四种、三种，甚至两种、一种的。各种提法都如表 1-1 所列 14 种职能中不同数量的不同组合而已。最常见的提法是计划、组织、领导、控制。我们认为根据管理理论的最新发展，对管理职能的认识也应该有所发展。许多新的管理理论和管理实践已一再证明：计划、组织、领导、控制、创新这五种管理职能是一切管理活动最基本的职能。

表 1-1　管理职能表

管理职能	古典的提法	常见的提法	本书的提法
计划（planning）	√	√	计划
组织（organizing）	√	√	组织
用人（staffing）			
指导（directing）			
指挥（commanding）	√		领导
领导（leading）		√	
协调（coordinating）	√		
沟通（communicating）			
激励（motivating）			
代表（representing）			
监督（supervising）			
检查（checking）			控制
控制（controlling）	√	√	
创新（innovating）			创新

1. 计划

计划指制定目标并确实为达成这些目标所必需的行动。组织中所有的管理者都必须从事计划活动。

2. 组织

根据工作的要求与人员的特点，设计岗位，通过授权和分工，将适当的人员安排在适当的岗位上，用制度规定各个岗位的职责和上下左右的相互关系，形成一个有机的组织结构，使整个组织协调运转，这就是组织的职能。

组织目标决定着组织的具体形式和特点。

3. 领导

领导是指导人们的行为，通过沟通增强人们的相互理解，统一人们的思想和行动，激励每个成员自觉地为实现组织目标而共同努力。

4. 控制

控制的实质就是使实践活动符合于计划，计划就是控制的标准。

5. 创新

创新职能与上述各种管理职能不同，其本身并没有某种特有的表现形式，总是在与其他管理职能的结合中表现自身的存在与价值。

各项管理职能的相互关系如图1-2所示。每一项管理工作一般都是从计划开始，经过组织、领导到控制结束。各职能之间同时相互交叉渗透，控制的结果可能又导致新的计划，开始又一轮新的管理循环。如此循环不息，把工作不断推向前进。创新在这管理循环之中处于轴心的地位，成为推动管理循环的原动力。

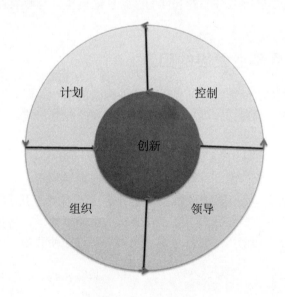

图1-2 管理职能循环图

第二节 卫 生 事 业

一、概念与性质

卫生事业是指为增进人民健康所采取的组织体系、系统活动和社会措施的总和，这些组织和活动以追求社会效益为目的，由政府领导并提供必要的经费补助。1997 年颁布的《中共中央、国务院关于卫生改革与发展的决定》明确指出："我国卫生事业是政府实行一定福利政策的社会公益事业。"这句话概括了我国卫生事业的根本性质，明确了卫生事业具有公益性，政府要实行一定的福利政策，卫生事业不能以营利为目的。但是，卫生事业又不是纯粹的福利事业，不可能采取由政府全部包下来的办法，卫生事业的运行和发展需要政府、市场、社会各种力量都来发挥作用。根据具体的情况，有些卫生领域以政府发挥作用为主，有些卫生领域则适宜由市场发挥主要作用，如重大疾病的预防和控制以及中低收入群众的基本医疗保障就需要政府来组织并提供资助。而一部分医疗服务的提供则适宜充分发挥市场的作用。一些政府机构从事活动的传统领域也可以向社会第三部门开放，如非营利性医疗保险的经营管理就可以向社会第三部门开放，可以由社会第三部门组织管理部分非营利性的医疗保险机构，与政府部门办的医疗保险机构开展竞争。

二、影响卫生事业发展的因素

卫生事业受系统内的因素影响，更受系统外因素的制约。研究这些因素的影响机制及对卫生事业发展的影响程度，进一步适应、利用和改变其影响，是卫生事业管理的内容之一。

1. 社会制度

社会制度不同，国家体制就存在差异，卫生事业发展的重点、方针政策及管理方法都会不同，这是各国学者公认的事实。我国是社会主义国家，卫生事业是政府实行一定福利政策的社会公益事业，在我国卫生工作方针的正确指导下，各项卫生工作取得了较大的进展，在资源分配和使用上充分考虑到我国的特点，使我国居民的健康水平有了较大改善。

2. 经济基础

卫生事业与其他事业一样，在很大程度上受经济基础的制约，即经济落后的国家难以将更多的资金用于卫生事业，卫生事业的发展速度和规模必然受到影响，不同国家和地区间常用卫生事业费占国内生产总值（GDP）的百分比来反映其卫生投入。随着社会的发展和国家经济水平的提高，国家、社会、居民个人用于卫生事业的投入不断增加，经济投入的增加，为居民健康状况的改善提供了基本的保障。

3. 管理水平

管理的目的是要在有限的资源条件下创造出最大的效益，倘若资源无限，管理的重要性就小多了。同样的资源条件，管理水平的高低、管理质量的好坏，直接影响预期结果。卫生事业的发展很大程度上取决于管理水平，如组织管理、计划管理、人力资源管理、经营管理等。我国医药管理体制改革的目的就是通过科学管理，改革卫生事业发展过程中不适应的问题，更好地改善人群健康状况，如城镇职工医疗保健制度改革、发展社区卫生服务、区域卫生规划等措施的制定实施，都是科学管理水平提高的具体表现。

第三节　卫生事业管理

一、卫生事业管理的方式及对象

卫生事业管理是指政府、卫生行政部门及有关行政部门根据卫生事业的规律和特点，将卫生资源进行优化配置及时合理地提供给全体人民，并对维护和增进人民健康的组织体系、系统活动和社会措施进行管理。

（一）卫生事业管理的方式

卫生事业管理的方式主要有：

（1）计划方式。计划具有方向性、指令性和指导性。卫生事业管理计划方式的主要表现是：社会经济发展的中长期计划中对卫生事业的规划、卫生事业发展的中长期计划、区域卫生规划、卫生事业的财政预算、医疗机构设置规划等。各种卫生计划发挥着明确事业发展目标、选择适当政策措施、保持医疗资源供需合理、优化卫生资源配置、提高资源利用效率的作用。计划方式包括计划编制、计划实施和计划评价等阶段。

（2）法律方式。是指政府通过法律、法规来调整各社会主体之间的关系。法律手段具有约束性、强制性和稳定性。卫生事业管理法律方式的表现是全国人民代表大会及其常务委员会制定管理卫生事业的法律，国务院和各省、自治区、直辖市人民代表大会制定管理卫生事业的法规，如全国人大常委会制定的《执业医师法》、国务院制定的《医疗机构管理条例》等。各种法律、法规依靠一定的强制性，保证卫生事业沿着法制化的轨道稳定运行，保证卫生行政部门依法实施管理。

（3）经济方式。是指政府通过经济机制对卫生机构的运行进行调节和控制的方式。经济方式具有间接性、灵活性、灵敏性和自觉性的特点，经济方式包括财政手段、价格手段、税收和收费手段等。随着我国市场经济体制的发展，政府对卫生机构管理的经济方式会越来越多样化，越来越讲求科学化、合理化，越来越注重成本与效果评价。

（4）行政方式。政府运用行政方式管理卫生事业的主要表现是政策和行政命令。政府通过行政方式规范各社会主体的行为，规范卫生机构的行为，使之提供符合人民群众所需要的服务。

（5）项目方式。项目方式是近年来兴起的政府管理卫生事业的方式，即将一项重要的卫生工作，事先明确目标、资源投入、项目主体和负责人、起止时间，按照计划、实施、评估等环节进行管理的方式，项目方式的优点是能够及时地总结经验和教训，避免在工作中走弯路。

（二）卫生事业管理的对象

（1）各种卫生机构及相关机构。包括卫生服务的提供机构、卫生行政机关、医疗保险管理经办机构、药品和卫生材料的生产和经营机构、医学教育和科研机构、为卫生事业发展提供财政和政策支持的政府机构等。卫生事业管理活动就是通过调整这些机构之间的关系，规范这些机构的行为，实现卫生工作的质量、效率和公平，保证社会的卫生安全。

（2）卫生服务的提供者及相关人员。包括提供卫生服务的各级各类卫生技术人员、卫生行政人员、医疗保险机构的经办人员、接受卫生服务的各类人员，都是卫生事业管理的对象，卫生事业的管理过程就是通过调整这些人员之间的关系，规范这些人员的行为，实现卫生服务的质量、效率和公平，保证社会的卫生安全。

二、卫生事业管理的内容

1. 优化卫生政策

卫生政策是指政府为保障人民健康而制定的方针、措施和行为规范。卫生政策对卫生事业发展的影响是巨大的，一个国家或地区卫生事业发展的成败得失，很大程度上取决于这个国家或地区卫生政策的优劣正误。因此，卫生事业管理首先是对卫生政策的管理，卫生政策管理包括卫生政策的研究制定、实施和政策分析评价。

2. 合理配置卫生资源

卫生事业的运行和发展需要运用大量的卫生资源，这些资源包括人、财、物、技术、信息等，卫生事业管理就是要科学地管理这些资源，合理地配置这些资源，实现卫生资源的优化配置，提高资源利用效率，提升卫生服务的质量。

3. 科学地编制和实施卫生计划

计划是卫生工作的首要职能，也是卫生事业管理的主要内容。卫生事业管理通过正确的卫生计划明确发展目标，选择适当的行为规范和措施，规定合理的卫生资源投入，保证卫生工作沿着正确的轨道前进。

4. 提升卫生系统功能

卫生事业管理所针对的上述机构和人员，组成了复杂的系统和体系，如医疗服务体系、医疗保险体系、卫生管理体系、公共卫生体系、卫生执法监督体系等，这些体系共同组成了卫生系统。卫生事业管理追求的是这些体系的良性互动和有机配合，是系统功能的整体优化和系统产出的最大化。

三、卫生事业管理的研究方法

卫生事业管理主要借助于流行病学方法，运用卫生统计学技术，以及有关社会科学的理论对卫生事业进行管理。常用的研究方法有以下四种。

1. 实态性调查方法

实态性调查研究是直接从自然存在的社会现象中，或从人们的认识和行为中搜集资料、记录事实，即通过不同的方式获取有关客观存在事实的资料，通过分析以找出其规律或发现问题的方法。卫生管理中最常用的实态性调查研究方法是现况调查，也称横断面调查，它属于描述性流行病学的范畴。现况调查又分普查、抽查、筛查及典型调查，其中，抽查和典型调查在卫生管理研究中用得较多。卫生服务研究是卫生事业管理常用的研究方法之一。

2. 实验方法

纯粹的实验研究是按随机分配的原则，将实验对象分为实验组和对照组，给一组施以某种措施，另一组不给予这种措施，以比较两组之间的变化。卫生管理中常用的是类实验研究（或称自然实验研究），即一项实验研究缺少一个或几个特征，如不设对照组或设对照组，但不是随机的。单项试点研究即不设对照组的实验研究。在卫生事业管理中经常会有一些实际的问题需要我们解决，但是又不能影响正常的工作，因此，经常把有条件开展某项工作的单位或地区作为一个试点，既获得了经验，又避免了浪费，是一种实际工作中较实用的方法。值得注意的是，在类实验研究中获得的信息，要注意它的局限性。

3. 分析方法

在卫生管理中，有计划、有目的地收集国内外各种已有资料，依据所要研究问题的目的，对其进行分析，以找出卫生管理决策及管理过程的科学依据，是较常用的研究方法。例如，利用已有的资料对国内外卫生事业的发展进行比较，将不同地区、不同经济水平等背景不同的卫生事业发展进行比较分析，从中探索其规律，寻找不同点，为今后的管理提供理论依据。分析研究的关键是资料的可靠性和丰富程度，因此，在资料积累的过程中保证数据的真实可靠是今后获得正确信息的前提，这也是管理工作的一个重要内容。另外，科学分析方法的正确选择也是获取结果的重要方面。

4. 理论方法

卫生管理是一门实践性较强的学科，管理经验有其独特重要的位置，因此，把实践经验上升为理论，是卫生管理研究的内容之一。另外，国内外历史上的政策与法规、企业管理经验的借鉴，都可以作为理论研究的内容。

第四节 卫生事业管理的体制机制

完善卫生事业管理的体制机制，能够保障卫生事业有效规范运转。可从以下几个方面来加强卫生事业体制机制建设：

一、建立协调统一的卫生事业管理体制

（1）实施属地化和全行业管理。所有医疗卫生机构，不论所有制、投资主体、隶属关系和经营性质，均由所在地卫生行政部门实行统一规划、统一准入、统一监管。中

央、省级可以设置少量承担医学科研、教学功能的医学中心或区域医疗中心，以及承担全国或区域性疑难病症诊治的专科医院等医疗机构；县（市）主要负责举办县级医院、乡村卫生和社区卫生服务机构；其余公立医院由市负责举办。

（2）强化区域卫生规划。省级人民政府制定卫生资源配置标准，组织编制区域卫生规划和医疗机构设置规划，明确医疗机构的数量、规模、布局和功能。科学制定乡（镇）卫生院（村卫生室）、社区卫生服务中心（站）等基层医疗卫生机构和各级医院建设与设备配置标准。充分利用和优化配置现有医疗卫生资源，对不符合规划要求的医疗机构要逐步进行整合，严格控制大型医疗设备配置，鼓励共建共享，提高医疗卫生资源利用效率。新增卫生资源必须符合区域卫生规划，重点投向农村和社区卫生等薄弱环节。加强区域卫生规划与城乡规划、土地利用总体规划等的衔接。建立区域卫生规划和资源配置监督评价机制。

（3）推进公立医院管理体制改革。从有利于强化公立医院公益性和政府有效监管出发，积极探索政事分开、管办分开的多种实现形式。进一步转变政府职能，卫生行政部门主要承担卫生发展规划、资格准入、规范标准、服务监管等行业管理职能，其他有关部门按照各自职能进行管理和提供服务。落实公立医院独立法人地位。

（4）进一步完善基本医疗保险管理体制。中央统一制定基本医疗保险制度框架和政策，地方政府负责组织实施管理，创造条件逐步提高统筹层次。有效整合基本医疗保险经办资源，逐步实现城乡基本医疗保险行政管理的统一。

二、建立高效规范的卫生事业机构运行机制

（1）公共卫生机构收支全部纳入预算管理。按照承担的职责任务，由政府合理确定人员编制、工资水平和经费标准，明确各类人员岗位职责，严格人员准入，加强绩效考核，建立能进能出的用人制度，提高工作效率和服务质量。

（2）转变基层医疗卫生机构运行机制。政府举办的城市社区卫生服务中心（站）和乡（镇）卫生院等基层医疗卫生机构，要严格界定服务功能，明确规定使用适宜技术、适宜设备和基本药物，为广大群众提供低成本服务，维护公益性质。要严格核定人员编制，实行人员聘用制，建立能进能出和激励有效的人力资源管理制度。要明确收支范围和标准，实行核定任务、核定收支、绩效考核补助的财务管理办法，并探索实行收支两条线、公共卫生和医疗保障经费的总额预付等多种行之有效的管理办法，严格收支预算管理，提高资金使用效益。要改革药品加成政策，实行药品零差率销售。加强和完善内部管理，建立以服务质量为核心、以岗位责任与绩效为基础的考核和激励制度，形成保障公平效率的长效机制。

（3）建立规范的公立医院运行机制。公立医院要遵循公益性质和社会效益原则，坚持以患者为中心，优化服务流程，规范用药、检查和医疗行为。深化运行机制改革，建立和完善医院法人治理结构，明确所有者和管理者的责权，形成决策、执行、监督相互制衡，有责任、有激励、有约束、有竞争、有活力的机制。推进医药分开，积极探索多种有效方式逐步改革以药补医机制。通过实行药品购销差别加价、设立药事服务费等多种方式逐步改革或取消药品加成政策，同时采取适当调整医疗服务价格、增加政府投

入、改革支付方式等措施完善公立医院补偿机制。进一步完善财务、会计管理制度，严格预算管理，加强财务监管和运行监督。地方可结合本地实际，对有条件的医院开展"核定收支、以收抵支、超收上缴、差额补助、奖惩分明"等多种管理办法的试点。改革人事制度，完善分配激励机制，推行聘用制度和岗位管理制度，严格工资总额管理，实行以服务质量及岗位工作量为主的综合绩效考核和岗位绩效工资制度，有效调动医务人员的积极性。

（4）健全医疗保险经办机构运行机制。完善内部治理结构，建立合理的用人机制和分配制度，完善激励约束机制，提高医疗保险经办管理能力和管理效率。

三、建立政府主导的多元卫生投入机制

（1）明确政府、社会与个人的卫生投入责任。确立政府在提供公共卫生和基本医疗服务中的主导地位。公共卫生服务主要通过政府筹资，向城乡居民均等化提供。基本医疗服务由政府、社会和个人三方合理分担费用。特需医疗服务由个人直接付费或通过商业健康保险支付。

（2）建立和完善政府卫生投入机制。中央政府和地方政府都要增加对卫生的投入，并兼顾供给方和需求方。逐步提高政府卫生投入占卫生总费用的比重，使居民个人基本医疗卫生费用负担有效减轻；政府卫生投入增长幅度要高于经常性财政支出的增长幅度，使政府卫生投入占经常性财政支出的比重逐步提高。新增政府卫生投入重点用于支持公共卫生、农村卫生、城市社区卫生和基本医疗保障。

（3）按照分级负担的原则合理划分中央和地方各级政府卫生投入责任。地方政府承担主要责任，中央政府主要对国家免疫规划、跨地区的重大传染疾病预防控制等公共卫生、城乡居民的基本医疗保障以及有关公立医疗卫生机构建设等给予补助。加大中央、省级财政对困难地区的专项转移支付力度。

（4）完善政府对公共卫生的投入机制。专业公共卫生服务机构的人员经费、发展建设和业务经费由政府全额安排，按照规定取得的服务收入上缴财政专户或纳入预算管理。逐步提高人均公共卫生经费，健全公共卫生服务经费保障机制。

（5）完善政府对城乡基层医疗卫生机构的投入机制。政府负责其举办的乡（镇）卫生院、城市社区卫生服务中心（站）按国家规定核定的基本建设经费、设备购置经费、人员经费和其承担公共卫生服务的业务经费，使其正常运行。对包括社会力量举办的所有乡（镇）卫生院和城市社区卫生服务机构，各地都可采取购买服务等方式核定政府补助。支持村卫生室建设，对乡村医生承担的公共卫生服务等任务给予合理补助。

（6）落实公立医院政府补助政策。逐步加大政府投入，主要用于基本建设和设备购置、扶持重点学科发展、符合国家规定的离退休人员费用和补贴政策性亏损等，对承担的公共卫生服务等任务给予专项补助，形成规范合理的公立医院政府投入机制。对中医院（民族医院）、传染病院、精神病院、职业病防治院、妇产医院和儿童医院等在投入政策上予以倾斜。严格控制公立医院建设规模、标准和贷款行为。

（7）完善政府对基本医疗保障的投入机制。政府提供必要的资金支持新型农村合作医疗、城镇居民基本医疗保险、城镇职工基本医疗保险和城乡医疗救助制度的建立和

完善，保证相关经办机构正常经费。

（8）鼓励和引导社会资本发展医疗卫生事业。积极促进非公立医疗卫生机构发展，形成投资主体多元化、投资方式多样化的办医体制。抓紧制定和完善有关政策法规，规范社会资本包括境外资本办医疗机构的准入条件，完善公平公正的行业管理政策。鼓励社会资本依法兴办非营利性医疗机构。国家制定公立医院改制的指导性意见，积极引导社会资本以多种方式参与包括国有企业所办医院在内的部分公立医院改制重组。稳步推进公立医院改制的试点，适度降低公立医疗机构的比重，形成公立医院与非公立医院相互促进、共同发展的格局。支持有资质的人员依法开业，方便群众就医。完善医疗机构分类管理政策和税收优惠政策。依法加强对社会力量办医的监管。

四、建立科学合理的医药价格形成机制

（1）规范医疗服务价格管理。对非营利性医疗机构提供的基本医疗服务，实行政府指导价，其余由医疗机构自主定价。中央政府负责制定医疗服务价格政策及项目、定价原则及方法；省或市级价格主管部门会同卫生、人力资源和社会保障部门核定基本医疗服务指导价格。基本医疗服务价格按照扣除财政补助的服务成本制定，体现医疗服务合理成本和技术劳务价值。不同级别的医疗机构和医生提供的服务，实行分级定价。规范公立医疗机构收费项目和标准，研究探索按病种收费等收费方式改革。建立医用设备仪器价格监测、检查治疗服务成本监审及其价格定期调整制度。

（2）改革药品价格形成机制。合理调整政府定价范围，改进定价方法，提高透明度，利用价格杠杆鼓励企业自主创新，促进国家基本药物的生产和使用。对新药和专利药品逐步实行定价前药物经济性评价制度。对仿制药品实行后上市价格从低定价制度，抑制低水平重复建设。严格控制药品流通环节差价率。对医院销售药品开展差别加价、收取药事服务费等试点，引导医院合理用药。加强医用耗材及植（介）入类医疗器械流通和使用环节价格的控制和管理。健全医药价格监测体系，规范企业自主定价行为。

五、建立严格有效的卫生事业监管体制

（1）强化医疗卫生监管。健全卫生监督执法体系，加强城乡卫生监督机构能力建设。强化医疗卫生服务行为和质量监管，完善医疗卫生服务标准和质量评价体系，规范管理制度和工作流程，加快制定统一的疾病诊疗规范，健全医疗卫生服务质量监测网络。加强医疗卫生机构的准入和运行监管。加强对生活饮用水安全、职业危害防治、食品安全、医疗废弃物处置等社会公共卫生的监管。依法严厉打击各种危害人民群众身体健康和生命安全的违法行为。

（2）完善医疗保障监管。加强对医疗保险经办、基金管理和使用等环节的监管，建立医疗保险基金有效使用和风险防范机制。强化医疗保障对医疗服务的监控作用，完善支付制度，积极探索实行按人头付费、按病种付费、总额预付等方式，建立激励与惩戒并重的有效约束机制。加强商业健康保险监管，促进规范发展。

（3）加强药品监管。强化政府监管责任，完善监管体系建设，严格药品研究、生

产、流通、使用、价格和广告的监管。落实药品生产质量管理规范，加强对高风险品种生产的监管。严格实施药品经营管理规范，探索建立药品经营许可分类、分级的管理模式，加大重点品种的监督抽验力度。建立农村药品监督网。加强政府对药品价格的监管，有效抑制虚高定价。规范药品临床使用，发挥执业药师指导合理用药与药品质量管理方面的作用。

六、建立可持续发展的卫生事业科技创新机制和人才保障机制

（1）推进医药卫生科技进步。把医药卫生科技创新作为国家科技发展的重点，努力攻克医药科技难关，为人民群众健康提供技术保障。加大医学科研投入，深化医药卫生科技体制和机构改革，整合优势医学科研资源，加快实施医药科技重大专项，鼓励自主创新，加强对重大疾病防治技术和新药研制关键技术等的研究，在医学基础和应用研究、高技术研究、中医和中西医结合研究等方面力求新的突破。开发生产适合我国国情的医疗器械。广泛开展国际卫生科技合作交流。

（2）加强医药卫生人才队伍建设。制订和实施人才队伍建设规划，重点加强公共卫生、农村卫生、城市社区卫生专业技术人员和护理人员的培养培训。制定优惠政策，鼓励优秀卫生人才到农村、城市社区和中西部地区服务。对长期在城乡基层工作的卫生技术人员在职称晋升、业务培训、待遇政策等方面给予适当倾斜。完善全科医师任职资格制度，健全农村和城市社区卫生人员在岗培训制度，鼓励参加学历教育，促进乡村医生执业规范化，尽快实现基层医疗卫生机构都有合格的全科医生。加强高层次科研、医疗、卫生管理等人才队伍建设。建立住院医师规范化培训制度，强化继续医学教育。加强护理队伍建设，逐步解决护理人员比例过低的问题。培育壮大中医药人才队伍。稳步推动医务人员的合理流动，促进不同医疗机构之间人才的纵向和横向交流，研究探索注册医师多点执业。规范医院管理者的任职条件，逐步形成一支职业化、专业化的医疗机构管理队伍。

（3）调整高等医学教育结构和规模。加强全科医学教育，完善标准化、规范化的临床医学教育，提高医学教育质量。加大医学教育投入，大力发展面向农村、社区的高等医学本专科教育，采取定向免费培养等多种方式，为贫困地区农村培养实用的医疗卫生人才，造就大批扎根农村、服务农民的合格医生。

（4）构建健康和谐的医患关系。加强医德医风建设，重视医务人员人文素养培养和职业素质教育，大力弘扬救死扶伤精神。优化医务人员执业环境和条件，保护医务人员的合法权益，调动医务人员改善服务和提高效率的积极性。完善医疗执业保险，开展医务社会工作，完善医疗纠纷处理机制，增进医患沟通。在全社会形成尊重医学科学、尊重医疗卫生工作者、尊重患者的良好风气。

七、建立实用共享的卫生事业信息系统

（1）大力推进医药卫生信息化建设。以推进公共卫生、医疗、医保、药品、财务监管信息化建设为着力点，整合资源，加强信息标准化和公共服务信息平台建设，逐步

实现统一高效、互联互通。

（2）加快医疗卫生信息系统建设。完善以疾病控制网络为主体的公共卫生信息系统，提高预测预警和分析报告能力；以建立居民健康档案为重点，构建乡村和社区卫生信息网络平台；以医院管理和电子病历为重点，推进医院信息化建设；利用网络信息技术，促进城市医院与社区卫生服务机构的合作。积极发展面向农村及边远地区的远程医疗。

（3）建立和完善医疗保障信息系统。加快基金管理、费用结算与控制、医疗行为管理与监督、参保单位和个人管理服务等具有复合功能的医疗保障信息系统建设。加强城镇职工基本医疗保险、城镇居民基本医疗保险、新型农村合作医疗和医疗救助信息系统建设，实现与医疗机构信息系统的对接，积极推广"一卡通"等办法，方便参保（合）人员就医，增加医疗服务的透明度。

（4）建立和完善国家、省、市三级药品监管、药品检验检测、药品不良反应监测信息网络。建立基本药物供求信息系统。

八、建立健全卫生事业法律制度

完善卫生法律法规。加快推进基本医疗卫生立法，明确政府、社会和居民在促进健康方面的权利和义务，保障人人享有基本医疗卫生服务。建立健全卫生标准体系，做好相关法律法规的衔接与协调。加快中医药立法工作。完善药品监管法律法规。逐步建立健全与基本医疗卫生制度相适应、比较完整的卫生法律制度。

第五节　卫生事业管理学及其相关学科

卫生事业管理学是研究卫生事业发展规律的学科，它的任务是研究卫生事业管理的理论和方法，研究与国情相适应的卫生政策，研究与正确的政策相适应的组织管理和工作方法，研究我国及世界各国卫生事业管理的经验。卫生事业管理学是保证和推动卫生事业健康发展的学科。在卫生事业管理学的研究中，常常需要运用许多其他相关学科的理论、方法和知识，学好卫生事业管理学需要认真学习这些相关学科。

一、管理学

管理学是系统地研究和阐述管理过程的普遍原理和一般方法的学科，卫生事业管理的原理和方法，有一部分来自于管理学，如管理学的基本职能即计划、组织、领导、控制也是卫生事业管理的重要职能。

二、社会学

社会学是研究社会结构、功能、发生和发展规律的社会学科，卫生事业作为整个社会的一个子系统，其发展必然受到各种社会因素的影响，了解社会学的基本理论可以解释社会因素对卫生事业的影响，从而更好地控制和利用社会因素促进卫生事业的发展，同时，社会学的研究方法也是卫生事业管理学常用的研究方法。

三、流行病和卫生统计学

卫生事业管理中的许多问题或现象是通过大量的数据表现的，只有经过统计学的合理处理和分析，才能使这些数据成为有用的信息，因此掌握统计学知识和技术，是进行卫生事业管理学研究的基础。流行病学是一门医学方法学，它不仅适用于疾病的研究，也是卫生事业管理研究的常用方法，尤其在评价卫生计划、分析卫生政策上，常常需要使用流行病学的知识。

四、卫生经济学

卫生经济学是经济学的一门分支学科，它应用经济学的理论和方法研究卫生领域中的经济活动，揭示其中的经济规律，以解决卫生领域内的经济问题。

本章小结

（1）卫生事业是指为增进人民健康所采取的组织体系、系统活动和社会措施的总和，这些组织和活动以追求社会效益为目的，由政府领导并提供必要的经费补助。

（2）影响卫生事业发展的因素有社会制度、经济基础、管理水平。

（3）卫生事业管理的方式有计划方式、法律方式、经济方式、行政方式、项目方式。

（4）卫生事业管理的内容包括优化卫生政策、合理配置卫生资源、科学地编制和实施卫生计划、提升卫生系统功能。

（5）卫生事业管理的研究方法有实态性调查方法、实验方法、分析方法、理论方法。

（6）卫生事业管理常见的体制机制包括：建立协调统一的卫生事业管理体制、建立高效规范的卫生事业机构运行机制、建立政府主导的多元卫生投入机制、建立科学合理的医药价格形成机制、建立严格有效的卫生事业监管体制、建立可持续发展的卫生事业科技创新机制和人才保障机制、建立实用共享的卫生事业信息系统、建立健全的卫生事业法律制度。

（孙刚）

第二章 卫生方针政策

✚ 学习目标
  （1）掌握：卫生政策的相关理论，世界卫生组织政策的类型和特点。
  （2）熟悉：我国卫生政策的特点、问题与对策。
  （3）了解：卫生工作方针的演变过程。

公共卫生是一个社会问题，而非单纯的卫生技术问题，其实施涉及社会的方方面面，因此，应该加强医疗和预防的结合、加强医疗卫生部门和多部门的协作，强调社区行动和人人参与。同时，需要一支有良好教育和多学科背景的公共卫生队伍作为技术支撑和保障，这样才能保证公众的健康。公共卫生的最终目标是促进公众健康，提高生活质量，延长健康寿命；其对象是公众全体；其实质就是公共卫生方针政策。我国卫生工作方针政策历经多次修订与完善，伴随着我国宏观经济调控、基本医疗保险试点和卫生体制改革深化三种力量的不断推进，近几年我国的卫生政策制定和研究取得了长足进展，体现了我国国情。同样，对世界卫生组织政策类型与特点的认识，将有助于把握我国的卫生政策与国际同步。

第一节 卫生工作方针

卫生工作方针是党和国家根据不同历史时期的背景和特点，为保障人民健康、发展卫生事业而确定的指导原则，它对卫生事业的管理、改革与发展起着主导作用。

一、我国卫生工作方针的发展历史

新中国成立以来，我国先后确定过两个卫生工作方针。这就是 1952 年确定的"面向工农兵、预防为主、团结中西医、卫生工作与群众运动相结合"的卫生工作方针，以及 1991 年确定并经 1996 年修订完善的"坚持以农村为重点、预防为主、中西医并重、依靠科技与教育、动员全社会参与、为人民健康服务，为社会主义现代化建设服务"的新时期卫生工作方针。后一个卫生工作方针是前一个卫生工作方针的继承和发展，是与一定历史时期社会经济发展的特点以及卫生事业发展相适应的。

（一）20 世纪 50 年代卫生工作方针的形成和作用

众所周知，新中国成立初期，由于旧中国造成的经济落后状态，人民生活贫困，疾病丛生，瘟疫流行，群众健康普遍低下，卫生工作形势严峻，任务艰巨。针对这种情况，要解决我国人民群众的健康问题，急需制定指导全国卫生工作的卫生方针。我国第一个卫生工作方针就是在这种历史背景下确定的。

1952 年 12 月，卫生部在北京召开了第二届全国卫生会议。会议总结了当时开展爱国卫生运动的经验。毛泽东同志为第二届全国卫生工作会议题词："讲究卫生、减少疾病，提高健康水平，粉碎敌人的细菌战争。"周恩来同志在为大会做的工作报告中提出了"卫生工作与群众运动相结合"的工作原则。这次会议正是根据毛泽东同志题词和周恩来同志报告的精神，将"卫生工作与群众运动相结合"列入原卫生工作方针中。这样，我国卫生工作方针确定为"面向工农兵、预防为主、团结中西医、卫生工作与群众运动相结合"。

此卫生工作方针一直沿用至 1991 年。这一方针反映了我国这一历史时期社会发展特点和卫生工作的实际状况，为我国这一历史阶段卫生事业的发展指明了方向。实践证明这一卫生工作方针适合我国国情，指导我国卫生工作取得了巨大成绩，为保障人民的身体健康、提高人民群众的健康水平、促进我国社会主义建设事业的发展，起到了重要作用。例如，据 1990 年统计，我国人口死亡率已由新中国成立前的 2.50% 下降至 0.63%；农村婴儿死亡率已由新中国成立前的 12% 下降至 1.65%；平均期望寿命已由新中国成立前的 35 岁提高至 70 岁。这些健康指标有的已经接近当时国际先进水平。

（二）新时期卫生工作方针的形成和作用

随着社会主义事业的进步和发展，我国卫生事业发生了巨大变化。特别是我国改革开放以来，卫生事业进行了深入的改革，新中国成立初期形成的卫生工作方针已不能完全适应新时期卫生工作发展的形势。因此，必须对卫生工作方针进行调整，确定新时期卫生工作的方针。这一方针的形成大体上经历了以下过程：

从我国实行改革开放政策以来，卫生工作方针就在不断探索中进行调整。20 世纪 80 年代中期到 90 年代初期，国务院和卫生部发布了许多关于卫生改革和发展的文件，制定了卫生改革和发展的许多政策，这些都为制定新时期的卫生工作方针奠定了基础。

20 世纪 80 年代以来，随着卫生改革的深化，我国卫生管理学界对卫生事业性质和卫生工作方针进行了几次大规模的讨论，在肯定我国 20 世纪 50 年代制定的卫生工作方针基础上，根据新中国成立几十年来卫生工作的经验，结合新时期卫生工作的特点，提出了许多充实、完善原卫生工作方针的意见，这些意见对制定新的卫生工作方针具有重要意义。

正是在以上工作的基础上，1990 年，卫生部和中医药管理局制定了《中国卫生发展与改革纲要》，提出了"预防为主、依靠科技进步、动员全社会参与、中西医并重、为人民健康服务"的基本方针。1991 年 4 月，全国第七届人大四次会议通过的《国民经济和社会发展十年规划和第八个五年计划纲要》将卫生工作基本方针修改为"预防为主、依靠科技进步、动员全社会参与、中西医并重、为人民健康服务"，从而确定了我国卫生工作方针的基本框架。

1996 年 3 月，第八届全国人民代表大会第四次会议批准的《中华人民共和国国民经济和社会发展"九五"计划和 2010 年远景目标纲要》对 1991 年第七届全国人民代表大会四次会议确定的卫生工作方针进行了修订和完善，提出"坚持以农村为重点、预防为主、依靠科技力量、中西医并重、为人民健康和经济建设服务"的方针，这一方针补充了以农村为重点和为经济建设服务的指导思想。

1996 年 12 月，中共中央、国务院在北京召开了全国卫生工作会议。会上，江泽民同志发表了重要讲话，随后又通过了《中共中央、国务院关于卫生改革与发展的决议》，都明确提出新时期卫生工作的方针是："以农村为重点、预防为主、中西医并重、依靠科技与教育，动员全社会参与，为人民健康服务，为社会主义现代化建设服务"，明确了我国卫生工作的重点、依靠力量、工作宗旨，同时也指明了卫生工作改革与发展的方向，是我国今后相当长时期卫生工作的指南。

二、新时期我国卫生工作方针的含义和依据

（一）以农村为重点

以农村为重点主要是针对卫生工作布局关系而言，即在处理城市卫生和农村卫生关系上要以农村卫生为重点，包括卫生资源配置、卫生人力物力都要突出农村这个重点，都要向农村倾斜。卫生工作以农村为重点，是根据我国的国情来制定的。我国人口约 80% 都在农村；卫生资源配置在农村是薄弱环节，农村卫生资源严重不足，缺医少药现象突出；农村疾病发生严重，各种疾病特别是传染性疾病发病率高；因病致贫现象突出。总之，农村存在的这些问题，严重影响了我国卫生事业的全面发展。但是，没有农村卫生事业的发展，就没有我国卫生事业的现代化。

（二）预防为主

预防为主是针对防治工作而言，主要是指要处理预防工作和医疗工作的关系。在卫生工作的指导思想上，要把预防工作放在卫生工作的首要位置和主导地位。在卫生工作的实践上要求做到人、财、物、信息、政策等应重点向预防工作倾斜。这一方针指明了我国卫生工作内容上的主次关系和重点。预防为主是基于防患于未然的社会治理思想；为人民健康服务的宗旨首先要求卫生工作要具有主动性，帮助人民群众与疾病作斗争，这种斗争的形式必然以预防为主；疾病的预防性和疾病可治的局限性决定卫生工作必须以预防为主；卫生工作的基本经验表明，坚持以预防为主的方针，既大幅度降低了疾病发病率，又减少了卫生费用，符合我国现阶段的基本国情；卫生工作面临的客观实际表明，心脑血管等慢性疾病的发病率和死亡率的增高以及一些地方的一些传染病的发病率较高，对付这些疾病的最好办法是以预防为主。

（三）中西医并重

中西医并重是处理中西医关系的原则，即在对待中西医关系问题上要把中医和西医摆在同等重要的地位，在为人民健康服务的共同目标下，两个不同的医学体系并存、并举，相互补充，协调发展，以促进我国卫生事业的全面发展。中西医并重首先是根据我国《宪法》的规定，我国《宪法》第 21 条明确规定"国家发展医疗卫生事业、发展现代医药和我国传统医药"，这体现了中西并重的指导思想；其次是以我国卫生事业的历史和现实为依据的。中医在我国有几千年的历史，随着西医的传入和新中国成立后西医

的迅猛发展，事实上我国卫生事业形成了西医和中医两个各具特色及优势的医学体系。两个医学体系相互补充，共同发展，共同承担保护和增进人民健康的任务。因此，这种历史和现实必然要求实行中西医并重的方针。

（四）依靠科技与教育

依靠科技与教育是指发展卫生事业的基本动力，即以培养人才为基础，以医学科技进步为依据，通过卫生队伍人才素质和医学科技水平的提高，推动整个卫生事业的进步。依靠科技与教育的方针是科教兴国基本国策在卫生政策中的反映。这是发展卫生生产力、提高防治疾病能力的基本方针。同时，卫生部门是知识、技术密集型部门，科学技术性很强，作为技术性很强的部门和卫生事业，把"依靠科技与教育"作为指导方针是逻辑的必然。实践证明，科技与教育是推动卫生事业向前发展的基本动力。医学科技的每一项进步、医学教育的每一步发展都推进了卫生事业的发展。

（五）动员全社会参与

动员全社会参与主要是指卫生工作的依靠力量和工作方法，即由政府牵头，广泛动员和组织各个部门、全体公民参与卫生工作，调动社会各方面力量推进卫生事业，为人民健康服务。动员全社会参与是党的群众路线在卫生工作方针上的反映。卫生事业是全社会的事业，发展卫生事业仅靠卫生部门是不够的，必须动员全社会力量，唤起民众，人人参与才有希望。卫生事业的公益性和社会性也决定了"动员全社会参与"不仅有必要性而且也有可能性和现实性。总结我国卫生工作的实践，如爱国卫生运动、传染病的群防群治工作、卫生设施建设等取得的成就，都是动员全社会参与的结果。

（六）为人民健康服务，为社会主义现代化建设服务

为人民健康服务，为社会主义现代化建设服务是卫生工作方针的核心。实际上是规定了社会主义卫生事业的宗旨、目的和最终目标。这一方针既是卫生工作的出发点，又是卫生工作的落脚点，是党和政府对卫生事业的根本要求。这是由我国卫生事业的社会主义性质以及卫生事业的社会作用、卫生事业的根本目的所决定的。

总而言之，我国新时期卫生工作的方针是根据我国的实际情况、党和国家的方针政策、卫生事业的内在属性、卫生工作的内外环境、卫生工作的经验教训等因素而制定的，是对以往各个时期卫生工作方针的继承和发展，它规定了卫生工作的方向、重点、依靠力量、工作方法、服务宗旨和最终目标。"以农村为重点"、"预防为主"是卫生工作的方向和重点，"中西医并重"、"依靠科技与教育"、"动员全社会参与"是卫生工作的依靠力量和工作方法，"为人民健康服务"是卫生工作的宗旨、目的，"为社会主义现代化建设服务"是卫生工作的最终目标。正确认识和理解卫生工作方针，对于指导卫生工作和制定卫生政策具有重大的现实意义。

第二节 卫 生 政 策

一、卫生政策研究基本理论

(一) 卫生政策的相关定义

卫生政策是整个政策体系的组成部分，是"政府或执政党为了实现一定的卫生工作目标而确定的行动准则，它表现为对有关健康的部门和人民的利益进行分配和调节的措施"。卫生政策作为一种政治措施，从其本质看，它既具有一般政策的共同特点，又有卫生保健事业的特征。

卫生政策学是从公共政策研究中分化并发展起来的相对独立的研究领域，它的学科性质和特点与政策学相似，其理论基础、学科基础和方法学基础也来源于政策学，具有政策学的一般特点和规律，只是它的研究对象针对卫生系统，作用的领域是卫生事业。卫生事业本身的性质、特点和规律会使得对卫生政策的研究在某些方面不同于其他领域。

卫生政策研究的目的是指导政策的制定、执行、评估，理清不同相关利益群体的影响及其相互关系。例如，在制定具体政策时，卫生政策研究要关注民意；决策时，要考虑到不同利益群体的反应及其影响力；实施时，要考虑采取何种方式动员、委托相关机构去解决卫生问题。卫生政策研究会关注卫生系统的不同方面，指导某些具体问题或疾病的政策执行，如烟草控制、生殖健康等。

(二) 卫生政策的特征

1. 特定的部门性和广泛的社会性

各级卫生部门与卫生工作有关的人群都是卫生政策的主要承担者，我国大量的卫生政策都是党和政府或政府其他政治性组织授权或委托卫生部门研究制定并组织贯彻实施的，所以，卫生政策具有特定的部门性。同时，随着医学模式的转变，过去局限于卫生部门、卫生单位的卫生工作已被大卫生观所代替，无论什么卫生政策，它们所面向的都是大小不同的"社会"，所以，卫生政策又具有广泛的社会性，很多地方都依靠政府的力量，利用卫生政策手段来解决社会卫生问题。

2. 相应的强制性和相对的教育性

卫生政策具有强制性的特点，它的客体对象必须执行和服从。有些类型的卫生政策，特别是法制化的卫生政策，是卫生政策定型化、条文化了的一种形式，它具有严格的强制性。但是，卫生政策需要人们理解和自觉接受才有可能产生预期的效果，因而很多卫生政策，特别是涉及面较宽的卫生政策多是一种引导式卫生政策，它需要宣传、教育才能得以实施，而这一特性又使得健康教育成为一项非常重要的工作。

3. 较强的时效性和持续的稳定性

任何一项卫生政策，都受严格的时间性和空间性所制约，一旦客观形势发生变化，不符合新的现实条件，它就成为过时的卫生政策。卫生政策的时效性要求卫生政策制定者应持开放的态度和观点，应根据形势的新变化，及时研究新的政策内容，使卫生政策适应现实的需要。但是，很多卫生保健任务不是同一时期内所能完成的，有的卫生保健任务需要多年的努力甚至几代人的努力才可完成，所以，只要卫生政策所服务的任务没有完成，它就需要继续发挥作用，也就是说应该保持它的持续性和稳定性。因此，我国有些卫生政策是长期稳定的。

4. 长期的动态性

卫生事业的发展环境是由政治、经济、社会等诸多因素构成的，处于不断变化之中。卫生政策的显著特征之一，便是动态的发展过程，即随着社会、医学模式的转变以及人们健康需求趋势的不断变化，呈现一个不断调整修改和完善的渐进性过程。

（三）卫生政策的构成条件

卫生政策的构成条件主要包括卫生政策制定主体和实施客体、卫生政策的目标性、卫生服务的行动准则、卫生政策的颁布四个方面。

1. 卫生政策要有制定主体和实施客体

卫生政策制定的主体是政治性组织。在我国，这些政治组织主要是中共中央和地方各级委员会、全国人大和各级地方人大组织、中央和地方各级政府及政府授权的各级卫生部门。实施客体是卫生政策实施的对象，包括有关政府部门、有关企事业单位及其他社会团体和人民群众。没有主体参与制定的卫生政策不会产生和形成，不考虑实施客体利益和实施客体需要的卫生政策将失去实施的基础和可能，最终不会有任何社会意义和效果。因此，卫生政策制定的主体和实施的客体，是构成卫生政策的一个重要条件。

2. 卫生政策要有目标性

任何卫生政策都是围绕一定的卫生工作目标而制定的，都是为了实现某一卫生工作目标而设立的。目标是卫生政策构成的基础，没有目标的卫生政策是不存在的。

3. 卫生政策要有行动准则

任何卫生政策都要规定卫生工作的"作为与不作为"。即规定卫生工作应该做什么，怎样去做；卫生工作不应该做什么，做了应该怎么办。卫生工作的"作为与不作为"是通过卫生政策的价值和效果表现出来的。

4. 卫生政策必须经过正式颁布

卫生政策的颁布包括公开颁布和内部颁布。凡没有经过颁布的行动准则只能叫政策草案。

以上四个方面，是我们识别一项卫生政策的依据。凡是符合上述四个条件的可断定为卫生政策，反之则不能成为一项卫生政策。

（四）卫生政策的基本职能

1. 指导作用

卫生政策的指导作用是卫生政策最重要的职能。即卫生政策可以按照卫生政策制定者的意志，指导卫生组织、卫生工作人员和人民群众开展卫生保健活动。这种指导作用表现在两个方面：

（1）宏观指导。如我国新时期卫生工作方针所发挥的作用就是宏观指导作用。

（2）微观指导。以细则、条例、办法为表现形式的一类卫生政策发挥微观指导作用，这些卫生政策多规定卫生工作的具体目标、方法、手段和措施，对卫生工作具有具体的指导作用。

2. 控制作用

卫生政策对整个卫生工作的活动方向、方式、范围具有规定性和限制性，使卫生活动能按照卫生政策制定者的意志，沿着预定的方向前进，以保证卫生政策目标的实现。卫生政策的控制作用主要表现在：

（1）目标性控制。卫生政策通过制定的卫生政策目标控制卫生工作目标，从而达到控制卫生活动的目的。例如，降低婴儿死亡率和孕妇死亡率是我国妇幼保健卫生政策的基本目标，而我国妇幼保健工作大多是围绕这一政策目标展开的，这说明我国妇幼保健政策目标对妇幼工作发挥了控制作用。

（2）职责性控制。卫生政策通过确定卫生机构职责来控制卫生机构的活动。卫生机构的一切活动都是围绕其职责展开的，也就是说卫生机构的活动受到卫生政策的控制。

（3）标准性控制。有的卫生政策规定的是卫生工作标准，这些政策标准往往是检查、评价卫生管理活动的依据，对卫生管理活动起到控制作用。

（4）制裁性控制。法制型卫生政策往往带有强制性，凡违反有关禁止性的政策规定，卫生活动主体将受到相应的制裁，这是卫生政策控制作用最突出的表现。

3. 调节作用

调节作用主要指卫生政策对卫生单位之间、卫生单位与服务对象之间、卫生部门与社会其他部门之间的相互关系具有协调和平衡作用。具体表现在：

（1）调节工作关系。卫生政策通过规定各部门职责与任务协调各部门之间的工作关系。例如，卫生防疫政策、初级卫生保健政策等都对各部门职责做了明确规定，实际上是对部门工作关系的一种调节。

（2）调节服务关系。卫生政策通过规定卫生单位与服务对象之间的权利和义务以协调服务关系，如医患关系、卫生执法关系等。

（3）调节利益关系。卫生政策通过利益分配办法调节卫生部门内外利益关系。例如，卫生资源政策通过规定财政投资比例、卫生经费分配比例、卫生服务价格标准等达到调节卫生单位之间和卫生部门与社会之间利益关系的目的。

应该指出，卫生政策的这几种职能不是孤立发挥作用，而是相互配合共同发挥着促进和制约卫生事业的作用。

第三节　我国的卫生政策概况

一、我国的主要卫生政策

我国的卫生政策是以党和国家的路线、方针、政策为依据，在正确认识和分析我国卫生事业的基本特征、性质、地位和作用的基础上，结合社会发展的不同历史时期的实际而制定出来的，在新中国成立至今的卫生事业发展中，逐步产生和形成了具有中国特色的卫生政策。这些政策对我国卫生事业的发展和进步起到了重要作用，主要包括卫生资源政策、医政管理政策、预防保健政策、医学教育政策、医学科技政策、药品管理政策、中医药政策和初级卫生保健政策。

二、我国卫生政策的特点

（一）鲜明的阶级性与一定的共同性相结合

我国卫生政策是无产阶级和全体人民利益与意志在卫生领域的具体体现，是为人民服务，为社会主义现代化建设服务的，因而具有鲜明的无产阶级性质，鲜明的社会主义性质。同时，由于卫生事业具有全球性，影响人类健康的环境因素与生物因素具有一致性，因而我国卫生政策除了具有阶级性外，不少卫生政策，特别是技术性卫生政策与世界其他国家又有共同的特点。例如，医政、药政、预防、国境口岸卫生等方面的卫生政策与国外一些国家的卫生政策有相类似的地方。

（二）部门性与社会性相结合

部门性是指大量的卫生政策都是由卫生行政机关所制定，并大多由卫生行政机关和卫生单位组织贯彻执行。社会性是指卫生政策所调节的对象大多与整个社会有关，而且往往需要依靠各部门协调配合乃至全社会支持才能实现其调节作用，如预防保健政策、卫生资源政策等。

（三）强制性与说服性相结合

卫生政策作为统治阶级的一种意志，具有强制性的特点，客体对象必须服从和执行。但大多数卫生政策都属于引导型卫生政策，这类卫生政策主要靠说服教育和自觉接受才能实施和产生效果，如合作医疗政策、健康教育等。

（四）相对稳定性与持久稳定性相结合

根据卫生工作客观情况的变化和卫生工作任务的完成与否，有的卫生政策表现为相对稳定，有的卫生政策则表现为持久稳定，如"预防为主"的方针，自20世纪50年代提出至今已有60余年历史，但仍然没有改变，表现很强的稳定性，这是因为预防疾病的任务仍然是卫生工作的首要任务；而像卫生物价政策等却在不断变化，表现出相对稳定性，这是因为客观形势发生了变化，有些卫生政策必须予以调整或被新的政策所取代。

三、我国卫生政策的实现途径

（一）坚持政府主导与发挥市场机制相结合

1. 重新定位公立医院的职能，建立科学的医疗卫生机构管理和运行机制

我国的一些公立医院出现过度追求经济利益、忽视社会效益的倾向，淡化了公益性质，使"看病难"、"看病贵"问题更加突出。为了确保公立医疗机构的公益性，2006

年，中国共产党第十六届中央委员会第六次全体会议通过了《中共中央关于构建社会主义和谐社会若干重大问题的决定》，明确提出要"强化公立医院的公共服务职能"、"纠正片面创收倾向"。

2. 繁荣医疗卫生市场

政府应大力发展医疗卫生产业，以便尽可能地满足人们日益增长的不同层次的医疗卫生消费需求。由于医疗卫生科学技术的不断进步，社会人口的老龄化以及全球医学模式的转变等原因，社会成员的医疗卫生消费需求也各有不同。为了不断地提高人们的身体素质与健康水平，促进医学技术的进步，更有效地满足各种不同层次的医疗卫生消费需要，就必须大力发展医疗卫生服务业和医疗卫生市场。发达的医疗卫生产品市场与服务市场，可以推动医疗卫生产业与医疗卫生经济的健康发展。随着我国加入世界贸易组织（WTO），在市场经济条件下，建立完善的医疗卫生市场体系，既有利于增强公共卫生事业和私人医疗卫生产业发展的活力，促进各类医疗卫生资源的优化配置，提高各类医疗卫生投资的实际效益，也有利于医疗卫生市场的对外开放，引进竞争机制和激励机制，提高各种医疗卫生服务工作的效率与质量，促进医学技术的进步，更好地满足人们日益增长的各方面的医疗卫生需要。

3. 加强对医疗卫生行业的监管

世界各国的经验显示：如果没有规制和管理，单靠市场力量无法实现效率、公平和健康结果的改善；健康照顾的过程不等于健康结果；如果把经济激励和健康结果指标结合起来，以市场为基础的卫生体制会使卫生花费获得更好的健康结果。医疗卫生行政部门应站在一个公正的立场上制定政策，有效监管，实行全行业的管理，承担起维护医疗卫生市场健康运行，维护广大人民群众健康利益的责任。政府通过市场准入、公共补贴、非营利机构不分配利润的政策和加强市场秩序的监管，建立和维护不同性质医疗服务提供者公平竞争的环境。对医疗卫生体制的监管，主要包括准入监管、质量监管、价格监管、公共补贴监管和不分配利润政策监管。各级政府要积极采取切实有效的政策措施，监管医疗卫生经费的投入，强化绩效评估，保证资金使用足额、合理、到位。医疗卫生服务行业也要加强自律，提高医疗卫生服务质量，使有限的卫生资源发挥最佳的效益。

（二）合理选择干预重点

1. 加大以预防为主的公共卫生建设

世界各国经验证明：疾病预防、公共卫生和妇幼保健都是投资少、收益高的卫生发展策略，国家在健康保健与基本医疗服务中扮演越来越重要的角色，发挥越来越大的作用是世界性规律。

（1）提高对公共卫生事业重要性的认识，调整医疗卫生事业发展的投入方向，优化投入结构，千方百计加大对公共卫生的财政投入力度。

（2）要为贫困地区、少数民族地区提供基本公共卫生服务，以便达到全国最低标准，使"人人享有基本医疗卫生服务"落到实处。卫生支出的投放应由城市和大医院转向农村和基层卫生组织，重点支持乡、村两级医疗机构。以低成本、高效益来预防和控制常见病、多发病。其政策目标是满足贫困地区居民的基本医疗卫生服务；降低婴儿死亡率和孕产妇死亡率；提高贫困人口的健康水平；减少劳动力的损失；建立合理的、持续的财政补贴政策，促进农村基本公共卫生服务事业的发展。

2. 建立覆盖全民的、城乡一体化的医疗保障体系

把建立一个覆盖全民的、城乡一体化的医疗保障体系作为干预重点之一，可以更好地实现社会公平，保障全体公民的基本健康权益。借鉴美国的医疗保险制度，特别是我国加入 WTO 以后，可以开放医疗保险市场，引入竞争，为全民提供更多的医疗保险选择。

（1）从我国现实出发，改革和完善医疗卫生政策，加强不同医疗保障体系的衔接与统筹规划。即城镇职工基本医疗保险和城镇居民医疗保险的衔接，城镇社会医疗保险和新型农村合作医疗的衔接，基本医疗保障体系和城乡社会医疗救助制度的衔接，以及基本医疗保障体系、补充医疗保障和商业健康保险的衔接。

（2）在继续推进城镇职工基本医疗保险制度的基础上，建立和健全城镇居民基本医疗保险，使医疗保障体系覆盖全体城镇人口。

（3）完善新型农村合作医疗制度是当前建立农村医疗保障体系的重要任务之一，同时需要加强农村医疗服务体系建设，形成一个完善的以县为中心，乡为枢纽，村为基础的三级医疗卫生网。通过合理的激励、引导，再加上试点方案的完善，继续推行"家庭账户"，以使家庭成员的参与"捆绑"在一起，可以在一定程度上解决流动人口的医疗保障。但从发展的角度来看，流动人口医疗保障仍需要城乡医疗保障制度的衔接。对贫困人口，需要建立医疗卫生救助体系。通过医疗卫生政策的改革，最终要使医疗保障覆盖全民，逐步消除城乡差距，实现城乡一体化的医疗保障体系。

3. 积极发展社区卫生服务，建立并完善双向转诊制度

进一步调整我国的医疗服务体系结构，大力发展社区卫生服务，建立并完善双向转诊制度，逐步形成功能合理、方便群众的医疗卫生服务网络，降低医疗成本，实现医疗卫生的可及性，缓解大医院的就医压力，解决"看病贵"、"看病难"问题。为了更好地发展社区卫生服务，可以采取以下措施：建立全科医生及社区卫生服务管理人员培养基地，强化对社区卫生服务人员的培训，提高人员素质，从培训体系的建立与完善、上级支持体制的建立等角度出发，实现社区卫生服务人才的突破问题；建立市场竞争机制，在准入标准和医疗服务市场管理完善的基础上，允许民营医疗机构进入社区卫生服务市场，促进多样化竞争，切实实现政府从办卫生到管医疗卫生职能的转变，实现管理体制的突破；明确政府对社区卫生服务的投资，建立社区卫生服务发展专项基金；把符合要求的社区卫生服务机构作为城镇职工基本医疗保险定点单位，实行比二、三级医院更为优惠的个人自付比例，引导病源向社区卫生服务机构合理分流；完善社区卫生服务健康教育、预防、保健、康复、计划生育技术服务、基本医疗的"六位一体"功能，实现防治结合和综合服务功能的突破。

4. 深化药品供应改革

要解决当前存在的"以药养医"问题，医疗卫生政策中必须重点深化药品供应改革。第一，实行医药分开核算，分别管理，规范医疗机构的购药行为。在医疗服务和药品没有彻底脱钩之前，对医疗收入要进行总量控制，结构调整，降低药品差价收入比例，降低药品的虚高定价，适当提高医疗服务价格。对医疗机构的药品收入实行"收支两条线"管理。药品收支结余纳入财政专户管理，合理返还。在此基础上把医院的门诊药房逐步改为药品零售企业，独立核算，依法纳税。第二，招标采购药品。这是一项重要的改革措施，可以降低医疗机构的运行成本。在招标中要制止一些地区要求医院必须经指定的药品批发企业或卫生行政部门采购药品的垄断做法。严厉打击内外勾结销售假劣药品的违法犯罪行为，整治药品购销中的回扣问题。要通过实行药品集中招标采购，减少药品流通的中间环节，从源头上治理药品购销中的不正之风。要区别医疗机构的情况，实行不同的价格政策。第三，合理调整医疗服务价格，适当提高能够体现医务人员劳动价值的医疗收费，如诊疗费、护理费、挂号费等，要适当降低大型医疗仪器检查设备的收费价格。

（三）构建科学的公众参与机制

公众参与是提高公共政策质量的重要途径之一，也是医疗卫生政策制定的一项基本策略。公众只有真正参与到事关自己健康权益的医疗卫生政策制定中来，才能保证医疗卫生政策制定向健康的方向发展，也才能真正保障人民的健康权益。

公众参与机制就是建立一个可有效运转的公众意见表达、收集、反馈系统。这个系统是双向的：一方面，公众可以通过一定的渠道和途径表达自己的想法，参与医疗卫生政策的决策过程；另一方面，政府及行政机构可以通过相应的渠道和途径，征求公众意见、采纳公众建议进行决策，反馈公众的提议。医疗卫生政策的公众参与机制应包含知情机制、表达参与机制等。知情机制是参与机制的基础，是公众参与医疗卫生体制改革的前提条件、客观要求和最重要环节。

目前，我国还未建立起一套能够保证公众获知准确医疗卫生信息的有效机制。作为社会公益的主要维护者，政府在信息方面拥有优势，所以，政府有责任向公众提供医疗卫生及政策的有关信息。表达参与机制指公民通过言论表达或听证、协商等行为方式直接参与医疗卫生政策的制定。许多细化的制度可以有效支撑表达参与机制的运转，如民意调查制度、听证会制度等，因此，要加强相关制度的建设。

（四）强化政策的系统性，推进医疗卫生法制建设

1. 强化政策的系统性

医疗卫生事业的公益性决定了医疗卫生政策必须以公共利益为出发点，以协调和保障公众的健康权益为归宿。这就要求所有医疗卫生政策的利益相关人，尤其是政策的制定主体在利益博弈中要加强自治，必须始终坚持以公共利益为重，坚决杜绝为了自身的利益损害公众的权益，为了部门的局部利益损害社会的整体利益。但是，公共政策主体"经济人"的特性决定了公共选择中的利益博弈始终存在，而公共选择过程中的信息不对称，注定了掌握更多信息资源的政策主体绝对不可能在利益博弈中通过有效自治控制其欲望，因此，防止权力寻租导致利益侵害是必要的和重要的。

为此，我国医疗卫生政策的主体应相对确定为具有高度权威性的政策主体，从更高的层次加强统筹协调，如国务院或国家立法机关，而不能分散为国务院的某个或某几个职能部门。加强政策的系统性，还必须加强政策的整体性和连续性。这就要求我国医疗

卫生政策形成一个全面综合的体系或网络。

当前，要围绕人人享有基本医疗卫生服务的目标，从公共卫生服务体系、医疗服务体系、医疗保障体系、药品供应体系以及医疗卫生机构管理体制和运行机制五个方面制定和出台相关的政策。同时，要加强政策制定的规划建设。根据医疗卫生的总体目标、阶段任务和干预重点确定中长期的政策制定规划，从而使医疗卫生政策成为一个连续性好、整体性强的系统。

2. 推进医疗卫生法制建设

医疗卫生法制化建设是现代医疗卫生事业发展的一般趋势，也是世界各国发展医疗卫生事业的共同经验。

目前，我国医疗卫生法制建设速度缓慢，医疗卫生法制还不健全，滞后于医疗卫生事业发展的需求。因此，要深化我国医疗卫生体制改革，推进我国医疗卫生事业发展，就必须重视和加强我国的医疗卫生法制建设。一是要重视宏观统筹的综合规划，致力于建成一个符合我国国情、内容全面、层次分明的医疗卫生法律体系，涵盖公共卫生服务体系、医疗服务体系、医疗保障体系、药品供应体系、医疗卫生机构管理体制和运行机制等方面的内容。二是要列入立法计划并尽快制定一部综合性的位置较高的医疗卫生方面的法律，明确医疗卫生事业发展的目标、原则、公众的医疗卫生权利、政府发展医疗卫生事业的责任和职责等内容。三是要注意处理好政策与法律之间的衔接，及时将医疗卫生政策上升为国家法律，从而使其具有更大的稳定性、权威性和强制性等。通过加强立法，形成以基本法为依据，以医疗卫生专门法为主干，以相关法为补充的完善的医疗卫生法律体系。

第四节　世界卫生组织的政策类型及其特点

世界卫生组织以战略规划、行动计划和策略等多种政策形式，通过各成员国的认同与自觉执行来实现协调与解决全球卫生问题，促进卫生保健工作的目标。

世界卫生组织的政策是一种世界范围内的公共政策，与一般政策一样，具有一定导向、控制、分配等功能。不同的是，由于世界卫生组织具备国际组织的特有属性，它无论在政策类型、制定程序、效力与影响等方面都与一般公共政策有所区别。

一、世界卫生组织政策的特征与作用

（一）世界卫生组织政策的特征

世界卫生组织政策具有与一般公共政策相似的特征，即政策的选择与组织的价值和目标相一致，综合考虑了不同成员国及其利益主体的多方需求，倾向于保护多数人的长远、整体和根本利益，以及努力将政策贯彻到工作实践中。可以说，世界卫生组织的政策是一种世界范围内的公共政策。

作为政府间国际组织，世界卫生组织是主权国家的集合体，其本质上是国家间多边合作的一种有效和固定的组织形态。全球化趋势客观上要求所有国家加强合作和协商，相互作用、相互依存，这为国际组织，尤其是政府间的国际组织提供了广阔的舞台。同时，全球化也是国际社会逐步走向制定全球共同认可的规则和策略道路的过程。

（二）世界卫生组织政策的作用

政府间组织的存在和发挥作用，不仅仅是在组织法的规定下以特定形式确立的国家间多边合作的模式，也正在逐步成为全球化进程中加强合作、强调一致性的重要手段。

世界卫生组织及其政策的作用主要体现在两个方面。一是创制全球性卫生规则和制度。国际社会没有统一的凌驾于各国之上的立法机构，把全球性的规则和制度条约化、政策化是协调各国关系活动的基础。世界卫生组织承担着全球性健康相关条约、规则和制度创立者的角色，其政策正是把全球性策略固定下来，达到各方共同认可、共同执行的有效模式。例如，2003 年世界卫生组织推动制定的《烟草控制框架公约》是世界上第一个限制烟草的全球性公约，标志着烟草控制已经由国内立法控制扩大到国际法上的共识。二是监督和履行全球性卫生行动。目前，国际社会虽然没有一个强制执行的国际法律规则和对所有国家都有管辖权的司法机构，但政府间国际组织一般都通过订立公约、缔约协定，帮助和督促各国履行公约和协定，并通过监督机制，在一定程度上推动全球性规则付诸实施。例如，世界卫生组织在 2005 年对《国际卫生条例》进行修订后，明确要求各国在评估后 24 小时内通报可能造成国际关注的突发公共卫生事件。

二、世界卫生组织政策的类型

（一）按照政策作用层次划分

世界卫生组织的政策按照作用层次可以分为元政策和具体政策。《组织法》是世界卫生组织的"卫生大宪章"，是制定任何卫生政策的元政策。它明确了组织的宗旨、原则，是组织行动的总纲领。在这一总政策下，世界卫生组织制定出了各种不同形式、不同功能的具体政策，用于解决技术工作、机构运行和管理中的具体问题。

（二）按照政策时间期限划分

世界卫生组织的政策可分为中长期政策和短期政策。工作总规划从准备规划要点到制定规划框架，到最后完成规划制定并呈世界卫生大会批准一般需要 3～4 年时间，且是以 6 年为一周期周而复始的连续过程。中期规划以总规划为基础，遵循总规划制定的目标和措施，并对总规划的内容进一步扩展，中期规划一般也以 6 年为一周期。此外，每隔 2 年制定双年度规划和每年的具体政策措施是世界卫生组织制定实施的短期政策。

（三）按照政策作用范围划分

世界卫生组织的政策可分为全球政策、区域政策和国家政策。全球政策一般解决世界范围内有普遍意义和发展性的问题，由总部、地区办事处、成员国提出，经世界卫生大会通过，由执委会在全球范围内监督实施；区域政策一般以落实全球性政策和解决带有区域性特点的问题为主，由地区办事处制定，在地区范围内执行；国家政策一般落实全球或区域政策、解决国家具体卫生问题，可以以世界卫生组织与国家政府签订的合作战略、备忘录等形式出现。

（四）按照政策表现形式划分

世界卫生组织的政策并不像主权国家政策一样有严格的形式和明确的效力，它往往存在多种表达形式，而且不同类型政策发挥了不同功能。按政策表现形式，可以分为宪章、宣言、条例、公约、决定、决议、指南等。具体来说，宪章是组织的根本政策，确立了组织存在的基本准则，约束了所有组织行为，如《组织法》。在组织法下，还有各种类型的政策表现形式，如条例、公约、决定、决议以及宣言和指南等。条例和公约是对某一领域或具体问题的政策框架和协定，如《国际卫生条例》和《烟草控制框架公约》。决定和决议是世界卫生组织最常见的政策形式，数量多、内容杂，一般力求全面，提醒各成员国注意相关问题。各种类型的规划、战略计划是推动工作的重要手段，往往有明确的目标、时间、主要措施和经费保障，是日常工作的重要指导。此外，世界卫生组织编制的具体工作指南、技术标准和研究报告等技术文件，虽然不是严格意义上的政策，但这些技术文件往往既包括了具体的技术方法和评价标准，也包括了目标和阶段性任务，体现了工作思路，是世界卫生组织技术优势的核心，也是不同于国家或其他组织政策之处。

三、世界卫生组织政策的制定、效力与特点

（一）世界卫生组织政策制定过程

世界卫生组织政策制定要遵循一定的组织决策机制，此外，作为一种公共政策，政策制定也要符合一般政策循环。世界卫生组织政策制定的完整过程包括"提出问题、确定目标、拟定方案、实施政策"几个步骤，以及各个步骤之间的多次反馈。

其中目标和方案是公共政策制定所必须具备的两个基本要素。在政策制定之初，首先要依据社会和经济发展的客观水平和发展趋势，分析国际卫生和各成员国的需要，对现有的地区和卫生政策进行评估，结合卫生政策需求来确定政策重点领域，并研究制定不同阶段可测量的政策目标，通过政策制定者和执行者间的研究与反复磋商，制订出详细的实施方案，并加以实施，最终由世界卫生组织定期进行评估，并在这一过程中不断提出建议，以便有助于政策更好地实施。这一过程提示我们，要对世界卫生组织的政策有所影响，就应从政策的提出入手，多根据我国自身情况提出政策需求，在这过程中，地区和全球的执委会是关键环节。

世界卫生组织在确定问题、拟定方案上有一定的技术优势，政策审查和通过机制也比较成熟健全，但在实施和评价政策方面难以做到有效监督和贯彻。例如，一位世界卫生组织官员曾指出："世界卫生组织的政策往往停留在纸上，愿景多、行动少。"这是因为，一方面世界卫生组织的主要职能是对全球卫生工作发挥指导协调的功能，并不是权力机构，政策缺乏约束力，是要通过各成员国认同与内化得以实施，难以监督协调落实；另一方面，健康的改善需要一个长期的过程，其影响因素也越来越多，尤其对长期战略性的政策难以评价。同时，由于政策类型多种多样，也难以制定出较科学合理的评价方法。

此外，世界卫生组织政策还有从长期政策到短期政策，从全球政策到区域政策的逐渐细化和落实的过程。此外，政策从成员国提出，通过全球范围内的讨论调整和认同，最终作用于成员国。对此，西太区办事处的官员解释说："如果政策需要是由成员国提出的，就应由成员国根据需要形成战略文件，提交地区委员会讨论，政策根据全球情况进行调整后，落实回国家和地区。"

（二）世界卫生组织政策的效力

世界卫生组织的非主权性决定了其政策的非强制性，除《组织法》外，世界卫生组织政策的效力均不强。但也不尽如此。近年来，世界卫生组织也在加强其政策的效力和约束力。相比起一般的决定和决议，条例和公约要经成员国的立法机构承认，出台各国配套的具有法律效力的政策文件加以落实，并且由于需要各国代表国家主权共同签署，因此对其执行也有相应的监督和惩治措施。相比起来，公约往往要求统一思想理念和原则框架，各国需要在公约原则框架基础上按照本国的实际情况进行细化和实化；而条例更类似于国家行政政策，其规定的内容较具体，成员国权利义务、需要遵守的规范和针对违规将采取的措施都有比较明确的规定。公约和条例因为具有较强的效力，一般使用在比较具体的卫生领域。

（三）世界卫生组织政策的特点

世界卫生组织政策有三个特点。

一是政策形式多样。世界卫生组织的政策形式多样，这与世界卫生组织承担多种职能有关，它既是这一领域的组织领导者，又要引领技术的开发和运用，还要进行倡导和宣传。因此，世界卫生组织的政策不同于一般公共政策，没有严格的界定和划分，即使是技术标准、规划指南，也是其表达政策理念的一种形式，其政策形式可以包括宪章、法律、公约、宣言等，也可以包括指南、标准、报告等。一些发达国家正是通过这些技术文件来影响发展中国家的。这提示我们，要注重各种形式的政策。对具有法律效力的政策，如《国际卫生条例》和《烟草控制框架公约》要充分重视，同时也要对技术文件给予关注，积极参与和干预技术文件的起草和制定。

二是通常有高质量的研究证据支持。世界卫生组织历来重视研究工作，其研究成果不但引领卫生领域发展，更为世界卫生组织的政策制定提供了有力的证据。一方面，研究为政策制定提供了依据，这些研究既包括健康问题的严重程度，也包括解决问题的路径和方法，同时还要结合经济社会发展、资源情况和技术水平，分析国际卫生和各成员国的需要，准确提出政策问题和拟定政策方案。另一方面，研究推动了政策的实施。世界卫生组织《2008—2013年中期战略性计划》写道："世界卫生组织有最佳的国际规范和标准，依托这些研究和标准，世界卫生组织的目标就是缩小知道做什么与实际完成这项工作之间差距。"尤其近年来，世界卫生组织倡导将循证卫生决策作为一种崭新的、科学的决策方法促进政策研究的开展和成功经验的广泛传播，不但使政策制定更加科学化，也为各成员国制定本国卫生政策和策略提供了极好的范式。

三是决策程序规范透明。与很多国际组织一样，世界卫生组织比较重视决策的程序和规范，一个政策的产生要经历问题提出、方案制定，决策、执行和评估等多个环节，且每个环节都要开展深入研究和反复讨论。决策过程透明，成员国各方都有平等参与的机会，并尽可能地吸收非政府组织、专家学者和其他利益相关方的意见，值得我们借鉴和学习。

与此同时，世界卫生组织政策也有一定的局限性。近年来，世界卫生组织拓展了关注领域，不断更新健康理念，然而其政策形式和内容却未跟上这种变化，技术指导性政策多，方向性、理念性、创新性的政策少，效力和影响力也较弱。而且，世界卫生组织通常缺乏有效监督手段，难以评估政策效果。在筹集政策基金时，自愿捐款按照投入者的意愿流向指定的领域，也影响了政策重点的选择。

本章小结

自人类诞生以来，文明的发展曲折而漫长，在数千年的风雨历程中，人类这一群体，经历不胜枚举的磨难和洗礼，人类的疾病与健康问题自始至终都是这磨难和洗礼的一部分，无法被忽略。作为相区别于动物的人类来说，正如马克思所说，人具有自由能动的意识，实践自由自觉的活动是人的类本质。但是，当这种人的类本质的实现在遭受到个体身体疾病甚至形成一种范围的疾病侵害的时候，对这个问题的思考和关注就十分有必要了，这一点也可以说是公共卫生问题需要高度重视的初衷所在，与之相联系的最紧密的莫过于卫生方针与政策。

卫生工作方针是党和国家根据不同历史时期的背景和特点，为保障人民健康、发展卫生事业而确定的指导原则，它对卫生事业的管理、改革与发展起着主导作用。

公共卫生的最终目标是促进公众健康，提高生活质量，延长健康寿命；其对象是公众全体；其实质就是公共政策。第一，政府承担着制定与实施公共卫生政策的角色任务，来改善本国人口的健康状况，维护民众的健康权利，政府通过建立社会组织来改善卫生环境，控制地方性疾病，教育人们掌握卫生知识，组织医护力量对疾病做出早期诊断和预防治疗，以保障社会成员能够享有维持身体健康的生活条件。第二，公共卫生政策的制定实施会与国民经济状况和政府对民众生命价值的理解相关。第三，公共卫生政策的制定实施需要社会各阶层的共同参与才能收到效果。

（袁钦）

第三章　卫生组织体系

✚ 学 习 目 标

（1）掌握：卫生组织体系的概念与构成，我国卫生行政体系设置，卫生服务组织的层级和城乡设置差异。

（2）熟悉：与健康相关的其他行政组织设置，熟悉卫生服务组织的职能分工，卫生第三方组织的类型，我国卫生组织变革的原则。

（3）了解：我国卫生组织体系存在的问题，我国卫生组织变革的原因、做法，国际卫生组织体系的概况。

第一节　卫生组织系统概述

一、组织

"组织"一词，按希腊文原意是和谐、协调的意思。如果以人为对象，则是把许多人集合起来，发挥集体的力量，以实现一个共同的目标。综合上述意思，结合管理学界对组织的概念的论述，可以对组织下一定义，即组织是指将许多人按一定结构形式、规则和程序所形成的权责角色结构，和谐地协调人们的活动，以实现某种共同的目标。从上述定义可以看出，组织一般具有三个特征：

（1）有目标，即组织起来的人们都是为了实现某种目标而加入到这个系统内部的。

（2）有权责，即组织内的人们根据组织的需要有其分工，组织对应相应的岗位设立其权力和职责。

（3）有结构，即组织内的人们不是杂乱无章地各自进行自己的活动，而是通过一定的结构形式、规章制度和相应的程序规范人们的行为。

此外，组织还是一个心理系统和技术系统。组织内的人们在群体中围绕着共同的目标相互作用，会形成复杂的心理系统，这种心理系统一旦形成反过来会制约人们的行为，影响组织目标的实现。组织内的人们在群体中根据自己的分工和岗位，需要运用各种知识和技能来实现组织目标，从这个意义上说，组织也是一种技术系统。

以医院为例，可以更为具体地来理解组织的特征。首先，医院是一个有目标的组织，其目标是救死扶伤，防病治病，提高人们的健康水平，其成员都要明确这一目标，并为之而努力。其次，医院根据其目标，设立相应的岗位，划分相应的成员，其成员可以划分为医生、护士、行政管理人员、医技后勤人员及社会中与医院有关的人员，这些成员都有自己的岗位及其对应的职权和责任。最后，医院确定了目标，划分了权责之后，成员需要遵守相应的规章制度，按照相应的流程来进行活动，一切活动都是在医院院长领导下，有层次、有职能分工的一个整体结构中来进行。在实现医院防病治病的总目标而进行的活动过程中，医院中成员之间相互作用，形成复杂的社会心理系统，并且医院在为患者治疗中需要各种医疗知识和技术，从而构成了技术系统。

传统的组织理论主要运用高度结构的、封闭系统的方法来研究组织，而现代组织理论则运用开放系统的方法来研究组织。因此，需要指出，在组织内的目标、人员分工、功能分化并不是一成不变的，权力和职责也并不是僵固不化的，而是随着内外环境的变化而变化。因此，组织本身还是一个不断修正、调整的开放系统。如卫生系统的组织结构与功能是历史形成的产物，卫生组织的形式是在不同历史阶段根据卫生服务的具体任务而定的。任务不同，卫生组织的具体目标、人员分工、功能分化也要相应发生改变。因此，要对现有卫生系统组织结构进行研究，并根据新的任务进行改革，可以促进各级各类卫生机构的协调发展。

二、卫生组织系统

传统的"科学管理"方法对问题进行"分割式"研究，并越来越专门化，日益互相脱节，对于较复杂的社会问题，用这种微观的方法去研究是困难的。近几十年来，系统理论的发展，为综合各门类学科知识提供了基础，为研究社会组织及其管理也提供了新的规范，系统观点成为研究组织和管理的基本观点之一。随着系统观点，尤其是开放系统观点的广泛运用，越来越多的管理学家、社会学家、心理学家等，将系统分析的观点运用到组织理论的研究，并运用到管理实践中。人们越来越认识到组织是一个复杂的开放的系统。因此，笔者在分析卫生组织的过程中，也采用系统分析的方法描述我国的卫生组织。系统是指由两个或两个以上相互作用的部分、成分或分系统所组成的统一整体，并有可识别的界线与其环境超系统区分开来。运用系统的观点观察各种事物，必须以整个系统作为看待事物的出发点。因此，要把卫生组织作为一个大系统来看待，应当将从事卫生行政、卫生业务的组织、卫生组织的外部环境均包括在其中。从这个意义上，卫生组织系统可以分为三层，即内层、中层和外层三个子系统。

（一）内层系统

卫生组织系统的内层不仅指卫生部门所属的各级卫生组织系统，还应该包括工业卫生组织系统、其他部门（机关、企事业、学校等）卫生组织系统、军队卫生组织系统，如图3-1内层所示。

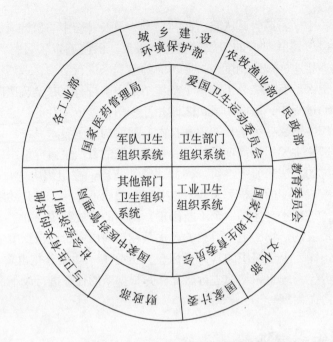

图 3-1　中国卫生组织系统模式图

（1）卫生部门组织系统。包括从中央到省、市、自治区、行署、县的所有卫生行政部门及相应的医疗、预防、科研、教育等机构。这是我国的卫生组织主体。

（2）工业卫生组织系统。包括各工业部的卫生行政组织及各级厂矿医疗保健、科研、教学单位。它们担负着我国工矿职工的劳动卫生职业病防治及医疗保健工作，以及职工家属及社会人群的医疗保健工作。

（3）其他部门（机关、企事业学校等）卫生组织系统。包括大量基层单位大小不等的卫生行政人员和医疗保健机构，它们承担了大量初级卫生保健工作。

（4）军队卫生组织系统。包括军队各级卫生行政领导机构及卫生业务组织。它具有独立完善的组织体系，除保证军队医疗卫生工作外，对国家的医疗卫生工作是一支重要的支持力量。

（二）中层系统

卫生组织系统的中层主要包括一些其他的卫生部门（如图 3-1 中层所示），如爱国卫生运动委员会、国家计划生育委员会、国家医药管理总局、国家中医管理局。它们是从不同角度直接领导和从事某项卫生工作的部门，不仅有自己单独的组织体系，而且也与内层系统有着密切的关系，起到了极大的辅助作用。

（三）外层系统

卫生组织系统的外层主要是指卫生组织的外部环境系统，主要包括城乡建设环境保护部、农牧渔业部、粮食部、民政部等部门（如图 3-1 外层所示）。这些部门均从事着与人体健康相关的工作，甚至有些工作内容就属于卫生工作的范畴，如人类生态环境方面的工作。因此，与这些部门的协调合作不仅十分重要，而且十分必要。此外，各工业部中工业发展与环境污染的问题对人民健康的影响、教育部对卫生人才的培养及对学生的健康教育工作、文化部对卫生方针政策等的宣传工作、国家计委对人口数量控制、优生优育的工作、财政部在卫生资源分配上的关键作用等均直接或间接对卫生事业起着或促进或制约的作用。总之，卫生工作涉及千家万户，涉及每个人、每个群体，涉及各个社会经济部门，卫生工作需要充分调动各有关部门与卫生部门组织系统协调合作，在全社会形成一个有活力的卫生工作的大系统。因此，外层系统对于整个卫生组织系统的影响也是十分重大的。

第二节　卫生部门组织体系

如前所述，卫生组织系统包括三层系统，下面仅就系统中的卫生组织主体和卫生事业管理的主体，即卫生部门组织体系做一介绍。

一、卫生组织体系概述

健康组织是指在一定区域内，根据人群的健康需求、通过区域卫生规划、以保护和增进人群健康为目标的各种不同的组织群。广义的健康组织体系，包括健康提供体系、健康管理体系和其他一切跟健康相关的第三方组织。狭义的健康组织体系指卫生组织体系。卫生组织是贯彻实施国家的卫生方针政策，领导全国和地方卫生工作，制定具体政策，组织卫生专业人员和群众，运用医药卫生科学技术，推行卫生工作的专业组织。

卫生组织是卫生体制的重要组成部分，其设置的形式、层次决定了卫生管理体制运行的效果和效率。按照性质和职能，可将卫生组织分为卫生行政组织、卫生服务组织和群众性卫生组织。具有直接管理卫生职能的卫生行政组织、具有直接卫生服务的组织和群众卫生组织，共同构成了卫生组织体系。

二、卫生行政组织

卫生行政组织，简单来讲，就是对卫生事务实施管理的政府组织，是各级政府的职能部门贯彻实施党和政府的卫生工作方针、政策，领导全国和地方的卫生工作，提出卫生事业发展的战略目标，编制规划，制定法规和督促检查的机构系统。

（一）卫生行政组织体系设置

根据各级政府组织法规定，国家卫生行政机构按行政区划设立从中央、省（自治区、直辖市）、县（市、市辖区）直到乡（镇）各级人民政府均设有卫生行政机构，其设置与国家机构相一致，在各级政府及上级卫生行政机构的双重领导和指导下，负责一定地区和单位的卫生行政工作。在我国，中央有卫生部，省、市、自治区设卫生厅（局），市（区）县设卫生局（科），在乡（镇）或城市街道办事处设卫生专职干部，负责所辖地区内的卫生工作，如图 3-2 所示。

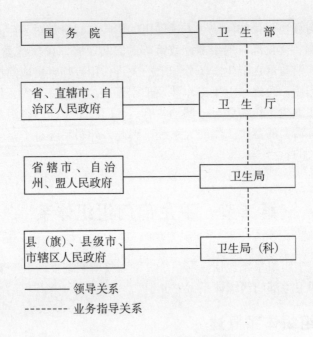

图 3 - 2 我国卫生行政体系

1. 中华人民共和国卫生部（以下简称"卫生部"）

卫生部为国务院组成部门之一，是全国最高卫生行政机关，主管全国卫生工作。它在党中央和国务院的领导下，实施党和政府的卫生工作方针政策，负责全国和地方的卫生事业管理工作，组织医药卫生人员开展防病治病工作，保护人民身心健康，提高全民族的身体素质。

新中国成立后于 1949 年 11 月在北京成立中央人民政府卫生部，1954 年 11 月，中央人民政府卫生部改称中华人民共和国卫生部，简称卫生部，由国务院领导，负责组织、领导全国卫生工作。卫生部的组织是根据不同时期的任务需要及国家机关的改革而不断变化和发展的，根据第十一届全国人民代表大会第一次会议批准的国务院机构改革方案和《国务院关于机构设置的通知》（国发〔2008〕11 号），卫生部对当前自己的主要职责和职能机构都作了规定与调整。

（1）主要职责。

从国家建设事业的发展和人民生活的实际需要出发，卫生部的工作任务在不同时期有所侧重。经济恢复时期，卫生工作着重医治战争创伤，防治主要疾病，推广医药卫生事业，保障人民健康，使人们能够从疾病威胁中解放出来。经济建设时期，工作的重心不仅在城市、工矿、交通运输等领域，同时也对农村中严重危害人民健康的传染病继续防治，发展医药卫生机构，加强医药卫生教育和科学研究，开展人民卫生工作。在当前的社会主义现代化建设时期，卫生部的主要职责包括以下几个方面：

1）推进医药卫生体制改革。拟定卫生改革与发展战略目标、规划和方针政策，起草卫生、食品安全、药品、医疗器械相关法律法规草案，制定卫生、食品安全、药品、医疗器械规章，依法制定有关标准和技术规范。

2）负责建立国家基本药物制度并组织实施，组织制定药品法典和国家基本药物目录。组织制定国家药物政策。拟定国家基本药物采购、配送、使用的政策措施，会同有关部门提出国家基本药物目录内药品生产的鼓励扶持政策，提出国家基本药物价格政策的建议。

3）承担食品安全综合协调、组织查处食品安全重大事故的责任，组织制定食品安全标准，负责食品及相关产品的安全风险评估、预警工作，制定食品安全检验机构资质认定的条件和检验规范，统一发布重大食品安全信息。

4）统筹规划与协调全国卫生资源配置，指导区域卫生规划的编制和实施。

5）组织制定并实施农村卫生发展规划和政策措施，负责新型农村合作医疗的综合管理。

6）制定社区卫生、妇幼卫生发展规划和政策措施，规划并指导社区卫生服务体系建设，负责妇幼保健的综合管理和监督。

7）负责疾病预防控制工作，制定实施重大疾病防治规划与策略，制定国家免疫规划及政策措施，协调有关部门对重大疾病实施防控与干预，发布法定报告传染病疫情信息。

8）负责卫生应急工作，制定卫生应急预案和政策措施，负责突发公共卫生事件监测预警和风险评估，指导实施突发公共卫生事件预防控制与应急处置，发布突发公共卫生事件应急处置信息。

9）起草促进中医药事业发展的法律法规草案，制定有关规章和政策，指导制定中医药中长期发展规划，并纳入卫生事业发展总体规划和战略目标。

10）指导规范卫生行政执法工作，按照职责分工负责职业卫生、放射卫生、环境卫生和学校卫生的监督管理，负责公共场所和饮用水的卫生安全监督管理，负责传染病防治监督。

11）负责医疗机构（含中医院、民族医院等）医疗服务的全行业监督管理，制定医疗机构医疗服务、技术、医疗质量和采供血机构管理的政策、规范、标准，组织制定医疗卫生职业道德规范，建立医疗机构医疗服务评价和监督体系。

12）组织制定医药卫生科技发展规划，组织实施国家重点医药卫生科研攻关项目，参与制定医学教育发展规划，组织开展继续医学教育和毕业后医学教育工作。

13）指导卫生人才队伍建设工作，组织拟订国家卫生人才发展规划，会同有关部门制订卫生专业技术人员资格标准并组织实施。

14）组织指导卫生方面的国际交流合作与卫生援外有关工作，开展与港澳台的卫生合作工作。

15）负责中央保健对象的医疗保健工作，负责中央部门有关干部医疗管理工作，负责国家重要会议与重大活动的医疗卫生保障工作。

16）承担全国爱国卫生运动委员会和国务院防治艾滋病工作委员会的具体工作。

17）承办国务院交办的其他事项。如管理国家食品药品监督管理局和国家中医药管理局、职业卫生监管的职责分工等。

（2）职能机构。

卫生部的机构设置在不同的发展阶段，根据国务院的要求，特别是每次国家机构改革的需要，都作了相应的调整。目前，卫生部共设有 17 个内设机构（图 3-3）进行日常工作，并拥有 21 个直属机构（图 3-4）。

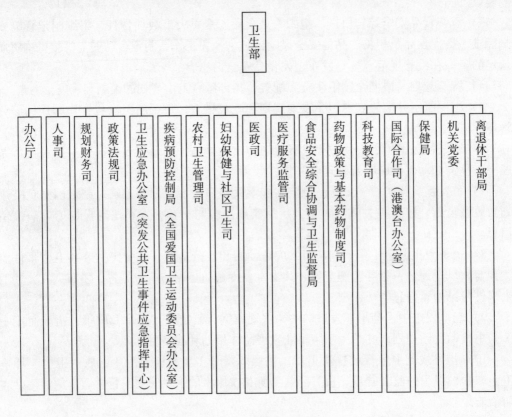

图 3-3 卫生部内设机构

1）办公厅。负责文电、会务、机要、档案等机关日常运转工作以及安全保密、政务公开、来信来访、卫生统计、新闻发布等工作。

2）人事司。拟定全国卫生人才发展规划和政策并指导实施，承担机关和直属单位的人事管理工作，会同有关方面拟定各类卫生专业技术人员资格标准并组织实施，组织指导卫生管理干部岗位培训工作。

3）规划财务司。拟订卫生事业中长期发展规划，推动区域卫生规划工作；统筹规划与协调全国卫生资源配置，管理大型医用装备的配置；提出医疗服务价格、药品价格、基本医疗保险费用结算等政策的建议；组织拟定国家卫生装备管理办法和标准；拟定药品和医疗器械采购相关规范。

4）政策法规司。起草卫生法律法规草案，组织拟定卫生政策和标准；起草部门规章；承担机关有关规范性文件的合法性审核工作；承担有关行政复议和行政应诉工作。

5）卫生应急办公室（突发公共卫生事件应急指挥中心）。拟定卫生应急和紧急医学救援规划、制度、预案和措施，指导突发公共卫生事件的预防准备、监测预警、处置救援、分析评估等卫生应急活动，指导地方对突发公共卫生事件和其他突发事件实施预防控制和紧急医学救援，组织实施对突发急性传染病防控和应急措施，对重大灾害、恐怖、中毒事件及核事故、辐射事故等组织实施紧急医学救援，发布突发公共卫生事件应急处置信息。

6）疾病预防控制局（全国爱国卫生运动委员会办公室）。拟订全国重大疾病防治规划、国家免疫规划和严重危害人民健康的公共卫生问题的干预措施并组织实施，完善重大疾病防控体系，防止和控制疾病的发生和疫情的蔓延；承担发布法定报告传染病疫情信息工作；承办全国爱国卫生运动委员会、国务院防治艾滋病工作委员会的具体工作。

7）农村卫生管理司。承担综合管理农村基本卫生保健和新型农村合作医疗工作，拟订有关政策、规划并组织实施；指导全国农村卫生服务体系建设和乡村医生相关管理工作；监督指导农村卫生政策的落实。

8）妇幼保健与社区卫生司。拟定妇幼卫生、社区卫生、健康教育的政策、规划、规范并组织实施；拟定妇幼卫生技术标准；对妇幼保健实施监督管理，牵头组织预防和减少出生缺陷与先天残疾工作。

9）医政司。拟定医疗机构、医疗技术应用、医疗质量和服务、采供血机构管理等有关政策、规范、标准，并组织指导实施，拟定医务人员执业标准和服务规范，指导医院药事、临床重点专科建设、医院感染控制、医疗急救体系建设、临床实验室管理等有关工作，参与药品、医疗器械临床试验管理。

10）医疗服务监管司。承担医疗机构医疗服务的监管工作，建立医疗机构医疗质量评价和监督体系，组织开展医疗质量、安全、服务、财务监督和评价等工作；建立健全以公益性为核心的公立医院监督制度，承担推进公立医院管理体制改革工作。

11）食品安全综合协调与卫生监督局。组织拟定食品安全标准；承担组织查处食品安全重大事故的工作；组织开展食品安全监测、风险评估和预警工作；拟定食品安全检验机构资质认定的条件和检验规范；承担重大食品安全信息发布工作；指导规范卫生行政执法工作；按照职责分工，负责职业卫生、放射卫生、环境卫生和学校卫生的监督管理；负责公共场所、饮用水等的卫生监督管理；负责传染病防治监督；整顿和规范医疗服务市场，组织查处违法行为；督办重大医疗卫生违法案件。

12）药物政策与基本药物制度司。承担建立国家基本药物制度并组织实施的工作，组织拟定药品法典和国家基本药物目录；组织拟定国家药物政策；拟定国家基本药物的采购、配送、使用的政策措施，会同有关方面提出国家基本药物目录内药品生产的鼓励扶持政策，提出国家基本药物价格政策的建议。

13）科技教育司。拟订医药卫生科技发展规划，组织实施国家重点医药科研攻关项目，指导医疗卫生方面的技术推广和科学普及工作，组织研究医学卫生技术标准，承担医药卫生实验室生物安全的监督管理工作，组织指导卫生专业技术岗位培训工作，承担组织开展继续医学教育和毕业后医学教育工作。

14）国际合作司（港澳台办公室）。承担组织指导卫生方面的政府与民间的多双边合作交流和卫生援外有关工作，组织协调我国与世界卫生组织及其他国际组织在医学卫生领域的交流与合作，承担与港澳台的卫生合作工作。

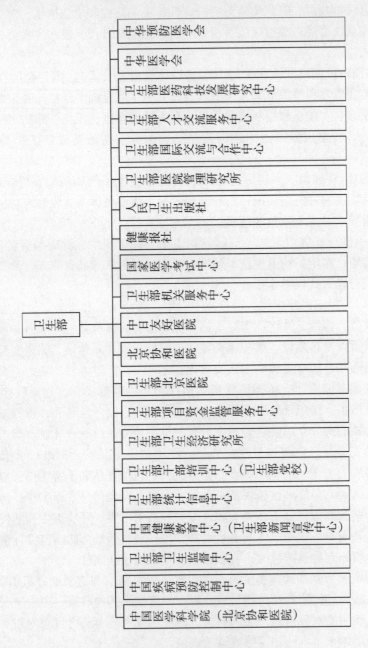

图 3-4　卫生部直属机构

资料来源：http://www.moh.gov.cn/

15）保健局。拟订并组织实施中央保健工作方针政策与规划，承担中央保健对象和在京中央国家机关及有关单位医疗照顾对象的医疗保健工作，承担国家重要会议与重大活动的医疗卫生保障工作，负责重要外宾的医疗安排。

16）机关党委。负责机关和在京直属单位的党群工作。

17）离退休干部局。负责机关离退休干部工作，指导直属单位的离退休干部工作。

2. 省、直辖市、自治区卫生厅（局）

卫生厅（局）是根据中共中央、国务院批准设置的，是省、直辖市、自治区人民政府主管全省卫生工作的组成部门。卫生厅（局）在当地人民政府的领导下，在业务上受卫生部的指导，下设与卫生部相对应的相关处室，对本辖区内的卫生事业工作进行行政管理。其下设办公室、医政处、人事处、监察室、应急办、政法处、党委办、农社处、妇幼处、疾控处、中医处等机构，有的省、直辖市、自治区根据自身的工作特点，还设有科教处、食安处、药政处和爱卫处等机构。卫生厅直属单位各省、直辖市、自治区依据自身的特点，设置有所区别，一般来说，卫生厅的直属机构基本包括综合医院、专科医院、卫生防疫站、妇幼保健院（所）、药品检验所、地方医学院校等。以广东省卫生厅为例，其直属单位主要包括25个，见图3-5。

其主要职责与卫生部职责大致相同，任务范围有所不同，卫生部职责以国家为全局，卫生厅的任务则着眼于各个省、直辖市、自治区范围内的相关工作。具体来说，其任务是根据卫生工作的方针政策和法规提出本地区卫生事业发展规划和工作计划；贯彻预防为主，防治和控制危害人民健康的疾病；管理卫生机构和卫生人员；开展中医、中西医结合，医学科学技术研究，妇幼卫生工作；管理中西药品，进行药品质量监督；对各行业实施卫生监督等。各省、直辖市、自治区卫生厅（局），在省、直辖市、自治区人民政府直接领导下工作，并接受卫生部的业务指导，省、直辖市、自治区人民政府可根据卫生工作的方针政策，结合本地区的实际情况，指示卫生厅（局）因地制宜地安排布置工作，特别是民族自治地方可以在宪法规定的范围内自主地管理本地的卫生事业。

3. 省辖市、自治州、盟卫生局

省辖市、自治州、盟人民政府设卫生局，管理本市卫生行政工作，其内设局长、副局长及少数科室（办公室、医政科、预防保健科、会计科等）办事人员，基本与省卫生厅相对应。根据以块为主、条块结合的管理原则，市级卫生局受同级政府的直接领导，并接受上一级卫生行政部门的业务指导，开展本辖区内的卫生事业行政管理工作。其工作重点是抓好自身管辖范围的卫生工作，负责管辖地区基层卫生组织建设，具体实施防治疾病规划和各项卫生法规，改善管辖区尤其是农村的卫生面貌，培训并提高医务人员水平等。

4. 县（旗）、县级市、市辖区卫生局

县级卫生局在当地人民政府的领导下，在上级卫生行政部门的业务指导下，根据当地的卫生状况，有针对性地开展各项卫生事业管理工作。卫生局所设科（股）、室基本上与上级卫生行政部门相对应。

乡（镇）人民政府不设独立的卫生行政部门，国内个别乡（镇）在公务员编制内设卫生助理或卫生办公室，有专人或兼职办公，即卫生专职干部。

从卫生行政机关内设办事处室情况来看，越往上，其内部设置越多，分工越细；越往下，由于受编制等因素的影响，科室设置数目越少，往往下级卫生行政部门内的一个科室要对应上级的一个或多个处室，人员越少，综合性越强，行政管理事务更具体。

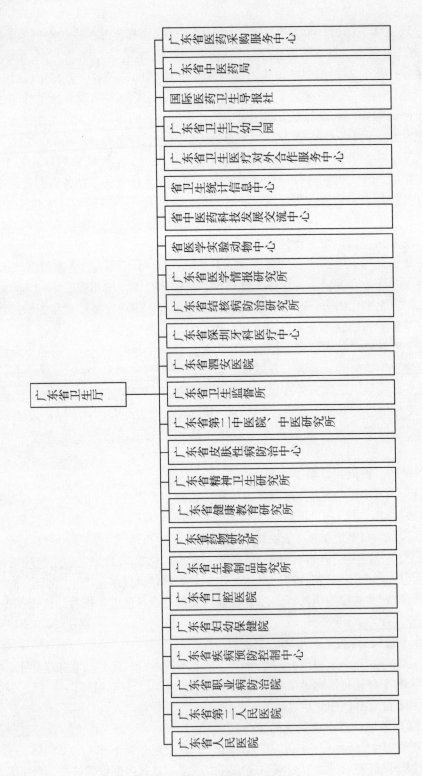

图 3 - 5 广东省卫生厅直属机构

资料来源：http：//www.gdwst.gov.cn/。

（二）卫生监督组织

卫生监督组织原来以各级卫生防疫站为主体。2006 年，卫生部组建执法监督局。目前的卫生监督组织包括卫生部卫生监督中心，以及省以下政府的卫生监督所，目前介于行政与服务之间的过渡状态。卫生监督组织依据《中华人民共和国宪法》、《中华人民共和国食品安全法》、《中华人民共和国人口与计划生育法》等有关法律及相关行政法规、部门规章和部分规范性文件，协助政府履行卫生行业的监督、管理工作。

卫生部卫生监督中心成立于 2002 年 1 月 23 日，是卫生部承担行政管理职责的事业单位，也是卫生部卫生行政许可对外的统一窗口，人员依照公务员管理。目前，卫生监督中心承办 6 项由卫生部直接审批的行政许可工作，分别是：①新资源食品受理、评审；②进口无食品安全国家标准食品受理、评审；③消毒剂、消毒器械受理、评审；④涉及饮用水卫生安全产品受理、评审；⑤化学品毒性鉴定、放射防护设施和含放射性产品检测机构资质认定的受理、评审；⑥食品添加剂新品种受理。

此外，卫生监督中心还协助卫生部拟定卫生行政许可的相关法规及工作程序，负责国家级卫生监督信息平台运行与管理，并进行全国卫生监督信息的收集、整理、汇总分析，负责制定卫生监督执法检验技术规范；承担国家计量认证卫生评审组工作，负责拟定国家级和省级卫生检验机构资质认定工作计划并组织评审工作，协助卫生部承担卫生监督员培训及相关管理工作，协助卫生部开展卫生标准审查、卫生标准制度修订及卫生标准宣传贯彻工作等职能。

省以下政府的卫生监督所是各级卫生厅（局）的直属单位，主要负责组织实施卫生行政部门制订的卫生监督计划，依照法律、法规行使预防性和经常性卫生监督工作；接受卫生行政部门委托承担对公共卫生、医疗卫生机构、采供血机构的监督，受理卫生许可以及健康相关产品的申请；同时还参与对危害公共卫生中毒事故、医疗事故、重大疫情和突发事件的调查处理，承担对卫生行政处罚案件的调查取证、提出处罚建议、执行处罚决定；承办卫生行政部门交办的其他事项。

（三）与卫生有关的其他国家机关

1. 中医药管理局

中医药管理局是国务院直属机构，由卫生部代管，其主要职能是继承和发扬中医药学，促进中医药事业发展。具体包括：拟定中医药和民族医药事业发展的战略、规划、政策和相关标准，起草有关法律法规和部门规章草案，参与国家重大中医药项目的规划和组织实施；承担中医医疗、预防、保健、康复及临床用药等的监督管理责任；促进中医药科技成果的转化、应用和推广；组织开展中医药国际推广、应用和传播工作，开展中医药国际交流合作和与港澳台的中医药合作等。

2. 爱国卫生运动委员会

爱国卫生运动委员会是各级政府的非常设机构，它是国家政府和群众团体共同组成的特殊形式的政府组织，是各级政府的一个议事协调机构，由各级人民政府领导，负责统一领导、统筹协调全国和各地爱国卫生和防治疾病工作。其主要职能有拟定组织贯彻国家和地方爱国卫生和防治疾病的方针、政策和措施，统筹协调各级政府有关部门和社会团体，发动群众灭"四害"、讲卫生、防治疾病活动，普及卫生知识，进行健康教育等等。

3. 人口和计划生育委员会

国家人口和计划生育委员会是主管计划生育工作的国务院组成部门，主要负责拟定计划生育工作的方针、政策，组织起草人口与计划生育的法律、法规草案，协助有关部门制定相关的社会经济政策，推动人口与计划生育工作的综合治理，研究中国人口发展战略，根据国务院确定的人口控制目标，制定全国计划生育中长期规划和年度计划等。根据国务院改革方案和《国务院关于机构设置的通知》，国家人口和计划生育委员会的职责进行了调整，主要体现在四个方面：一为取消已由国务院公布取消的行政审批事项；二为取消促进生殖健康产业发展的职责；三为增加参与国家人口基础信息库建设的职责；四为加强对国家人口发展战略的研究，加强流动人口计划生育管理和服务，稳定低生育水平。

4. 人力资源和社会保障部

人力资源和社会保障部（原名为劳动和社会保障部）于 1998 年 3 月在原中华人民共和国劳动部基础上组建，是参与制定中国医改方案的主要机构之一。根据 2008 年 3 月全国人民代表大会通过的国务院机构改革方案，劳动和社会保障部与人事部合并为人力资源和社会保障部，为国务院组成部门。部门成立后，其职责进行了调整。首先，将原人事部、原劳动和社会保障部的职责整合，划入人力资源和社会保障部。其次，取消了已由国务院公布取消的行政审批事项、制订技工学校年度指导性招生计划、综合协调外商投资企业劳动工资政策、制定企业惩处职工的基本准则四项职责。再次，划出移交了三项职责，即将制定中国公民出境就业管理政策，境外就业职业介绍机构资格认定、审批和监督检查等职责划给商务部；将国际职员服务性工作交给事业单位；将技工学校评估认定工作交给社会中介组织。最后，加强了六项职责，即加强统筹机关企事业单位人员管理职责，完善劳动收入分配制度，充分发挥人力资源优势；加强统筹城乡就业和社会保障政策职责，建立健全从就业到养老的服务和保障体系；加强统筹人才市场与劳动力市场整合职责，加快建立统一规范的人力资源市场，促进人力资源合理流动、有效配置；加强统筹机关企事业单位基本养老保险职责，逐步提高基金统筹层次，推进基本养老保险制度改革；加强促进就业职责，健全公共就业服务体系，建立城乡劳动者平等就业制度，促进社会就业更加充分；加强组织实施劳动监察和协调农民工工作职责，切实维护劳动者合法权益。

（四）卫生行政组织的特征

1. 权威性

卫生行政组织代表国家行使卫生监督管理职能，具备国家政权的严肃性和权威性。所有卫生组织、与卫生事业相关的组织和个人都要接受相应卫生行政机关的监督管理。卫生行政机关依据宪法和法律行使行政权力，包括制定卫生行政管理法规、进行决策、制订计划、采取措施等，对卫生事务具有普遍的约束性和强制性。这种约束和强制，不仅是权力本身所固有的特征，还是社会主义法制原则的具体运用和反映，也是实现卫生行政目标的必要手段。

2. 服务性

任何国家的行政组织都是服务性的。卫生行政机关同属上层建筑的范畴，其行为必须反映和服务于经济基础，具体体现在为国家服务、为社会服务和为人民服务上。为人民服务是卫生行政管理的根本。作为卫生事业行政管理，将为人民健康服务作为其一切行为的出发点和归宿是理所当然的。卫生行政机关的公务员，要努力增强为人民服务的公仆意识，树立人民利益高于一切的观念，正确处理国家利益、人民利益和社会公共利益三者的关系，为我国的现代化建设提供最优良的服务。

3. 系统性

卫生行政管理组织是一个层次较多、结构复杂的社会管理系统。卫生行政组织结构内部因不同层次、不同地域、不同管理程度而有相应的组织机构，形成内在有机统一的行政组织系统，进而形成一个纵横交错、相互沟通、相互制约又相互协调的行政权责分配系统。

4. 动态性

任何一个国家的卫生行政机构都是特定历史条件和社会条件下的产物。它是由各国当时的经济发展水平、社会政治和经济条件以及文化传统诸因素决定的。因此，随着历史的推进和社会客观条件的变化，卫生行政组织必须随之进行相应的改革与调整，以适应政府管理的需要。

5. 法律性

我国正在建立和完善社会主义市场经济制度，社会主义市场经济实质就是法制经济。一方面，卫生行政组织为国家制定相应的卫生事业管理法律法规和各项规章制度、标准及规范；另一方面，卫生行政部门代表国家行使监督管理职能，必须依法办事。

三、卫生服务组织

卫生服务组织是指以保障居民健康为目标，直接或间接向居民提供预防服务、医疗服务、保健服务、康复、健康教育和健康促进等服务的组织。它是由为提高全民健康水平而提供医疗卫生服务的各级各类专业机构组成的有机整体，包括医疗、预防、妇幼保健、医学教育、医学科研等类别。

（一）卫生服务组织体系设置

卫生服务组织是开展卫生业务工作的专业机构。按工作性能可分为：医疗预防机构、卫生防疫机构、妇幼保健机构、健康教育机构和卫生信息机构。按地区分布，我国卫生服务体系可以分为城市卫生服务体系和农村卫生服务体系，见图3-6、图3-7。

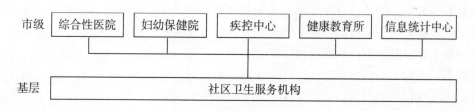

图3-6　城市卫生服务体系

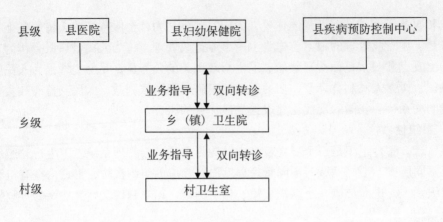

图 3-7　农村卫生服务体系

1. 医疗机构

医疗机构是指以疾病治疗为主，同时具有预防、康复、健康咨询等多种功能相结合，为保障人民健康进行服务的服务组织，以救死扶伤、防病治病、为公民的健康服务为宗旨。我国的医疗机构是由一系列开展疾病诊断、治疗活动的卫生机构构成的。医院、卫生院是我国医疗机构的主要形式，此外还有疗养院、门诊部、诊所、卫生所（室）以及急救站等，共同构成了我国的医疗机构。我国医疗机构实行等级管理，共分三级。一级医院是指直接为一定人口的社区提供预防、医疗、保健、康复服务的基层医院，二级医院是指为多个社区提供综合医疗卫生服务和承担一定教学、科研任务的医院，三级医院是指提供高水平专科性医疗卫生服务和执行高等教学、科研任务的区域性以上的医院。

2. 疾病预防控制机构

疾病预防控制机构是运用预防医学理论、技术进行卫生防疫工作监测、科研、培训相结合的专业机构，是当地卫生疾病预防控制业务技术的指导中心。其主要职能有：疾病预防与控制、突发公共卫生事件应急处置、疫情及健康相关因素信息管理、健康危害因素监测与控制、实验室检测分析与评价、健康教育与健康促进、技术指导与应用研究。

3. 妇幼保健机构

妇幼保健机构是指从事妇幼卫生业务工作的专业组织，包括各级妇幼保健院、所、站及儿童保健所。妇幼保健机构是防治结合的卫生事业单位，以保健为中心，以临床为基础，把保健、医疗、科研、培训等工作紧密结合起来，完成妇幼保健业务指导中心的任务。其主要职能有负责妇幼保健、儿童保健、计划生育技术指导、婚前体检、优生、遗传咨询、保健、临床医疗、科研、教学和宣传任务。

4. 健康教育机构

健康教育机构是指面向社会实施健康教育的职能部门。健康促进与健康教育是公共卫生服务体系的重要组成部分，是促进基本公共卫生服务逐步均等化的重要内容，在提高全民健康素养、预防疾病、保护和促进健康方面发挥着不可替代的作用。其主要职责包括开展健康促进与健康教育理论、方法与策略研究，为卫生行政部门制定相关的法律、法规、规划等提供技术咨询与政策建议；负责辖区内医疗卫生机构、机关、学校、社区、企业、媒体及下级健康教育机构的业务指导和有关人员的培训；总结健康教育成功经验，向全社会推广健康促进与教育的适宜技术，并向公众传播健康知识，提高公众健康素养等。我国健康教育组织机构与管理框架如图3-8所示。

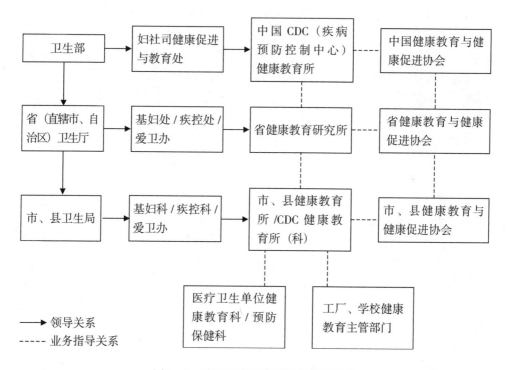

图3-8　我国健康教育组织与管理框架

5. 卫生信息机构

卫生信息机构主要研究、编制卫生信息系统信息化建设规划、管理标准的建设、组建卫生系统信息网络、公众信息的提供与维护、为决策部门提供信息等，如广东卫生信息网（http：//www. gdhealth. net. cn）。

（二）其他与卫生相关的服务组织体系

1. 医学教育机构

医学教育机构原属于卫生行政部门管理，2000年后划归教育部门管理。主要承担医学专业优秀人才的培养工作，发展医学学科，同时承担部分的医学科研任务。

2. 医学研究机构

医学研究机构有独立的研究机构，隶属于各级卫生主管部门，附属的研究机构一般附属于医学院校和医疗卫生单位。主要承担医学领域重大的科研项目，提供有实用或理论价值的科研成果，攻克医学领域的难题等任务。

四、群众卫生组织（卫生第三方组织）

卫生工作不仅要依靠卫生行政组织和卫生服务组织，更要动员全社会成员参与其中。群众卫生组织的建立是动员群众参加、开展卫生工作的组织保证。群众卫生组织，也称卫生第三方组织，相对于卫生行政组织和卫生服务组织以外的，主要是由非政府部门、职业群体或群众自发组建的与健康相关的组织。与一般的第三方组织相比，卫生第三方组织也具有组织性、非政府性、非营利性、自治性、志愿性等特征。这类组织可以是由卫生专业人员组成的学术团体，这类团体的根本任务是科研、学术交流、促进学科发展、发现、培养、推荐人才，促进科技成果转化，如中华医学会和中华预防医学会；也可以是由广大群众卫生积极分子组成的基层群众卫生组织，如中国红十字会。

1. 中华医学会

中华医学会是由全国医学工作者自愿组成的学术性群众团体，是党和国家联系医学科技工作者的桥梁和纽带，是发展中国医学科学技术事业的重要力量。其主要业务包括：开展医学学术交流；编辑出版学术刊物，共编辑出版 109 种医学、科普等各类期刊及音像制品；开展继续医学教育；开展国际学术交流；开展医学科技项目的评价、评审和医学科学技术决策论证；评选和奖励优秀医学科技成果（包括学术论文和科普作品等）；开展专科医师的培训和考核；发现、推荐和培养优秀医学科技人才；宣传、奖励医德高尚、业务精良的医务人员；承担政府委托职能及承办委托任务；组织医疗事故技术鉴定工作；推动医学科研成果的转化和应用；向党和政府反映医学科技工作者的意见和要求。

2. 中华预防医学会

中华预防医学会是全国公共卫生与预防医学领域的科技工作者自愿组成的学术团体，是发展我国预防医学科学技术和预防医学事业的重要社会力量。学会挂靠于卫生部，同时也是中国科技协会的组成部分。目前，其机构网络已经遍及全国，从而在全国范围形成了一个完整的预防医学学会体系。其主要职责包括促进和开展预防医学学术交流；宣传、普及预防医学知识；编辑出版学术刊物；开展多种形式的预防医学岗位培训和继续教育；促进公共卫生教育，开展预防医学专科医师培训等工作；承办政府和有关部门委托的预防医学科学技术项目论证和评估，科技成果评审、技术标准编审、专业技术职称评审等工作。

3. 中国红十字会

中国红十字会是中华人民共和国政府领导下的人民团体，是从事人道主义工作的社会救助团体，是国际红十字运动的重要成员。它协助政府有关部门，从事群众卫生、社会福利和人民外交等工作，以发扬"人道、博爱、奉献"的红十字精神，保护人的生命和健康，促进人类和平进步事业为宗旨。其主要职责有：①备灾救灾，即开展自然灾害的救助工作，包括紧急阶段的救援工作，也包括灾后重建工作。②卫生救护，即开展初级卫生救护培训和防病知识的宣传普及工作，在易发生意外伤害的行业和基层组织培训救护员，组织群众参加意外伤害和自然灾害的现场救护。③卫生关怀及人道救助，即协助政府开展无偿献血、遗体（器官）捐献、艾滋病预防宣传和健康教育、造血干细胞捐献等工作的宣传推动工作。④红十字宣传和筹资，即通过各种渠道宣传"人道、博爱、奉献"的红十字精神，传播有关法律法规，并积极开展筹资工作。⑤红十字青少年，即在各级各类学校对红十字青少年进行人道主义教育和自救互救知识教育，开展相关的社会服务活动和国际交流活动，增进与各国红十字青少年的友谊。⑥国际合作，即参加国际人道主义救援工作，开展与国际红十字组织和各国红十字会等国际组织的交流与合作。⑦港澳台事务，即与香港、澳门、台湾地区开展有关的交流和合作项目。

第三节 我国卫生组织体系的改革

我国卫生组织体系是在计划经济时代形成的，在现在的市场经济环境中存在一定的问题，需要对其加以改革。

一、我国卫生组织存在的问题

1. 组织体系布局不合理，导致服务可及性较差

主要体现在医疗服务资源在地域布局上，向高购买力地区（城市）集中；在层次布局上，向高端服务（大医院）集中。一方面，在医疗服务市场中，尤其是在资本推动技术不断革新的现代西方医疗服务的背景下，由于资本本身的趋利性和城市医疗服务机构对效率的追求，使得物质资本、人力资本等卫生服务资源向资本相对集中、购买力较高的城市转移，从而造成城乡之间资源分配不公平现象的产生。另一方面，即使在大城市内，众多大型医疗服务机构依据其拥有的技术、人力优势，为患者提供了更多的高端服务，这就吸收了更多的患者到这些机构就诊，造成了大医院门庭若市，小医院门庭冷落的现象。这就使得医疗服务资源利用的社会效率没有得到提高，也使得卫生资源利用的公平性难以得到保证，使得卫生服务可及性较差，有些地区甚至不能享受到卫生服务。

2. 市场机制对多元组织结构的影响

伴随着市场经济，市场机制在资源配置中的基础性作用日益凸显，资源流向了生产效率较高、投入产出比较高的部门。加之在市场经济中，人们在对医疗保健需求方面也呈现出了多层次、多样化的特点，不仅有治疗疾病的需求，还有预防疾病的需求；不仅有卫生安全的需求，还有食品安全的需求；不仅有看好病的需求，还有看得起病的需求等。医疗保健需求市场推动了医疗保健供给市场的发展。各种医疗机构在市场中既合作又竞争，增强自身实力，突出特色，争夺医疗资源和市场。这就使得在医疗机构中出现了两种局面：一是过于依赖财政的医疗机构赔本经营，越办越穷，缺乏竞争活力和实力；二是医疗机构出现了过分逐利的倾向，个别医疗机构甚至忽略了其公益性特征，变得唯利是图。因此，"看病难"、"看病贵"的状况得不到根本的改善。此外，市场经济下对公共卫生监督职能的要求也不能得到满足。市场失灵带来的公共卫生领域的投资的盲目性、片面追求经济效益忽略社会效益等问题，需要加强对公共卫生领域的监督

职能。

3. 政府职能的缺位与不统一，导致组织功能的不确定

在卫生组织体系中，还存在着政府职能的缺位和不统一。具体表现为机构重叠、职能交叉，即缺乏统一和协调性。机构重叠、职能交叉现象一方面体现在卫生组织部门之间的交叉和机构重叠，再加上卫生资源长期以来是按行政隶属关系和"条块分割"体制配置的，因此，这种卫生组织机构之间的重叠和交叉，导致了卫生资源的极大浪费；另一方面还体现在社会各方面纷纷投资办医，造成办医乱、滥办医现象，致使机构设施重叠、条块交叉，机构、床位、人员数量增长过快，资源配置极大不合理，利用效率不高，资源的闲置、浪费与不足并存。此外，卫生行政组织还存在缺位的现象，该管的、该加强的领域无人问津，如公共卫生管理和监督领域的不到位，乱开药、滥用药的现象屡禁不止；不该干涉的领域却设置了重重障碍，如对于医疗机构的公平竞争、私立医院合理发展的过分限制。这就导致组织功能不确定，职责不明晰，界线不清楚。

二、组织改革应遵循的原则

1. 社会效益原则

社会效益原则是衡量卫生组织改革成败的唯一准则。卫生组织改革的目的就是为了能够给人民提供更多更好的健康服务，因此，衡量卫生组织改革的成败，只能以社会效益作为其标准。这里的社会效益既包括医疗卫生单位的效益，也包括医疗卫生受众的效益。医疗卫生单位的效益具体表现为医疗卫生单位自身扩大自主权，增强活力，实行多种形式办医，加强横向联系，特别是城乡各医疗单位创办的医疗联合体已遍布各省市。例如，有的以中心医院为主体，参加单位全面协作；有的城乡医院联合，以城市医院带动农村医院；有的是专科联合，冲破了"条块分割、自成体系"的框框，使各医疗卫生单位都能够扬长避短，挖掘潜力，更好地为群众提供医疗服务。这不仅实现了医疗卫生单位的经济效益，同时也在一定程度上缓解了"看病难"、"看病贵"的矛盾。另一方面，卫生组织改革还应该实现医疗卫生受众的效益。健康权是最基本的公民权利，是社会起点公平的重要保障，也是经济和社会可持续发展的保障，因此，全心全意为人民健康服务是卫生组织的唯一宗旨。卫生组织改革实现医疗卫生受众的效益体现在卫生行政组织要制定相关的卫生法律法规，对卫生工作进行监督和指导，确保公民能够享有基本的医疗卫生的权利；卫生服务组织要提供保障人民生命健康的医疗服务，预防控制各种疾病；群众卫生组织要积极研发各种新型医疗技术，攻克人类健康领域的难题，为人民提供福利援助。只有各类组织实现了自身的职能，满足了人们的医疗服务需求，这样的改革才能算得上是成功的。

2. 实事求是、因地制宜、分类指导原则

我国地广人多，各地区社会、经济、文化情况差别大，因此在卫生组织改革中也不能强求一律。要实事求是，因地制宜，不能搞一刀切，尤其我国广大农村经济力量不足，人才缺乏、设备短缺，医疗保健工作方面问题颇多，因此，针对农村卫生工作改革问题，要重点抓好乡卫生院的改革整顿和调整，加强中心卫生院建设，一般卫生院则应扩大预防服务或开展小专科服务。村级卫生组织要整顿加强村级卫生机构，提倡以集体

办为主，多种形式并存的原则。

3. 效率原则

组织机构设置是实现目标的手段，因此要提高效率必须精简组织机构，尤其要减少不必要的管理环节，部门划分要粗细得当，规模与任务相适应，每个部门都有自己明确的职责，同时也通过职权关系连成统一体，共同协调卫生工作。当前，国务院进行的"大部制"改革就是适应效率原则的体现，卫生部适应这一改革趋势，也对自己的职责和机构做了一定的调整。

4. 系统原则

如前所述，卫生组织是一个大系统，卫生工作的好坏是大系统中各个子系统综合作用的结果。因此，要进行卫生组织改革必须遵循系统原则，即把有共同目标的部门组合到一个大系统中，全方位、多层次地进行改革。这就需要解决建立多部门协调体制的问题。

三、我国卫生组织体系改革的做法

（一）卫生行政组织改革的做法

卫生行政组织的改革要明确政府职能，落实政府责任，充分发挥政府的主导作用，认真制定卫生发展规划，大力调整财政支出结构、建立稳定的经费保障机制。加强对医疗卫生改革发展的统筹协调，把改革医疗卫生体制机构、维护医疗服务公益性质、完善医疗保障制度和保证群众基本用药作为重点，组织各方面力量，共同推进医疗卫生改革发展。

1. 移交部分职能

移交部分职能是建立在明确自身职能基础之上的，将一些交叉职能移交给其他行政机构。例如，将国境卫生检疫、进口食品口岸卫生监督检验移交给出入境检验检疫局；将城镇职工医疗保险移交给人力资源和社会保障部门；将医学人才培养移交给教育部门等。移交出部分职能是为了更好地履行卫生行政组织自身的职责，做好卫生事务管理工作。

2. 委托部分职能

从某种意义上说，上述移交部分职能也是卫生行政组织将部分职能委托给其他行政部门。此外，还可以将辅助性、技术性、服务性工作委托给事业单位和社会团体。例如，卫生部人才交流服务中心、卫生部统计信息中心、项目资金监管服务中心等单位，分别承担了卫生人才开发与培训工作、卫生信息统计工作及内外资卫生项目前期设计论证和项目预算评估等工作。

3. 强化对卫生工作的宏观管理和业务指导

对于卫生工作，卫生行政组织应该坚持有所为有所不为的原则，强化自身对卫生工作的宏观管理和业务指导，这一强化集中在卫生行政组织提供公共产品、投资公共设施、调节资源分配、制定卫生政策等宏观管理上。例如，在卫生资源的投入上实行区别投入，对于公共卫生行政组织免费供给，基本医疗服务应以政府投入为主，按成本收费，非基本医疗服务则可以由市场投入，由市场定价。此外，卫生行政组织对于卫生工作的宏观管理和业务指导应该从计划、行政手段转向经济、法律手段为主，依靠经济、法律手段实施卫生事业管理，使单纯的卫生行政管理转向规范化、全方位服务式的管理。

4. 进一步建设卫生监督体系

卫生监督体系是公共卫生体系的重要组成部分，是执行国家卫生法律法规、维护公共卫生秩序和医疗服务秩序、保护人民群众健康、促进经济社会协调发展的重要保证。2005—2006 年，卫生部先后颁布实施了若干规定和卫生监督体系建设实施意见，对卫生监督机构设置与人员管理、职责、建设标准、原则、要求、技术支持能力建设以及保障措施等做出了规定，卫生监督体系建设的要求是明确的。总体而言，目前，全国卫生监督体系建设进展较为顺利，但也存在许多问题。例如，在省、地市、县区三级卫生监督机构中，执法主体仍没有解决，机构设置不到位，各地卫生监督机构单位名称、行政级别、内设部门、人员管理等均缺乏统一和规范，卫生监督机构职能不明确，各地卫生监督机构的职权范围不一致等。这些情况的存在反映出卫生监督体制改革不完善，卫生监督体系还不健全。因此，卫生行政部门要积极主动、统筹规划，把卫生监督体制改革纳入议事日程，合理设置卫生监督机构，理顺关系，明确职责，健全运行机制，加快卫生监督体系建设。同时，卫生监督机构也要发挥主动性，积极推进卫生监督体系建设，例如，增加卫生监督人员规模，提高卫生监督人员整体素质。

（二）卫生服务组织改革做法

1. 建立城市两级医疗服务提供体系

城市两级医疗服务体系指城市医疗中心和社区卫生服务中心两级医疗服务体系，这是城市卫生系统的重大结构调整。这一调整是城市功能布局调整和人口区域分布变化的要求，也是改善医疗存量规模相对过程、提高资源质量效益的必然要求。要建立这两级医疗服务提供体系，一方面，要加强城市医疗中心服务建设，可以通过医疗机构合作、医院集团组建、医疗机构合并等方式来重新整合区域有限的卫生资源，实现强强联合，更好地提升区域医疗中心的服务质量；另一方面，要加强社区卫生服务建设。社区卫生服务是城市初级卫生保健的重要组成部分，加强城市社区卫生服务体系建设对于保障群众身体健康，提高全社会疾病预防控制水平具有重要的意义。要加强社区卫生服务体系建设，要着力于体制、机制创新。首先，可以借鉴国外社区卫生服务的模式，倡导社区首诊和双向转诊模式，这有助于社区卫生服务中心的全科医师掌握本辖区居民的详细健康状况，并负责诊治他们的常见病、多发病，及时监控居民的大病征兆。这一做法有助于实现"小病不出社区，大病及时转诊"的目标。其次，应该对社区家庭病床费用等纳入医保报销范围，并力争在相关政策方面对社区卫生机构有所倾斜，以实现社区卫生服务的公益性。最后，加强社区卫生服务建设不仅要坚持以政府为主导，还要鼓励社会力量参与，多种形式发展社区卫生服务体系。

2. 整合疾病预防控制体系

治疗疾病是卫生服务组织的职能之一，预防控制疾病更是卫生服务组织应该加强的职能。根据《关于疾病预防控制体系建设的若干规定》，疾病预防控制体系建设要遵循

"统筹规划、整合资源,明确职责、提高效能,城乡兼顾、健全体系"的原则。在中央由疾病预防控制中心负责起草疾病预防控制和爱国卫生运动方面的法律法规,拟定全国重大疾病防治规划、国家免疫规划和严重危害人民健康的公共卫生问题的干预措施并组织实施,完善重大疾病预控体系建设。在地方,实现各级疾病预防控制体系、各地区疾病预控控制体系合并,共同抵抗重大疾病,预防控制地方病的发生。

3. 探索卫生服务组织的内部管理

卫生服务组织内部管理也急需改革,如转变公立医院的运行机构、实行人事制度和分配制度改革、实行院长目标责任制、实行成本核算等制度,增强公立医院的活力和竞争力。

第四节 国际卫生组织体系

一、各国卫生组织体系概况

(一) 英国卫生组织体系

英国的卫生组织体系是政府导向型的,即政府直接控制和经营卫生服务机构并为其提供经费。其行政组织主要包括卫生部、大区办公室、地区卫生局、社区卫生委员会等机构。卫生部主要负责制定卫生政策;大区办公室主要负责管理地区卫生局、医院联合体;地区卫生局主要负责评估居民需求,购买卫生服务;社区卫生委员会主要负责维护患者与社区利益。英国医疗服务分为公立医疗体系和私营医疗服务两种。公立医院体系又称为国民健康服务(National Health Service, NHS)体系,是由国家用税收来购买医疗服务,覆盖绝大多数的英国人。私营医疗服务是公立医疗服务的补充,服务对象时收入较高,对医疗服务要求较高的人群。这里主要介绍 NHS 医疗体系。

NHS 体系服务机构实行分级制,分为初级卫生保健、二级医疗服务和三级医疗服务,三种服务机构呈金字塔形,即初级卫生保健为主体,二级医疗服务次之,最后为三级医疗服务。初级卫生保健主要指全科医师的服务。与我国不同的是,在英国 NHS 中,家庭诊所和社区诊所是初级卫生保健服务的主体,政府为社区居民购买服务,并通过合同的形式对全科医师提供的服务进行管理,实行全科医生(GP)首诊和双向转诊。每个居民制定一位全科医师作为自己的家庭医师,因此,全科诊所的服务覆盖范围主要是诊所周围的居民,具有区域性特点。范围的大小不是由政府部门制定,而是由诊所的规模、服务的质量等决定。政府部门对全科诊所按照区域进行管理,设立一个新的全科诊所所需地区政府管理部门审批。全科医师是 NHS 的守门人,大多数患者需持有全科医师的转诊单,才能到二级医疗服务就诊。二级医疗服务提供者是医院,医院根据区域管理设立,由政府的医院管理部门管理。医院的医师根据全科医师的转诊单了解患者的病史,患者出院时医院医师会把出院后注意事项交代给患者的全科医师。如果某专科疾病患者病情较重或较疑难,专科医师会请在本专科某一领域内的专家帮助,即三级医疗服务。三级医疗服务是指临床某专业内的专家服务，英国的三级医院指专科医院，不负责一般诊疗，主要解决专科的疑难医疗问题。总的说来，NHS体系中的三种服务机构呈金字塔形（图3-9）。在这种结构中，患者从塔底部向塔尖，然后再从塔尖向底部方向流动，这个结构赋予全科医师以守门人的角色，使得大部分健康问题能够在塔底就得以识别、分流，并通过健康教育等预防手段得以控制，充分合理利用医疗资源。

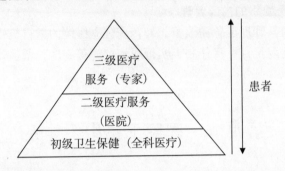

图3-9 英国NHS体系

（二）美国卫生组织体系

美国的卫生组织体系是市场导向型的，即政府对卫生服务的管理作用是有限的，主要是由市场通过供求机制、竞争机制和资源配置机制等来进行的。美国卫生组织体系中的卫生行政组织主要包括卫生和人类服务部、州公共卫生局和地方卫生局。卫生和人类服务部主要负责制定政策、分配资源、协调与提供特定人群的医疗服务、协调卫生相关机构关系。其直属机构有疾病预防控制中心（CDC）、食品药品管理局（FDA）、卫生资源处（HRA）、卫生服务处（HSA）、国立卫生研究院（NIH）以及滥用酒精、药物和精神卫生管理局（ADAMHA）。美国的医疗卫生管理权力主要集中在州，各州都有卫生立法权、政策制定权、机构审批权和具体工作管理权。州公共卫生局与卫生和人类服务部之间的关系是协作关系，主要负责管理疾病预防控制在内的公共卫生事务。地方卫生局主要负责地方临床、预防和控制流行病，确保为辖区的居民提供有效、可及的高质量卫生保健服务，增强个人和社区预防疾病、损伤和残疾的责任感。其卫生服务组织体系，从社会角度可以划分为公立医院和私立医院，其中公立医院不到三分之一（约为27%），私立医院占绝大部分；从结构上看，又可以划分为政府医院、非政府非营利性医院和营利性医院。政府医院主要有联邦政府医院、州及地方政府医院，如退伍军人医院、伤残医院、精神病医院等；非政府非营利性医院有医学院附属医院、教学医院、教会医院等私立医院和一些社区医院；营利性医院则是以综合性医院为主，其目的就是为了获取利润。公立医院均属于非营利性医院，私立医院中85%左右是非营利性医院，所以，在美国的卫生服务体系中，非营利性医院占大多数。需要指出的是，美国医院的性质并不是一成不变的，而是可以相互转换的。

（三）德国的卫生组织体系

德国的卫生组织体系是社会导向型的，即政府和社会共同承担卫生领域的组织与管理职责，但政府提供的是间接的管理与控制，其主要作用是规范而不是经营，因此是社会导向型的。德国卫生组织体系中的卫生行政组织实行联邦、州、区三级管理，联邦和州均设有卫生部，根据各自分管的卫生工作享有卫生立法权，区一级设行政卫生处。德国联邦实行多部门管理全国卫生行政工作，主要由联邦青年、家庭事务及卫生部负责，其主要职能有：负责全国公共卫生、卫生预防、卫生监督与协作、药品、麻醉剂等，以及相关的立法事务管理。此外，该国联邦劳动及社会事务部配合卫生部，负责医疗保险、劳动保护等相关工作。各州卫生部主要执行联邦卫生法律，负责本州医疗卫生、医院管理、传染病预防及治疗、疾病控制、急救医疗与管理等方面工作。各行政区分设卫生处，主要执行联邦和州卫生部制定的各项卫生法律，负责基层医疗卫生管理、医疗保险等工作。

德国的卫生服务组织体系，包括公共卫生体系，主要有联邦、州、县三级；医疗服务体系包括开业医生、医院、康复机构、护理机构四类，这里的开业医生和仅限于提供住院服务的医院间存在着明显的分隔；医院有三种形式，即由政府和设团体或社会保险机构提供资金开办的公立医院、由宗教或慈善团体和各类基金会捐资兴办的私立非营利医院、由私人或数人合资举办的私营医院，其中公立医院占主导，约为 55%，其次是私立非营利医院，约为 38%，最后是私营医院。德国的卫生服务体系中的提供者和购买者比较清晰，医疗机构为提供者，购买者为保险机构，这两者是合同关系。

二、国际卫生组织

21 世纪的公共卫生是一项共同责任，涉及公平获得基本保健、集体防范人类共同疾病、抵抗疾病跨越国界的威胁等问题，这些问题单靠每个国家自身是不能够解决的，因此，需要国际性、世界性的卫生组织来共同管理和提供服务。

（一）世界卫生组织

世界卫生组织（简称世卫组织或世卫，World Health Organization，WHO），是联合国下属的一个专门机构，是国际最大的政府间公共卫生组织。其前身可以追溯到 1907 年成立于巴黎的国际公共卫生局和 1920 年成立于日内瓦的国际联盟卫生组织。1946 年，国家卫生大会通过了《世界卫生组织组织法》，1948 年 4 月 7 日，世界卫生组织宣布成立，同年 6 月 24 日，世界卫生组织在日内瓦召开的第一届世界卫生大会上正式成立，总部设在瑞士日内瓦。发展到今天，世界卫生组织有 193 个会员国，是联合国系统内卫生问题的指导和协调机构，负责对全球卫生事务提供领导，拟定卫生研究议程，制定规范和标准，阐明以证据为基础的政策方案，向各国提供技术支持，以及监测和评估卫生趋势。其宗旨是使全世界人民获得尽可能高水平的健康。

（二）国际红十字会与红新月联合会

红十字会与红新月会国际联合会（International Federation of Red Cross and Red Crescent Societies，其成员为各国红十字会或红新月会）是一个遍布全球的志愿救援组织，目的为推动"国际红十字与红新月运动"，是全世界组织最庞大也是最具影响力的类似组织，除了许多国家立法保障其特殊地位外，于战争时红十字也常与政府、军队紧密合作。其使命是落实国际人道法规则。

（三）联合国儿童基金会

联合国儿童基金会（United Nations International Children's Emergency Fund, UNICEF），原名为联合国国际儿童紧急救助基金会，于 1946 年 12 月 11 日创建，其目的是满足战后欧洲与中国儿童的紧急需求。1950 年起，它的工作扩展到满足全球所有发展中国家儿童和母亲的长期需求。1953 年，UNICEF 成为联合国系统的永久成员，隶属联合国系统，受联合国大会的委托，致力于实现全球各国儿童的生存、发展、受保护和参与的权利。

本章小结

管理的基础是组织理论，组织是各管理职能赖以发挥作用的基础。管理的实质就是建立组织、管理组织。卫生事业的基本任务是要为人民提供健康服务，为社会主义现代化建设服务。要实现这一任务，需要对卫生事业进行管理，而要实现卫生事业管理的职能，则必须建立一个健全、合理的卫生组织系统及其组织系统内外相互联系、相互协作的卫生组织体系。为了对我国卫生组织有较为全面的认识和了解，也为了更好地设计、建设和发展我国的卫生组织，本章分析了卫生组织系统的构成、卫生组织体系的概念与构成，论述了我国卫生行政组织、卫生服务组织和群众卫生组织的设置，并指出我国卫生组织体系存在的问题及变革的原则、做法，最后简要介绍了西方发达国家卫生组织体系的典型代表——英国、美国、德国的情况，并介绍了部分国际卫生组织的情况。

（庄三红）

第四章　医疗保障制度及管理

＋学习目标

（1）掌握：医疗保障的定义、内涵及其分类，掌握我国医疗保障制度的相关政策。

（2）熟悉：我国医疗保障制度的现状、存在问题及改革的情况。

（3）了解：国外医疗保障制度的主要模式。

第一节　医疗保障制度概述

医疗保障制度是社会保障制度的重要组成部分之一，也是保障范围最广泛、运行机制最复杂的项目之一，至今已有100多年的历史，是当今世界上发达国家和发展中国家都在实施的一项社会政策，它的建立和发展不仅与社会经济环境有直接关系，也与政治分不开。

一、医疗保障的外延与内涵

（一）社会保障的概念

医疗保障属于社会保障体系的一个子系统。什么是社会保障？社会保障体系的结构怎样？由于历史、文化、经济背景以及所处时代等方面的不同，各国或者在不同时期对于社会保障制度的定义不完全相同，许多学者对社会保障的概念作了不一样的阐释。这些解析大体可以划分为两种类型：一种是大社会保障概念，如郑功成教授将社会保险、社会救助、社会福利及其他能够提供经济保障、服务保障和精神保障的社会性保障措施，均纳入社会保障的范畴之中。从这个意义上讲，通常认为社会保障包括社会保险、商业保险、社会救济、社会福利、优抚安置等内容。另一种是较小的社会保障概念，如1981年版的《大英百科全书》所采取的定义，强调社会保障是公共计划或由政府立法提供，这实际上把商业保险排除在社会保障的范畴之外。而我国劳动和社会保障部门认为的社会保障概念等同于社会保险，即通过国家立法，积极动员社会各方面资源保证无收入、低收入以及遭受各种意外灾害的公民能够维持生存，保障劳动者在年老、失业、患病、工伤、生育时期基本生活不受影响，同时根据经济和社会发展状况，逐步增进公共福利水平，提高国民生活质量。

总之，以上这些定义有几个共同点：一是强调国家或政府在制度中的主导作用；二是强调对基本生活的保障；三是社会保障的内容是与时俱进、动态的，即随着社会经济的发展而有所不同。例如，1993 年中共第十四届三中全会通过的《中共中央关于国有企业改革和发展若干重大问题的决定》，把社会保障制度纳入社会主义经济体制之中，并明确指出："社会保障体系包括社会保险、社会救助、社会福利、优抚安置和社会救助，企业、个人积累储蓄保障和商业内容。"2007 年的"十七大"报告明确指出："社会保险、社会救助、社会福利为基础，以基本养老、基本医疗、最低生活保障制度为重点，以慈善事业、商业保险为补充，加快完善社会保障体系。"因此，笔者认为理解社会保障的概念，可以从以下三方面入手：①从经济的角度，社会保障是一种对基本生活风险或损失进行社会化分摊的经济制度。在这一制度中，国民通过免缴、部分缴纳或全部缴纳费用等方式，将风险转移给社会；社会化组织根据事先确定的标准和条件，对国民在年老、疾病、伤残、失业、死亡、遭受自然灾害和发生意外事故时给予物质或货币帮助，以保证国民的基本生活需要。②从社会角度，社会保障是整个社会经济政策系统的重要组成部分，是一项基本的社会经济制度或政策。它属于基本的民生问题，政府在社会保障的建立、改革和完善的过程中起着主导作用。③从法律的角度，国民在履行其公民的义务后，国家、政府或市场组织有责任保证其本人和家属维持最低的或最基本的生活水平，或按约定履行其保障责任。社会保障是国民与国家或政府之间关于基本生存权的社会契约。

（二）医疗保障的内涵

医疗保障作为一项公共政策，它属于社会保障政策的有机组成部分，具有与社会保障相同的功能与作用。医疗保障体系（medical security system）是指国民通过免费、适当缴费或全额缴费等方式加入到计划中，当其生病受伤或生育需要治疗时，由国家（政府）或市场组织向其提供必需的或事先约定的医疗服务或经济补偿的各种社会保障制度的总称。一般包括免费医疗服务、医疗保险、医疗救助等内容，在世界许多国家已经成为一项基本的社会经济制度。我国的医疗保障内涵见表 4 - 1。

表 4 - 1　中国特色医疗保障制度的基本内涵

基本健康保障制度	覆盖人群	资金的主要来源
基本公共卫生服务免费制度	全体城乡居民	中央政府
社会医疗救助制度	贫困人群及其他特定人群	中央和地方政府共同分摊
城镇社会医疗保险制度	逐步扩大到城镇全体居民	企业或单位、个人，政府补贴
农村新型合作医疗制度	逐步扩大到农村全体居民	政府、集体、个人
商业医疗保险制度	自由选择，自愿参加	个人、企业或单位

在构成医疗保障制度的各种要素中，医疗保险居于主体地位，尤其是社会医疗保险的发展状况直接体现了一个国家或地区整体的医疗保障水平。社会医疗保险是国家通过立法强制的，由劳动者、企业雇主以及国家三方共同筹资，用以帮助社会成员在遇到年老、工伤、疾病、生育、残疾、失业、死亡等社会风险时，防止收入的中断、减少和丧

失，以便使他们得以维持基本生活的社会保险政策措施。包括基本养老保险、失业保险、基本医疗保险、工伤保险和生育保险。

二、医疗保障的主要内容

社会成员居住的地区不同，收入和身体状况的差异，构成了不同的社会群体和社会阶层，针对不同社会阶层和群体，不同国家采取不同的社会保障措施。著名的《贝弗里奇报告》将社会保障划分为国民救助、社会保险和商业保险三个层次，并且认为社会保险是满足基本的需要，国民救助是解决特殊群体特殊情况的需要，商业保险属于自愿保险，用于满足超出基本需要的额外需要。与之相对应，医疗保障的主要内容包括医疗救助、社会保险和商业保险三部分。

（一）医疗救助

社会医疗救助（social medical treatment）是在政府直接和间接支持下，依靠社会力量建立的主要面向城镇特殊困难群体，保障贫困人口疾病风险及医疗服务层次最低的医疗保障制度，是多层次医疗保险体系中的重要组成部分。有研究表明，医疗问题对低收入家庭的影响非常大，WHO 的数据显示，低收入国家每年有 2%～7% 的人口因病致贫。在中国的贫困人口中，因病致贫、因病返贫的因素占 30%～60%，个别地区高达 70%。社会医疗救助，作为多层次医疗保险体系中的一个重要组成部分，它与其他医疗保险制度既存在密切联系和功能互补，又具有相对独立性，并具有以下性质和特点：①社会公益性。社会医疗救助既非纯粹的政府行为，也有别于一般的营利行为，而是一种由社会道德力量支持的社会公益行为。建立社会医疗救助制度的目的，是缓解特殊困难群体无力支付医疗费用的有力措施，增进社会福利事业，促进社会公正与和谐。②筹资方式的社会性。社会医疗救助制度遵循量力而行、有多少钱办多少事的原则。从筹资方式看，虽然政府要适当承担财政和政策支持的责任，但其筹资主流方式应该是社会性（或民间性）的，是非强制性的，不强调权利与义务的对等。出资者的行为不是为了获得享受社会医疗救助的权利，而是出于一种社会责任感。③救助对象的广泛性。从理论上讲，只要是符合条件的医疗特殊困难群体，都是社会医疗救助对象。它不对服务对象预先进行基于履行义务的资格限制，它的服务对象是随时变化的。

（二）社会保险

社会保险（social insurance）是一种为丧失劳动能力、暂时失去劳动岗位或因健康原因造成损失的人口提供收入或补偿的一种社会和经济制度。社会保险计划由政府举办，强制某一群体将其收入的一部分作为社会保险税（费）形成社会保险基金，在满足一定条件的情况下，被保险人可从基金获得固定的收入或损失的补偿，它是一种再分配制度，它的目标是保证物质及劳动力的再生产和社会的稳定。社会保险的主要项目包括养老社会保险、医疗社会保险、失业保险、工伤保险、生育保险、重大疾病和补充医疗保险等。社会保险有五个主要特征：①社会保险的客观基础，是劳动领域中存在的风险，保险的标的是劳动者的人身；②社会保险的主体是特定的，包括劳动者（含其亲属）与用人单位；③社会保险属于强制性保险；④社会保险的目的是维持劳动力的再生产；⑤保险基金来源于用人单位和劳动者的缴费及财政的支持。保险对象范围限于职工，不包括其他社会成员。保险内容范围限于劳动风险中的各种风险，不包括此外的财产、经济等风险。

（三）商业保险

商业保险（commercial insurance）是商品经济发展的必然产物，也是市场经济对社会经济活动进行调节的必备手段和内在要求。对于商业保险的概念通常从法律的角度去定义，认为商业保险是一种合同行为，通过订立保险合同运营，以营利为目的的保险形式，由专门的保险企业经营。商业保险关系是由当事人自愿缔结的合同关系，投保人根据合同约定，向保险公司支付保险费，保险公司根据合同约定的可能发生的事故因其发生所造成的财产损失承担赔偿保险金责任，或者当被保险人死亡、伤残、疾病或达到约定的年龄、期限时承担给付保险金责任的商业保险行为。商业保险有四个主要特征：①商业保险的经营主体是商业保险公司；②商业保险所反映的保险关系是通过保险合同体现的；③商业保险的对象可以是人和物（包括有形的和无形的），具体标的有人的生命和身体、财产以及与财产有关的利益、责任、信用等；④商业保险的经营要以营利为目的，而且要获取最大限度的利润，以保障被保险人享受最大程度的经济保障。

第二节　我国医疗保障制度

一、我国现行医疗保障体系的制度构架

经过近几十年的改革与发展，我国已经初步形成包括医疗救助、社会保险和商业保险在内的医疗保障体系（图4-1）。我国的医疗保障制度改革已经取得了重大的进展，其主要标志就是确立了新型的城镇职工和居民的基本医疗保险制度模式和新型农村合作医疗，特别是新型农村合作医疗，截至2009年年底我国参加新农合人数达到8.15亿，参合率为94.19%。与此同时，针对基本医疗保险的制度缺陷，逐步发展了各种形式的补充医疗保险和商业医疗保险，并针对弱势群体建立了相应的医疗救助制度。以上各类医疗保障制度共同构成了我国的医疗保障体系。

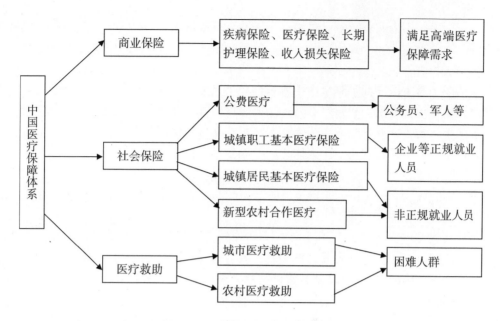

图 4 - 1　中国医疗保障体系制度模式

二、我国现行医疗保障制度的主要政策

（一）城镇职工基本医疗保险制度的主要政策

城镇职工基本医疗保险是指就业人员参加的医疗保险，由单位与个人缴交，报销比例较大，也是职工最愿意接受的。

1. 附加原则

城镇职工基本医疗保险制度有两大附加原则：①统账结合，实行社会统筹和个人账户相结合的原则。②属地管理，所有单位及其职工都要按属地管理原则参加所在统筹地区的基本医疗保险，铁路、电力、远洋运输等跨地区生产流动性较大的企业及其职工，可以相对集中的方式异地参加统筹地区的基本医疗保险。

2. 覆盖范围

城镇所有用人单位，包括企业（国有企业、集体企业、外商投资企业、私营企业等）、机关、事业单位、社会团体、民办非企业单位及其职工（包括在职职工和退休人员），都要参加城镇职工基本医疗保险。灵活就业人员、农民工等也要参加城镇职工基本医疗保险，并可根据有关政策采取一定的激励措施，鼓励灵活就业人员、农民工参保。

3. 筹资标准

医疗保险费由用人单位和职工共同缴纳。用人单位缴费率控制在职工工资总额的6%左右，在职职工缴费率为本人工资的2%。退休人员个人不缴费。具体缴费比例由各统筹地区根据实际情况确定。目前，用人单位缴费率全国平均为7.43%，最低的为3%，较高的如上海、北京分别达到10%和9%；个人缴费全国平均为2%。

4. 统筹层次

原则上以地级以上行政区为统筹单位，也可以县（市）为统筹单位，京、津、沪原则上在全市范围内实行统筹。目前，全国共有统筹区域 2 200 多个，其中县级统筹的约 1 900 个。

5. 支付政策

城镇职工基本医疗保险基金由统筹基金和个人账户构成。职工个人缴费全部计入个人账户；用人单位缴费，30% 左右划入个人账户，其余部分作为社会医疗统筹基金。目前，全国年人均个人账户收入约为 400 元，主要支付门诊费用、住院费用中个人自负部分以及在定点药店购药费用。个人账户归个人使用，可以结转和继承。统筹基金用于支付住院医疗和部分门诊大病费用。参保人员发生的符合规定的医疗费用超过起付标准（一般为当地职工年平均工资的 10%，即起付线）、在最高支付限额（一般为当地职工年平均工资的 4 倍左右，即封顶线）之内的部分，主要由统筹基金支付，目前全国平均支付比例为 80% 左右。统筹基金和个人账户资金分开管理，区分使用范围，不得相互挤占。现在从全国总体情况看，两项基金都有结余。据《2010 年中国卫生统计年鉴》显示，截至 2009 年年底，统筹基金累计结存 2 882 亿元。

6. 基金管理

城镇职工基本医疗保险基金纳入社会保障基金财政专户统一管理，专款专用，不得挤占挪用。劳动保障部门所属的社会保险经办机构负责基本医疗保险金的筹集、管理和支付。社会保险经办机构的事业经费由各级财政预算安排，不得从基金中提取。

7. 医疗服务管理

（1）服务项目管理。城镇职工基本医疗保险可以支付的医疗服务项目范围，由劳动保障部门会同其他部门制定相关标准和办法。主要包括基本医疗保险药品目录、诊疗项目、医疗服务设施标准，简称"三个目录"。参保人员在"三个目录"规定的医疗服务项目范围内发生的医疗费用，由基本医疗保险基金按规定支付。

（2）就医管理。城镇职工基本医疗保险实行定点医疗机构和定点药店管理。劳动保障行政部门确定定点资格，由社会保险经办机构同定点机构签订协议，明确各自的责任、权利和义务。职工在定点医疗机构就医发生的费用，可以按基本医疗保险的规定支付。职工可以选择若干包括社区、基层医疗机构在内的定点医疗机构就医、购药，也可以持处方在若干定点药店购药。

（3）结算管理。统筹基金支付的费用一般由社会保险经办机构与医疗服务机构直接结算，具体结算办法由各统筹地区确定。目前，各地实行有按服务项目付费、按服务单元付费、按人头付费、总额预付制、按病种付费等多种结算方式。

8. 补充医疗保障的政策措施

（1）公务员医疗补助。公务员在参加城镇职工基本医疗保险的基础上实行医疗补助。医疗补助享受对象主要为原享受公费医疗单位的工作人员和退休人员。医疗补助经费由各级财政拨付，资金专款专用、单独建账、单独管理，与基本医疗保险基金分开核算。补助经费主要用于支付封顶线以上的费用、个人自付费用和超过一定数额的门诊费用。对原来享受公费医疗的医疗照顾人员，照顾政策不变，因享受照顾政策发生的费用由公务员补助经费支付。具体使用办法和补助标准由各地根据实际情况确定。

（2）大额医疗费用补助。为解决最高支付限额以上的医疗费用，各地普遍采取了职工大额医疗费用补助的办法，补助资金由单位和/或职工个人一般按每年60～100元的定额缴纳。资金由社会保险经办机构管理。补助资金按一定比例支付职工超出最高支付限额以上部分的医疗费用。

（3）企业补充医疗保险。国家允许效益好的企业为职工建立企业补充医疗保险，企业补充医疗保险费在工资总额4%以内的部分列入成本，税前列支。

此外，补充医疗保险制度还包括由工会组织经营的职工互助保险，即主要利用原有的工会组织系统开展互助保险业务。对补充医疗保险制度的探索，有利于提高参保人的保障水平，从而抵御更大的医疗费用风险，从而形成我国保障方式多层次、保障资金多渠道、支付方式科学、管理办法有效的城镇职工医疗保障体系。

（二）城镇居民基本医疗保险制度的主要政策

城镇居民基本医疗保险制度是针对城镇非从业居民的一项基本医疗保险制度，以大病统筹为主，未就业人员自己缴交的保险，政府会给一定比例的补贴，报销比例较低。

1. 基本原则

城镇居民基本医疗保险试点遵循的四个原则：①低水平起步。随着经济发展和群众收入水平的提高，可以逐步提高筹资水平、保障标准和财政补助标准。②坚持群众自愿。不搞强制，而是在制度设计上注重政策的吸引力，引导群众参保，并鼓励连续缴费。③明确中央和地方政府责任。中央定原则和大的政策，保证全国社会保障体系的统一。④坚持统筹协调。统筹考虑各种保障制度和政策的衔接，统筹考虑地区之间的平衡，统筹考虑新制度的出台对其他人群的影响，统筹考虑医疗保障体制和医药卫生体制的配套改革。

2. 覆盖范围

城镇中不属于城镇职工基本医疗保险制度覆盖范围的中小学阶段的学生（包括职业高中、中专、技校学生）、少年儿童和其他非从业城镇居民，都可自愿参加城镇居民基本医疗保险。大学生的医疗保障问题，教育部、人力资源和社会保障部、财政部进行了专题研究，基本思路是参加城镇居民基本医疗保险。

3. 筹资标准

对城镇居民基本医疗保险，没有规定全国统一的筹资标准。由各地根据低水平起步的原则和本地经济发展水平，并考虑居民家庭和财政负担的能力合理确定。从许多地区实践和测算的平均数值看，要保证基金支付比例在50%以上，筹资水平大体在城镇居民家庭人均可支配收入的2%左右。由于未成年人和成年人医疗消费需求的差异很大，因而筹资水平也不同。

4. 政府补助

为了引导和帮助广大城镇居民缴费参保，借鉴新农合的成功经验，城镇居民基本医疗保险实行了政府补助的政策。政府对所有参保居民给予不少于人均40元/年的补助，并对城镇低保家庭的未成年人再给予不少于人均10元/年的补助，对城镇低保对象（成年人）、低收入家庭60岁以上老年人和丧失劳动能力的重度残疾等特殊困难群体的参保缴费再给予不少于人均60元/年的补助。补助资金由中央财政和地方财政分担：中央财政对中西部地区所有参保居民普遍补助20元，对未成年的困难城镇居民再补助5

元，对成年困难城镇居民再补助 30 元；对东部地区，中央财政参照新型农村合作医疗的补助办法给予适当补助。这样规定，既明确了中央财政补助水平，又给地方补助留下空间。

从 2008 年起，政府对参保居民的人均补助标准将由 40 元提高到 80 元，其中，中央财政对中西部地区的人均补助标准由 20 元提高到 40 元，对东部地区的补助标准也参照新农合的补助办法相应提高。

5. 管理制度

原则上与城镇职工基本医疗保险的规定一致，由劳动保障部门所属的医疗保险经办机构统一管理，居民参保实行属地管理。但有一些区别：在支付政策上，城镇居民基本医疗保险只建立统筹基金，不建立个人账户，基金主要用于支付住院医疗和部分门诊大病费用。基金支付比例原则上低于城镇职工医保而高于新农合，一般可以在 50%～60%。有条件的地方，也可以探索门诊普通疾病医疗费用统筹的保障办法，即划出部分资金，专项用于支付一般门诊费用。在基金管理上，城镇居民基本医疗保险基金同样要纳入社会保障基金财政专户统一管理，但要单独列账。在医疗服务管理上，与城镇职工基本医疗保险基本相同，但在服务项目管理上要补充少儿特殊用药，在就医管理上要增加儿童医院为定点医疗机构。

经过多年的实践，截至 2009 年年底，全国城镇职工和居民基本医疗保险覆盖人数已达 4.006 1 亿，全国大部分地区（98%）都启动了医疗保险制度。改革已经取得了阶段性的成果，其标志是：基本医疗保险制度的政策体系基本形成，统一的医疗保障管理系统基本建立，医疗保险制度运行基本平稳，医疗保险的保障机制基本得到发挥。医疗保险制度的改革已经产生了积极的社会影响。首先，它对促进国企改革和社会稳定发挥了作用，在 4 亿多参保人员中，2 亿多是企业职工和退休人员；二是促进了参保人员的就医方式和医疗消费观的转变，参保人员比过去有了更多的就医选择权；三是推进了医疗服务和药品服务市场的竞争和健康发展，基本医疗保险用药范围、基本医疗保险诊疗项目、医疗服务设施范围和支付标准，以及基本医疗保险费用结算办法等管理措施加强了对医疗服务供方的约束，促使其提供成本更低、效率更高的服务；四是抑制了医疗费用不合理的增长势头。

（三）新型农村合作医疗制度的主要政策

新型农村合作医疗是以政府资助为主、针对农村居民的一项基本医疗保险制度。

1. 覆盖范围

所有农村居民都可以家庭为单位自愿参加新型农村合作医疗，按时足额缴纳合作医疗经费。

2. 筹资标准

目前，新型农村合作医疗的筹资水平约为年人均 55 元，原则上农民个人每年每人缴费不低于 10 元，经济发达地区可在农民自愿的基础上相应提高缴费标准。鼓励有条件的乡村集体经济组织对本地新型农村合作医疗给予适当扶持。

3. 政府补助

政府对所有参合农民给予不低于年人均 40 元的补助，其中，中央财政对中西部除市区以外参加新型农村合作医疗农民每年每人补助 20 元，地方财政的资助额要不低于 20 元。中央财政对东部省份也按中西部地区一定比例给予补助。2008 年起，财政补助对参保农民的补助标准提高一倍。

4. 统筹层次

新型农村合作医疗一般采取以县（市）为单位进行统筹。条件不具备的地方，起步阶段可采取以乡（镇）为单位进行统筹，逐步向县（市）统筹过渡。

5. 管理制度

新型农村合作医疗主要补助参合农民的大额医疗费用或住院医疗费用。其中，住院费用的支付水平约为 35%。有条件的地方，可实行大额医疗费用补助与小额医疗费用补助结合的办法。各县（市）确定支付范围、支付标准和额度。鼓励参合农民充分利用乡（镇）以下医疗机构的服务。新农合现由卫生行政部门所属的"农合办"管理资金的筹集和支付。

（四）医疗救助制度的主要政策

城镇职工基本医疗保险制度有两个基本特点：一是以员工正式就业的工作单位（企事业单位或国家机关）作为参保单元；二是缴纳保险费与享受待遇相联系。它将没有在正规部门就业的人员和没有能力缴费的单位的职工排除在现行制度之外，其中有相当部分的人属于低收入或没有收入的弱势群体。因此，针对医疗保险制度性缺陷，一些城乡纷纷出台了弱势群体的医疗救助制度。医疗救助的对象是低保家庭成员和五保户以及低收入家庭重病患者和地方政府规定的其他特殊困难群体。对城乡低保家庭成员和五保户不仅要资助其参加城镇居民基本医疗保险或新型农村合作医疗，还要对其经相关基本医疗保险制度报销后难以负担的医疗费用给予补助。坚持以住院救助为主，同时兼顾门诊救助。住院救助主要用于帮助解决因病住院的救助对象个人负担的医疗费用；门诊救助主要帮助解决符合条件的救助对象患有常见病、慢性病、需要长期药物维持治疗以及急诊、急救的个人负担的医疗费用。逐步降低或取消医疗救助的起付线，合理设置封顶线，进一步提高救助对象经相关基本医疗保障制度补偿后需自付的基本医疗费用的救助比例。以北京市为例，2001 年 12 月，北京市民政局与财政局、劳动和社会保障局、卫生局联合出台了《北京市特困人员医疗救助暂行办法》，从 2002 年 1 月 1 日开始实施，主要内容是对弱势群体的医疗费用予以减免。

综上所述，经过多年的改革和建设，目前我国的医疗保障制度已经基本上实现了体制转轨和机制转换。在体制上，完成了从原来公费医疗和劳保医疗的福利型向社会医疗保险型的转轨；同时，在新制度下，实行了社会统筹与个人账户相结合、费用分担、医疗服务竞争（定点医院）、费用控制（结算方式）以及社会化管理等新的运行机制。在制度层面上已经初步形成了以基本医疗保险为主体，以各种形式的补充医疗保险（公务员补充医疗保险、大额医疗互助、商业医疗保险和职工互助保险）为补充，以社会医疗救助为底线的多层次医疗保障体系的基本框架。医疗卫生体制的改革也取得了一定的进展，对基本医疗保险制度的发展起到了促进作用。

《医药卫生体制改革近期重点实施方案（2009—2011 年）》明确提出，到 2011 年，基本医疗保障制度全面覆盖城乡居民。具体而言，城镇职工医保、城镇居民医保和新农合的参保率都要提高到90%以上。到2009年年底，基本医疗保障体系覆盖了12.3亿民众，人口覆盖率首次超过了90%。这是一个历史性的进步。考虑到中国依然有一部分人享受公费医疗，还有一部分人购买了商业健康保险，这两类人群加起来接近总人口的100%。因此，可以说全民医保的时代已经到来。

当然，全民医保的发展在城乡间存在明显差异。城镇职工医保和城镇居民医保的参保者总数在2009年达到了4亿多，而2009年城镇居民总数为6.2亿，因此，覆盖率仅达到64.6%。新农合参保者人数2009年达到8亿多，达到了近95%的高覆盖率。在未来的两三年内，医保扩大面的主要挑战在于城镇地区的居民。

三、我国医疗保障制度的改革历程

在计划经济体制下，我国在城市建立了劳保医疗和公费医疗制度，在农村实行合作医疗制度。1993年，中共十四届三中全会提出了在20世纪末初步建立起社会主义市场经济体制基本框架的目标，确定在城镇建立社会统筹与个人账户相结合的职工医疗保险制度。1994年起，国务院在江苏镇江、江西九江（两江）进行城镇职工医疗保险制度改革试点，试点后来扩大到20多个省区的近40个城市。1998年12月，国务院召开全国医疗保险制度改革工作会议，发布了《国务院关于建立城镇职工基本医疗保险制度的决定》（国发〔1998〕44号），明确了医疗保险制度改革的目标任务、基本原则和政策框架，要求到1999年，在全国范围内建立覆盖全体城镇职工的基本医疗保险制度。以这一文件的发布为标志，我国城镇职工医疗保险制度的建立进入了全面发展阶段。

2000年，国务院又提出了医疗保险、医疗机构和药品生产流通体制三项改革同步推进的要求。此时，城镇职工基本医疗保险制度已在全国普遍建立，基本取代了劳保-公费医疗制度，覆盖范围包括国家机关、企事业单位职工和退休人员，并逐步扩大到非公有经济组织的从业人员、灵活就业人员和农民工等人群，参保人数近2.2亿。

2002年10月，《中共中央国务院关于进一步加强农村卫生工作的决定》（中发〔2002〕13号）提出各级政府要积极引导农民建立以大病统筹为主的新型农村合作医疗制度，到2010年在全国农村基本建立起这一制度。从2003年开始，国务院按照"财政支持、农民自愿、政府组织"的原则组织进行试点。当时全国大多数县已经实施，覆盖了8亿多农民。

2006年，中共十六届六中全会《关于构建社会主义和谐社会若干重大问题的决定》提出要"建立以大病统筹为主的城镇居民医疗保险"。2007年7月10日，国务院印发《关于开展城镇居民基本医疗保险试点的指导意见》（国发〔2007〕20号），2007年在79个城市启动试点，2008年扩大试点，争取2009年试点城市达到80%以上，2010年在全国全面推开。目前，城镇居民基本医疗保险进程顺利，居民踊跃参保。截至2009年年底，全国城镇职工和居民基本医疗保险覆盖人数已达4亿多。

第三节　国外医疗保障制度的主要模式

医疗保障制度是社会保障体系的一个重要组成部分，国际医疗保障制度经过百余年的发展与演变，大体可分为四大类型（或模式）：国家（政府）保障型、社会健康保障型、商业健康保险型、储蓄健康保障型等，就一个国家或地区而言，可能同时存在几种医疗保障制度，但一般都有一种主导模式作为该国（地区）的代表。

一、国家（政府）医疗保障制度

国家（政府）医疗保障制度以英国为代表。这一制度的主要特点是从解决医疗卫生服务的提供入手，建立国家医疗保障制度。资金由政府通过税收筹集，直接举办公立卫生机构，向全体居民提供免费或近乎免费的卫生保健服务，也有部分卫生服务通过签订合同，由政府向私人卫生保健机构购买。

国家医疗保障制度的优缺点：英国为全民提供免费医疗服务，同时又保持较低的医疗卫生支出，在发达国家中属于控制较有效的国家，但医院效率不高，患者等候医疗服务现象严重，一般长达 18 周。

实行这种医疗卫生体制的代表性国家主要有英国、瑞典、丹麦、挪威、芬兰、意大利、西班牙（1986 年以后）、澳大利亚、新西兰等。由于这种体制是根据《贝弗里奇报告》建立的，人们又称之为"贝弗里奇模式"或"英国模式"。

二、社会健康保障制度

社会健康保障制度以德国为代表。这一制度的主要特点是从解决医疗卫生服务的需求入手，建立国家医疗保障制度。通过社会共同筹资、建立风险分担机制，提高国民医疗卫生服务的公平性和可及性；通过立法，强制要求雇主和雇员按照工资的一定比例缴纳社会健康保险费；由法定保险机构向公立或私立医疗机构购买服务；政府对弱势人群提供补贴使健康保险覆盖城乡全部人口。社会健康保险基金实行社会统筹、互助共济、以收定支、收支平衡。社会健康保险的支付范围包括：预防接种、预防性体检、精神心理治疗和各类疾病救治等。

社会健康保险制度的突出问题是：医疗基金现收现付，没有积累，随着人口老龄化的发展趋势，年轻人与健康者的社会负担相对加重。医疗保险基金筹措与偿付实行"以支定收、以收定支"办法，对医疗服务的供给与需求双方缺少有力的制约措施，医疗保险基金的收与支循环上升。

由于这一制度最早由德国俾斯麦政府于 1883 年建立，人们又称之为"俾斯麦模式"或"德国模式"。实行这种医疗保障制度的代表性国家还有法国、奥地利、卢森堡、荷兰等欧洲多数国家，还有日本、韩国等国家，以及我国台湾地区。

三、商业健康保险制度

商业健康保险制度以美国为代表。这一制度的主要特点是由商业保险公司把疾病经济风险和医疗卫生服务作为商品提供给社会，由雇主为雇员购买，或私人自愿购买，疾病保险程度与缴费多少挂钩。商业保险公司负责筹集资金，向符合赔付条件的患者提供就医经济补偿或直接向医疗机构购买服务。世界上几乎所有国家都建立了商业医疗保险制度，但绝大多数国家的商业健康保险只作为社会健康保险制度或国民卫生服务体制的补充，只有美国将商业健康保险作为医疗保险制度的主体，人们又称之为"美国模式"。为了解决老年人、残疾人、穷人、儿童等弱势群体缴纳保险费的困难，减少社会矛盾，在 20 世纪 60 年代之后，美国由政府预算筹资，建立了面向 65 岁以上老人和残疾人的医疗照顾制度（Medicare）、面向穷人的医疗救助制度（Medicaid）和针对低收入家庭儿童的健康保险制度，以弥补商业健康保险制度的不足。

美国商业健康保险的优缺点：自由、灵活、多样化，适应社会多层次需求，医疗保险机构之间相互竞争，以服务和质量主动吸引顾客。但商业医疗保险机构往往以营利为目的，但也有极少量非营利性组织（如蓝盾和蓝十字）。医疗服务供求关系完全由市场调节，市场失灵、社会医疗总费用失控是突出弊病。人群选购医疗保险时，很大程度上受自身支付能力的制约，医疗保障存在严重的不公平性。

四、储蓄健康保障制度

储蓄健康保障制度（Medisave）以新加坡为代表。新加坡于 1984 年开始实施储蓄健康保障制度，法律规定每个从业人员必须缴纳其收入的 6%～8%，建立以家庭为单位的医疗储蓄账户，用以支付本人及家庭成员的医疗费用。1990 年开始实施重大疾病医疗保险（Medishield 和 MedishieldPlus）作为大病保险，参保自愿，参保人每个保险年度支付一次自费部分金额，可享受险额规定范围内 80% 的医疗费用，个人支付 20%。1993 年又启动了医疗基金（MediFund），为赤贫阶层提供最终的医疗保障。

新加坡储蓄医疗保障的优势在于有利于提高个人的责任感，激励人们审慎地利用医疗服务，尽可能地减少浪费；强制性要求每个有收入的居民为其终生医疗保健需要而储蓄，更好地解决老龄人口医疗保健需要的筹资问题。同时政府补贴、储蓄健康保障、重大疾病医疗保险、医疗基金四项措施把"纵向"的自我积累保险，同"横向"的社会共济保险，同政府为贫困人群的最后保险结成一个整体，使每个居民都得到良好的医疗保障。

本章小结

医疗保障制度的建立与发展，对保障人民群众基本医疗需求，提高人民群众健康水平，促进经济社会发展，维护社会和谐稳定，有着重大意义。本章分三个部分对医疗保障制度进行阐述：第一部分主要阐述医疗保障的内涵与分类，第二部分主要阐述我国现行医疗保障制度的主要政策与发展历程；第三部分主要介绍国外几种比较有代表性的医疗保障制度模式。通过对本章的学习，可对医疗保障制度有比较系统全面的认识。

（王丽芝）

第五章　卫　生　规　划

✚ 学 习 目 标
　　(1) 掌握：卫生规划的概念、特点及功能，区域卫生规划的概念和制定卫生规划的原则及程序。
　　(2) 熟悉：实施卫生规划的意义，区域卫生规划的特点与任务。
　　(3) 了解：制定卫生规划的依据与卫生规划评价的内容。

第一节　卫生规划概述

一、卫生规划的概念

　　规划意即进行比较全面的长远的发展计划，是对一个组织未来进行的整体性、长期性、基本性问题的思考、考量和设计出的一整套行动方案。它与计划是一个相互联系又相互区别的概念。规划的基本意义由"规（法则、章程、标准、谋画，即战略层面）"和"划（合算、刻画，即战术层面）"两部分组成，"规"是起，"划"是落；从时间尺度来说侧重于长远，从内容角度来说侧重（规）战略层面，重指导性或原则性。计划的基本意义为合算、刻画，一般指办事前所拟定的具体内容、步骤和方法；从时间尺度来说侧重于短期，从内容角度来说侧重（划）战术层面，重执行性和操作性。计划是规划的延伸与展开，规划与计划是一个子集的关系，既"规划"里面包含着若干个"计划"。

　　规划作为一种实体化的产品，它是一个名词，是一种规范化、法律化的文件，是一个组织为达到某个特定目的、实现某个目标而绘制的蓝图；作为管理工作的规划，它是一个动词，强调一个规划工作过程，是对这一规划工作过程怎样进行管理的问题。从广义来讲，规划指制定规划、实施规划和检查监督评价规划三个阶段的工作过程。从狭义来讲，特指制定规划的过程，即根据实际情况，通过科学的预测，权衡客观需要和主观可能，指出在未来一定时期内要达成的目标及其实现目标的方法。简言之，任何一个完整的规划都应说明预期达成的目标是什么，有什么样的策略来确保目标的实现，有什么样的组织活动，由谁来实施，需要多少资源，在什么时间范围内达成既定目标。

　　卫生规划又称卫生发展规划，是经济与社会发展规划的重要组成部分，是一种按卫生事业的客观规律确定卫生事业的发展目标、速度和规模，合理配置卫生资源，提高卫生事业整体效益和效率的科学计划方法。卫生规划的实质是为解决一定的卫生问题，实现一定的健康目标，消耗一定的卫生资源而采取的一系列相互联系的行动。

卫生规划是以卫生资源为基础、以提高卫生服务能力为手段、以保护和发展人民健康为目的而制定的一整套行动方案。它是从现代卫生发展的战略思想出发，在一个国家或地区的环境和资源容许的范围内，为了改善居民的健康状况，提高居民的健康水平，按照一定目标为居民提供必需的卫生服务所采取的措施、方案。常见的卫生规划如"中国卫生事业发展第十个五年规划"、"××地区卫生事业发展规划"等。

二、卫生规划的特点

1. 协调性

制定卫生规划涉及社会各个方面的利益，必须适应经济和社会发展的要求，因地制宜，量力而行。经济、社会发展程度不同的地区，由于财力和面临的主要问题不同，卫生发展目标、规模和速度也应有所区别，各有侧重。应根据当地宏观经济环境和社会发展的水平和速度，以及国民经济和社会发展规划中对人群健康的要求，确定与社会经济发展水平相适应的居民健康和卫生发展的目标、发展规模与速度。同时，实施卫生规划，也需要全社会的参与，需要有关各方的协助和支持，也就是说需要政府、社会各方和卫生系统的共同努力。这客观上要求卫生系统在最短的时间内，兼顾各方利益，与社会协调解决普遍关注的问题。在解决社会普遍关注问题的基础上，使卫生系统与政府的宏观经济改革进程和要求相适应。

2. 系统性

系统是一组互相联系着的事件或事物组成的一个复杂的有机整体。卫生规划需要将卫生事业或其各组成部分视作相互联系的系统，相互之间，其与外部环境（社会其他系统）之间存在着千丝万缕的关系，并且互相碰撞和相互影响。卫生系统的功能发挥既取决于自身的努力，也受到外部环境（社会其他系统）的影响和制约。卫生规划的目的是提高相应卫生系统或子系统的绩效，它不仅要配置好卫生资源，更要在明确卫生系统或各子系统与周边系统关系的基础上，建立起良好的机制使得卫生资源的利用更为有效，建立起普遍的联系使得卫生系统内部各子系统，各子系统内部各组成部分，甚至卫生系统和其外部世界能够有机整合。

3. 动态性

卫生规划的基础是卫生系统、组织或个人期望要实现的一系列目标，目标为所有规划所涉及的卫生活动指明了方向，并且作为标准可用来衡量实际的绩效。一般而言，卫生规划都以提高居民健康状况为中心目标。为了实现这一中心目标，又有许多中间目标，在各目标的实现过程中，随着环境的变化，要根据当地卫生需求变化和产生的问题，及时修订现有规划目标，调整和重组各种卫生资源；需要对卫生规划不断地进行调整修正，使之更接近于实际情况、更可行、更有效。

4. 可持续性

可持续性是人类对社会、经济发展的现代要求，它要求现今的发展不仅得以维持而且能为将来发展提供前景，其中的技术关键是保持人口、资源、环境与发展的相互协调。作为指导卫生系统运作的卫生规划，必须既满足当前的卫生需求，同时也要兼顾将来的卫生需求；不仅能够解决现有的卫生问题，还必须尽可能地防止卫生问题的再次出现，解决可预见的将来的卫生问题，或者是避免新的卫生问题的出现。

三、卫生规划的功能

1．卫生规划的主要功能是为政府在市场经济条件下对卫生发展实现宏观调控提供依据和重要手段

在市场经济中，市场机制发挥资源配置的调节作用，但是，市场机制只能在一定的条件下、一定领域内，发挥资源配置的调节作用，但在提供公共产品的领域，在所提供的产品和劳务具有外部作用的公益性部门，如卫生部门，则单靠市场机制的作用是不能实现卫生资源合理配置的。卫生领域市场机制功能不全，不能单纯依靠市场机制来实现卫生资源的合理配置的观点获得广泛认同。现代市场经济经过近半个世纪的经验证明，除了市场这只"看不见的手"之外，在现代市场经济中还有一只"看得见的手"，那就是"政府"。政府的宏观调控，可以纠正因为市场机制功能不全所引起的资源配置不合理状态。但是，政府的宏观调控必须有根据，要调查研究，要经过科学论证，经过各部门协调。卫生规划就是要发挥这种作用，为政府在市场经济条件下对卫生发展实现宏观调控提供依据和重要手段。

2．卫生规划优先和保证实现的目标是满足全体居民的基本卫生服务需求

基本卫生服务是指卫生服务提供者根据接受服务的居民健康状况，遵循医学与公共卫生学原理和原则，按照常规要求，认为必需提供的卫生服务。基本卫生服务应采用成熟的、成本效果好的适宜卫生技术，由掌握该技术，并有卫生行政部门颁发的行业许可证的卫生技术人员实施。成熟是指效果确实，对机体损伤和风险小。适宜卫生技术指区域内经济上有条件提供，成本效果好，群众经济上有承受能力，愿意接受的成熟的卫生技术。

3．卫生规划的任务是保持卫生事业协调、稳步、可持续发展

根据卫生事业客观经济规律的要求，以国家的方针政策为依据，在国民经济发展规划的指导下，系统、动态地分析卫生事业的历史、现状和趋势，科学地制定卫生事业发展的重点、目标及措施，合理组织、筹集、分配和使用卫生资源，从而改善、提高卫生工作的社会经济效益，保持卫生事业协调、稳步、可持续发展。

四、实施卫生规划的意义

作为卫生事业发展的行动纲领，卫生规划不仅解决卫生部门的问题，而且解决卫生部门与社会各部门的协调发展；不仅解决当前的卫生问题，而且解决卫生战略发展问题；不仅规定卫生事业的未来发展目标，而且规定实现目标的途径和手段。因此，卫生规划对维持和发展卫生事业具有十分重要的现实指导意义。

1．实施卫生规划是卫生事业适应我国社会主义市场经济体制的需要，符合国际卫生发展的大趋势

首先，卫生规划改变了计划经济体制下形成的卫生计划模式，更加有利于促使卫生

事业从偏重数量、规模、速度的粗放型增长模式转向以内涵为主、注重质量和效益的集约型增长模式；其次，卫生事业的性质和卫生服务的特殊性决定了它不能单纯地依赖市场机制使资源得到合理配置和调节供求关系；最后，世界卫生组织在研究了不同国家卫生发展经验与教训的基础上，也在国家卫生计划与管理上向世界各国推崇和倡导区域卫生规划管理模式。

2. 实施卫生规划是卫生事业体制改革、结构调整的重大举措，是深化卫生改革的需要

现行的卫生事业管理体制的制约和宏观管理不力，造成医疗卫生机构不是按区域、人群健康需要设置，而是按部门、地方的行政隶属关系设置，由多部门管理。不同部门、地方的医疗卫生机构都在向"大而全、小而全"的目标发展，盲目地追求数量和规模的发展速度，造成条块分割、机构重叠的不合理格局，导致卫生资源盲目、重复配置，不少地方卫生服务供给与需求失衡。这些在计划经济体制下形成的卫生管理体制和运行机制存在的矛盾和问题，在两种经济体制和两种医学模式转换过程中日益明显，这都是卫生改革发展到现阶段迫切需要研究和解决的深层次矛盾和问题。卫生规划管理能较好地解决这些矛盾和问题，通过规划，对卫生资源进行结构调整，对现有医疗卫生机构的布局、分级分工、服务网络和服务方式等进行改革，改变现有卫生管理体制，促进卫生全行业管理。

3. 实施卫生规划是政府主管部门转变职能、实现对卫生事业宏观调控的主要依据和重要手段

政府在卫生事业发展中承担着重要责任，在计划经济制度下，政府同时具有双重职能，既"办卫生"，又"管卫生"，即政企合一。不仅宏观调控乏力，而且难以制止腐败现象发生，造成卫生事业盲目发展和效率低下等问题。卫生规划正是政府在新的历史时期对卫生事业发展实行宏观调控的主要依据和重要手段，从而减少对卫生机构经营过程的直接管理和干预，通过法律、法规、经济的手段，逐步强化政府对卫生事业的宏观调控力度，实现领导职能由"办卫生"向"管卫生"、由部门管理向行业管理、由经验管理向法制管理的过渡，最终实现政府的职能转变。

4. 实施卫生规划是优化卫生资源配置的需要和解决卫生资源短缺与浪费并存问题的有效手段，是实现卫生全行业管理的主要途径

改革开放以来，我国卫生事业的发展速度很快。但是，由于缺乏必要的宏观调控和行业管理，以致医疗卫生机构、床位、人员膨胀过快，使卫生资源配置不合理，利用效率不高，主要表现在：

（1）资源的布局和结构不合理。总体上有80%的卫生资源集中在城市，而城市卫生资源的80%又集中在大医院，造成城市卫生资源相对过剩，供大于求；与此同时，符合全体人民利益的预防、保健服务和涉及全国四分之三人口的农村卫生等方面，获得的卫生资源相对不足，发展缓慢。

（2）行业管理无序。受现行体制的影响，相当于卫生部门的三分之一以上的卫生资源分散在企业和社会各部门，难以纳入统一的宏观调控，导致卫生事业发展的失控和失衡。

（3）医疗技术配置不合理。在医疗技术配置上，忽视基础服务设备的装备，一些医疗单位盲目攀比，重复购置高精尖大型设备，在卫生资源总量原本不足的情况下又造成资源的闲置浪费。

通过卫生规划的实施，为卫生全行业管理提供了有效途径，从而促进卫生资源的优化配置和卫生事业的协调发展。

5. 实施卫生规划是医疗保障制度改革的需要

医疗保障制度改革实行医疗保障社会化、属地化，引进竞争机制等，必然对现行医疗机构的布局、分级分工、服务体系和服务方式等产生重要影响，为维护医疗消费者权益和降低医疗费用过快增长，职工通过"选择"供给者的手段，要求供方（医疗单位）提供优质高效、费用合理的服务，"择优选择"的结果使供方优胜劣汰，服务功能单一、服务能力较低的、特别是企业自办医疗机构的生存和去向成了问题，因此，迫切需要对医疗供给系统的布局、人力、物力等进行结构性调整。医疗保障制度改革的这些前提条件和基础性工作，正是卫生规划的主要内容和任务。所以，医疗保障制度改革需要制订和实施卫生规划，同样，把医疗保障制度改革作为契机，也将有力地推动卫生规划工作的进程。

第二节 卫生规划的制定

一、制定卫生规划的原则与依据

（一）制定卫生规划的原则

卫生规划是一项复杂的社会系统工程。作为卫生事业发展的行动纲领，制定和实施卫生规划必须遵循科学的指导原则。

1. 整体性原则

卫生规划的整体性原则就是从卫生事业的系统出发，正确处理好三方面关系：①正确处理卫生事业发展与经济发展的关系，达到卫生事业与社会经济同步发展的要求；②正确处理卫生事业发展与人民群众卫生保健服务需要的关系，卫生事业的发展以居民的健康状况及其发展趋势为依据，不断满足人民群众的卫生保健需要；③正确处理预防、医疗、保健、教育、科研的内在关系，保证卫生事业各个方面协调发展。

2. 功能性原则

卫生规划的功能性原则就是在兼顾卫生事业各组成部分、各构成要素的利益和统筹安排，协调发展的基础上对重点项目实行政策和资源倾斜。主要体现在三个方面：①注重卫生系统预防、医疗、保健、康复、健康教育等整体功能的完善和发挥；②注重基层卫生组织综合服务功能的完善和发挥；③注重对卫生系统重点项目实行政策和资源倾斜。

3. 结构性原则

卫生规划的结构性原则体现在三个方面：①在机构设置上体现医疗、预防、保健、康复、健康教育、医学科研等各类卫生机构的均衡布局，在地域布局上体现城乡兼顾原则；②在卫生资源配置上体现数量、质量与功能的互补发展；③在卫生专业设置上体现基础、应用与开发的有机联系。

4. 最优化原则

卫生规划是在预测的基础上，针对卫生组织系统的长远发展而做出的某种计划安排，预测和决策是卫生规划的核心，只有系统掌握卫生服务信息，及时了解最新动态，运用现代统计手段，科学地预测和决策，从而优化卫生规划。

5. 动态化原则

卫生规划以未来为导向，卫生规划的制定必须建立在预测的基础上，由于多种因素的影响，规划预测和决策缺乏精确性，在规划实施中可能出现各种难以预见的问题，使规划偏离目标。因此，必须以控制论为基础评价和发现规划实施中的缺陷和不足，不断解决问题，在实施、评价和调整的动态过程中实现卫生规划目标。

（二）制定卫生规划的依据

1. 国内外卫生发展的理论、相关政策及卫生发展趋势

制定卫生发展规划，首先要明确相应的卫生发展的基本理论、相关政策和该领域或该卫生问题的发展趋势是什么。例如，要熟悉《中共中央、国务院关于深化医药卫生体制改革的意见》（以下简称《意见》）。《意见》指出了卫生事业在我国经济社会发展中的地位和作用；明确了我国卫生事业的性质和卫生工作的方针，强调卫生机构必须坚持为人民服务的宗旨，正确处理社会效益和经济效益之间的关系；明确了近期的主要工作及卫生改革的目的和指导思想。这些都是我们制定规划需要明确的前提和需要遵循的依据。WHO关于21世纪人人享有健康的全球卫生发展的目标和指标应成为我们制定规划的重要依据。

2. 当地社会经济发展水平及发展规划

正如《意见》中指出的那样，卫生事业发展必须从我国实际情况出发，必须与国民经济和社会发展相适应。制定卫生发展规划，应将当地社会经济发展规划作为重要的参考依据。在确定卫生发展目标时，只有全面考虑当地社会经济发展水平，才能确保卫生发展的可行性和可持续性。

3. 当地人群健康状况、卫生服务水平及拥有的和潜在的卫生资源状况

提高人民健康水平是卫生发展的根本目的，也是制定、实施卫生规划的目的。而提高卫生服务水平和卫生资源的保障是达到这一目的的途径和基础。在制定卫生规划时，无论是确定目标、策略、措施，还是资源配置，都应以当地服务人群的卫生需求为根本出发点，以提高人群健康水平为最终目的。

二、制定卫生规划的程序

编制卫生规划首先应具备下列四个前提条件：①卫生规划必须由政府组织编制，作

为国家或某一区域国民经济与社会发展总体规划的一部分；②必须组织专门的规划班子，由政府的有关部门组成卫生委员会，并建有领导、管理干部和专家组成的专门规划工作班子，负责规划编制的具体操作；③必须有信息的支持，社会、经济、卫生等信息将是编制规划的基础和依据；④必须对规划工作人员进行培训，这是保证卫生规划工作质量的重要基础。

规划的制定依内容的不同而异，但基本程序大同小异。制定卫生规划的具体方法与步骤如图 5-1 所示。

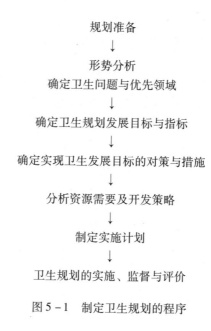

规划准备
↓
形势分析
确定卫生问题与优先领域
↓
确定卫生规划发展目标与指标
↓
确定实现卫生发展目标的对策与措施
↓
分析资源需要及开发策略
↓
制定实施计划
↓
卫生规划的实施、监督与评价

图 5-1　制定卫生规划的程序

（一）卫生规划准备

1. 解决认识问题

就某一地区来说，地方卫生行政官员及政府分管卫生的主要官员对卫生规划的认识程度直接关系到规划编制和实施的质量。此外，当前的卫生政策及发展趋势也直接影响到规划实施的可行性。因此，要正确分析和判断政府及卫生官员的态度及卫生系统内外环境的变化趋势，从而判断是否有开展卫生规划研究的必要及有无推进卫生规划实施的可能。

2. 做好规划研究设计

卫生规划研究设计应包括规划背景、规划目的、内容及方法、研究过程、阶段成果、研究的组织、研究的经费预算及研究进度等内容。这里需要注意的是，其研究内容与规模要周密考虑，尽管所有卫生规划都需要考虑类似的问题，但具体到某一地区，其研究的内容受诸多因素影响，如以往的规划工作、现有的技能和资源以及对研究结论的急需程度等因素。一方面应确保所有相关问题都考虑到，另一方面也要避免重复过去已做过的工作。应以整个地区的卫生发展需要为依据，而不是依据规划自身的需要来确定规划的研究内容、过程及方法，发挥规划资源的使用效益。

3. 提交规划研究设计，争取最高管理层的批准

规划研究设计获得最高管理层（政府最高管理层））的批准可带来下列五方面益处：①保证规划研究的权威性；②保证规划研究资源的提供；③宣传规划项目活动，争取有关人员参与和配合研究项目开展有了主要文献；④据此组织、协调规划研究项目实施工作；⑤据此检查评价规划研究项目实施进程与效果。

（二）卫生形势分析

规划的卫生形势分析目的是为编制规划提供客观、可靠的科学依据，是寻找居民主要卫生问题，确定规划目标和工作指标，选择策略措施的基础。正确地对卫生形势分析关系到规划的正确性、客观性、科学性和可行性。

1. 卫生形势分析的内容

一般来讲，卫生形势分析应包括对区域自然生态环境和社会经济形势、社会经济发展政策及卫生政策、人口增长和结构变化、居民健康状况和卫生服务需求、卫生资源配置和利用效率分析等。主要解决两个问题：一是收集哪些信息和如何收集这些信息；二是如何分析和利用这些信息为规划编制服务。所需要的具体信息包括：

（1）社会经济基本状况。包括经济发展水平（如人均国内生产总值、人均国民收入、人均国内生产总值年增长率、就业率、城市化程度等）、人口指标（如人口总数、农业人口数、人口自然增长率、老龄化系数等）、文化教育（如成人识字率、适龄儿童入学率等）、政策状况（如政府对卫生工作承诺的决定、卫生总费用占国内生产总值的百分比、享受各类医疗保险的人口比例等）、生活条件（如安全饮用水普及率、卫生厕所普及率、人均住房面积、恩格尔系数等）等。

（2）卫生资源情况。包括卫生机构、卫生设施、卫生人力和财力资源。

（3）卫生服务状况。包括卫生服务（医疗服务、预防保健服务、康复服务）数量、卫生服务的质量及对卫生服务的利用情况。

（4）人群健康状况。包括人口动态（死亡率、婴儿死亡率、5 岁以下儿童死亡率、孕产妇死亡率、前十位死因构成、平均期望寿命等）和疾病及伤残状况（如主要疾病的报告发病率、患病率、伤残率等）。

（5）生活行为状况。包括人群吸烟行为、饮酒行为、饮食习惯、吸毒与性行为及就医行为等。

形势分析所需的信息资料收集渠道与方法有：①常规报告系统。凡在常规统计系统中能够收集到的数据均应从这些系统获得。常规统计系统可以提供大量的信息资料。②专题调查。对编制区域卫生规划所必需但在常规统计系统又收集不到的数据，如居民卫生服务需求，病种分类，疾病经济负担，卫生资源数量、结构、分布及利用等资料数据的获得则需要组织专题调查。③已有的研究成果。在用数据做分析、推论、判断时，所使用的技术参数如各层次医院的平均住院日、卫生人员的合理工作量等，要注意利用社会上已有的研究成果。④ 社区健康档案。获取区域人群慢性非传染性疾病及其危险因素的特征及流行、分布状况资料，如社区健康档案比较完备的地区，通过查阅社区健康档案往往能获得更加准确、可靠的资料。⑤小型座谈会。对于一些必要的定性资料收集，可考虑采用小型座谈会形式，如群众对卫生服务的满意度及期望等。

2. 形势分析的基本思路

形势分析要从卫生服务供需双方入手，不仅要对卫生服务供方，包括医疗、预防、保健、康复等服务范围、水平、费用和利用效率，更要对社会经济发展、卫生服务或其他有关因素导致居民健康、疾病模式的变化进行详尽分析。这种分析不仅要比较健康需求与服务供给之间的差异，而且要比较现状与国家和本地区标准间的差异以及与其他区域之间的差异，找出存在的问题。而就某一地区来说，往往有诸多卫生问题，而要在某一时期解决所有卫生问题是不现实的。因此，应选择那些普遍性、关键性的卫生问题作为规划解决的主要对象和优先领域，并据此制定规划的目标和干预措施，确定资源配置和调整的方向。因此，形势分析的结果要回答：当地存在的主要卫生问题是什么？造成该问题的主要原因是什么？

某一区域存在的主要卫生问题一般分为两类：①主要健康问题，包括一些危害人群健康生命的主要疾病及其危险因素；②卫生资源配置问题，主要指卫生资源配置、布局和使用效率方面，以及与卫生服务需求不相匹配的供需失衡方面的问题。

（1）对于主要健康问题的分析主要依据两方面：①依据问题及其倾向因素对人群健康和社会经济发展的危害程度，包括问题的作用强度、作用范围、危害程度及影响；问题的作用强度是指发生率与作用的持续时间；作用范围主要是指其影响面及其分布；危害程度包括致病、致伤、致残程度、智力与工作能力的损害、社会经济资源的消耗等；影响主要指对健康和卫生发展的影响，对社会经济发展的影响以及政治上的不利影响。②解决问题及其影响因素的干预措施的成本及效果。

主要健康问题分析方法有问题排列法、伤残调整生命年（DALYS）、专家评价法等。

（2）对于卫生资源配置问题的分析主要依据四方面：①卫生资源总量、结构及其各层次分布量是否与卫生服务需要与需求相匹配，是否能满足基本卫生服务的提供？②卫生资源总量、结构与分布是否有效、经济，是否能够解决已确定的主要健康问题？③现有卫生资源的配置效率如何，是否存在资源短缺或过剩？④改变目前卫生资源配置现状的突破口是什么？

例如，某地区在制定卫生计划进行问题分析时发现：该地区的孕产妇死亡是影响妇女健康的一个大问题，孕产妇死亡率连续5年高于全国平均水平1倍。死亡原因多为产后出血和产科并发症，死亡地点多为家中，住院分娩率只有30%。因此，可以认为住院分娩率低，孕产妇得不到及时的救治是造成孕产妇死亡的直接原因。而进一步分析住院分娩率低的原因主要有两个方面：①需方。对分娩过程的危险性缺乏足够的认识，同时经济条件差，居住地区偏远。②供方。乡卫生院缺乏基本的住院分娩条件。这一问题的分析就为确立目标及制定策略奠定了基础。

（三）确定卫生规划发展目标与指标

卫生规划目标的确立是制定卫生规划的重要环节。卫生形势分析和主要卫生问题确定的目的是为了确定今后一段时期卫生发展的方向和目标，进而选择实现目标的对策与措施，改善人群健康状况，合理配置和优化卫生资源，促进卫生事业发展。目标通常是指组织预期达到的目的和期望经过努力未来达到的程度。卫生规划目标体现了政府和卫生行政部门在规划期限内发展卫生事业，保障和增进人民健康的决心，表明政府运用规划指导进行宏观调控的预期目的，解决主要卫生问题的程度。因此，卫生规划目标的确立不能以机构、人员、设备的发展量为目标，应针对主要健康问题和主要卫生资源问题，并以优先解决的主要问题为导向。

1．卫生规划目标确定原则

（1）明确性。目标的表达应当使执行者能够明确地领会其含义，不至于产生模棱两可的感觉。也就是说，目标表述应尽量做到只有一种理解。

（2）适宜性。适宜性关系到规划目标所提出的需要解决的问题是否在实际中确实存在和急需解决，而且这一问题的解决无论从国家和地方法规和政策角度看，还是从社会文化观念角度分析都是需要和可以接受的。

（3）可行性。可行性指所确立的目标应是在现实中可行的或切实可以实现的。可行性要求规划人员在确定规划目标时应同时考虑如何实现目标，要弄清实现目标所需的资源是否可得，要弄清可能会遇到哪些障碍或阻力以及它们能否被克服。

（4）期限性。期限性指规划目标必须在一定时限内实现，无时间限制的目标往往是无意义的。不过，规划目标的期限可以根据其性质和内容的不同而有不同的规定办法。

（5）可测性。可测性指规划目标实现的结果能够被清楚地观察到或用数字表达出来。例如，"对所有新生儿实施首针预防接种"之类的目标是可观测的，而"净化医疗市场"和"改善从医行为"之类的目标则是不可测的，除非对它们规定具体的测量指标。

2．卫生规划目标内容

（1）总目标。总目标通常表达了长期的导向与发展，反映了在规划期内宏观上要达到的卫生发展的预期目的。

（2）具体目标。具体目标是对实现总目标所指向的可衡量的进展，通常具体目标表明主要卫生问题得到控制或减轻的变化幅度。具体目标包括五个要素：①将要达到的状况或条件的特征；②要达到的状况或条件的质量与数量；③将要实现这一状况或条件的时限；④将要涉及的人群或环境；⑤地理区域。

（3）指标。目标与指标密切相关，目标决定指标，指标为目标服务，指标是目标的具体体现，也是衡量目标实现的尺度。对于每个具体目标，应有若干个指标，关键在于如何根据目标确定适宜的指标。如果选择适当，指标的完成意味着目标的实现。

（4）标准。标准反映了目标与指标达到的水平，表达了目标与指标量化的要求。标准与指标一起共同表达目标应达到的预期水准，并衡量目标的实现程度。

3．卫生规划目标确立的具体要求

（1）规划目标的确立应充分体现国际卫生及国家和地区卫生发展的方向和政策导向。

（2）规划目标应针对主要卫生问题。要分别确定居民健康水平目标和卫生资源合理配置目标，前者应明确在规划期内应达到的主要疾病及危险因素的控制水平；后者针对实现居民健康目标和解决主要卫生资源问题所需要的卫生资源数量、质量及结构与层次的分布状况，规定增量投入的数量与投向及存量调整的目标。

（3）规划目标值的确定应建立在基线调查的基础上，必须摸清现状，才能制定出符合客观实际且可望实现的目标。

（4）规划目标是在未来一定时期内应达到的预期目的，因此应明确卫生改革与发展的总的方向和目标，体现发展前景，具有一定的挑战性和超前性，同时还要考虑资源的可得性与实施的可行性。

（5）规划目标确立应与社会经济和各项事业发展相适应。

（6）规划目标和具体指标的确立应从增进整个人群健康水平的角度出发，不但要明确应重点防治的主要疾病，还应确定应重点控制和消除的健康危险因素。

（7）规划目标应明确，尽可能量化，以定量术语表达，使之既便于在实施中明确今后的努力方向，又有利于衡量和评价目标的实现程度。

（8）在规划期内，目标一旦确定，应具有相对稳定性；但是，考虑到规划实施环境的复杂性，必要时对规划目标进行调整。

（四）拟定实现卫生发展目标的对策和措施

在卫生规划中，对策和措施是为解决主要卫生问题、实现规划目标的可供操作的行动方案，它表明了为了解决主要卫生问题需采取的一系列相互关联的政策、行动及其措施。对策与措施的选择是否恰当，关系到是否能将一系列决策转化为实现目标的正确行动。需强调的是对策与措施的拟定必须针对主要卫生问题。

在卫生规划中，对策主要是针对主要卫生资源问题及其实现目标的障碍，这些障碍包括政策上、体制上、资源分配与布局以及服务提供等方面，是实现规划目标的制约因素，或者是卫生问题不能解决的关键问题。措施包括组织措施、技术措施及配套政策等。技术措施通常是指针对主要健康问题的干预措施。通过干预措施的拟定与实施，减轻和控制影响人群健康的重点疾病及其危险因素。

1. 拟定对策与措施的原则

对策与措施的拟定必须有针对性，为了保证规划目标的实现和主要卫生问题的解决，应针对每一个目标制定若干针对性强的策略和措施，使目标的实施有章可循，可操作性强。在制定卫生规划的对策与措施时，应注重以下五个方面：

（1）明确卫生规划的制定与实施是政府行为。规划是社会主义市场经济体制下政府管理卫生事业和实施宏观调控的重要手段，是合理配置卫生资源的基本依据。因此，在制定的对策与措施中，必须体现各级政府承担制定和实施卫生规划的责任。

（2）规划必须与当地国民经济发展水平相协调。卫生规划是国民经济和社会发展规划的组成部分，因此，规划目标、策略及干预措施制定以及资源的配置均应与之相适应，使规划成为促进社会主义现代化建设、人民生活质量改善和经济与社会可持续发展的重要保障。

（3）宣传与发动全社会参与。规划是一项跨部门的系统工程，没有主要领导人的决心、各部门的协同和全社会参与，难以成功。必须对卫生部门及其他各有关部门以及社区人群宣传发动，以获得广泛的支持、理解与行动。

（4）坚持属地化管理原则，推动卫生行业管理。真正将某一地区内全部卫生资源纳入规划范畴。

（5）坚定变革的信念。规划是针对人民卫生服务需要与需求，改变不合理资源配置的变革。只要有利于保护和增进人民健康，有利于卫生资源的充分利用，有利于卫生事业健康地可持续发展，就应坚持变革决心，敢于打破原有不合理体制，勇于探索，把握机遇。

2. 干预措施拟定依据

在制定干预措施的过程中，针对主要健康问题的干预措施选择依据为：①是否有效地达到和影响目标人群；②是否能够降低当前的疾病负担；③同其他卫生干预措施相比，是否更具有成本效益；④干预措施在实施中是否有较高成功可能性（即技术上、资源上、政治上及可接受性方面的可行性）；⑤是否能够使大部分人口（贫困人口）受益。

（五）分析卫生资源需要及资源开发策略

卫生资源需要量分析是实现卫生规划目标的重要物质保证，卫生资源需要分析实质上是把确定的各项卫生对策与措施的财务需求转化为货币形式，分析资源需要的投入量。

卫生规划资源需要分析包括业务用房的新建、业务用房的改造与维修、设备购置、人员培训、专家技术咨询、各项防治工作活动、新增加人员、日常工作维持费用及维修费等，分别分析上述资源数量、质量、规格和时间要求，最终以货币形式表示。

1. 资源需要分析应遵循的基本原则

（1）按照产出决定投入的原则，资源需要应服务于、服从于规划目标，依据目标排序的需要，采取优先重点的计划程序，使有限的卫生资源保证重点目标的实现和主要卫生策略的实施，避免从单位、部门利益出发而争取投资。

（2）规划资源需要与当地经济发展水平相适应，不要超越当地财政和个人支付的承受能力。资源需要一旦超越现有资源加上可能新增资源总和时，要控制规模与数量的发展，删除不太重要的策略措施，以缩减工作量。

（3）进行资源需要分析时，在充分挖掘现有资源使用潜力的前提下，分析需要新增资源。

（4）规划的资源投入应进行成本效益和成本效果的分析，应考虑把更多的资源直接投入与降低疾病发（患）病率有关的活动上，保证人员培训、防治活动和管理活动等方面的资源需要。

（5）一次性资源需要分析（新建房屋、购置设备等）应进行可行性论证，按照一定的配置原则作适宜的投入，并且充分考虑因之而引起的经常性维持、维修费用和人员费用增长的因素。

（6）资源需要分析时，应充分考虑资源筹集渠道和可能性，在考虑财政供给的主渠道的同时，社会赞助、自费、个人支付、政策性增资渠道、单位自有资金、贷款及市场等应是值得考虑的卫生资源筹集渠道。

（7）财务人员、规划编制及实施的主要人员均应参加资源需要分析。

（8）资源需要分析要保持一定弹性，近细远粗。

2. 资源需要分析的过程

资源需要分析应根据达到目标采取的对策与措施列出任务（活动）清单和需执行的任务规范进行分析。卫生规划实施资源的需要与存量资源之间差距如何解决，关系到规划实施成功的可能性，就此应制定积极的资源开发策略，保证卫生规划顺利实施。

（六）制定实施计划

通过形势分析，找出问题，确定优先领域，确定目标与指标，拟定对策与措施，分析资源需要与开发策略之后，便要根据规划制定实施计划。实施规划的过程，实质上是编制实施计划，并将实施计划付诸实践的过程。通过制定实施计划，可以明确某一活动在哪一级、由什么机构、用什么资源、在何时、何地、用何方法来完成。只有这样，规划才能通过具体的计划落到实处，并便于监督检查和评价。在制定实施计划时，特别需要注意以下几点：①要落实完成规划活动的部门及人员，并搞好部门与人员间的协调；②要编制好规划活动的预算，落实经费来源；③要制定一个适宜的规划活动日程表。明确在什么时间开始做哪些事情，在什么时间内必须将哪些事情做完。描述这样一个时间进度有专门的方法可以遵循，在此推荐一种常用方法——甘特图（图5-2）。甘特图展示了卫生规划所确定各项活动在时间进度上的安排。通过甘特图，管理者能清楚地明确卫生规划所定各项活动何时开始，何时结束，并据此进行过程评估和检测。

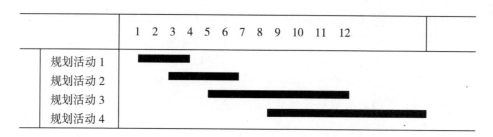

	1 2 3 4 5 6 7 8 9 10 11 12
规划活动 1	
规划活动 2	
规划活动 3	
规划活动 4	

图5-2 甘特图

（七）卫生规划的实施

卫生规划的实施是实现规划目标的手段和途径，是整个规划过程中的实质性阶段。要实施好规划，应做到思想落实、组织落实、政策落实、技术措施落实、工作任务落实和资源需要落实。实施的关键是管理与监督。在规划实施过程中下列四个问题值得关注：

（1）建立规划管理、执行与评价组织。这是卫生规划实施能否取得成功的重要组织保证。

（2）分工及责任明确。在明确了规划目标和实现目标的对策与措施之后，要进行充分的协调与沟通，将目标与任务落实到各部门与人员，明确分工与责任。

（3）制定详细的实施方案。各部门应针对自己承担的目标与任务拟定实施方案，建立实施责任书与日程表，将落实各项对策与措施需采取的活动列出来，规定主管部门、承担部门及相关部门各自的责任与任务，并明确责任人、具体执行人、监督人以及完成期限。

（4）制定规划实施的考核、监测办法。包括考核和监测的内容、方法、时间及负责人。卫生规划作为经政府或人民代表大会审议通过的有约束力的法规，还应规定规划的法律效力和违反规划的处罚。据此对规划实施的进度、目标与指标的实现状况、对策与措施的落实程度等进行检查和监督，对未达到规划规定要求或违反规定的部门采取必要的处罚。

第三节　卫生规划评价

卫生规划评价是一个过程，是一个贯串规划从设计到实施乃至完成的全过程。因此，规划评价的目的是对规划设计、方案、政策设计、实施手段与实施结果进行评价，并根据评价结果对其进行必要的调整，使其更具科学性、先进性和实用性。

一、卫生规划评价的内容

1. 适宜度

适宜度评价主要涉及卫生规划目标与相关政策与环境的适宜性与相关性。主要评价内容有：①规划目标是否符合国民经济和社会发展的需要；②规划目标是否符合国家卫生规划指导原则及有关的宏观卫生政策；③规划目标是否符合地区人群卫生服务需要和需求；④规划目标是否针对地区主要卫生问题；⑤规划目标与实现目标的各项策略是否具有明显的关系；⑥规划策略与各项干预措施是否具有明显的关系；⑦是否能解决主要卫生问题。

2. 确切性

确切性评价主要从量的方面评价规划目标、策略、干预措施及资源的投入状况是否与实际需求相适应，是否能满足卫生服务的需要。主要评价内容有：①主要卫生问题的严重程度分析是否确切；②主要卫生问题及其危险因素的增幅及变动趋势的预测是否准确；③规划目标是否明确、具体；④是否能筹集和规划足够的资源以满足实现规划目标（解决主要卫生问题）的需要；⑤资源的供求关系是否平衡；⑥资源的短缺或过剩是否有适宜、可行的措施；⑦干预措施是否进行了成本效益分析。

3. 公平性

卫生资源分配与利用的公平性是资源合理配置与有效利用的一个重要反映，包括资源在不同层次、结构、部门和人群间的分配和利用。对公平性的评价将体现通过卫生规划的制定与实施，在资源的分配、卫生服务的提供、人群健康权利的平等性、健康状况的改善程度以及社会福利满足的最大可能性等方面的均衡性变化。

4. 进度

进度评价主要是对规划实施的现状与规划实施计划作比较，评价规划实施的各项活动及实现程度是否按计划要求进行，如存在缺陷，应分析原因并及时加以解决。

5. 效率

效率是指产出与投入的比值。在投入一定的情况下，产出越多则效率越高；或者在产出一定的情况下，投入越少则效率越高。卫生规划的效率是指规划实施中投入的资源与取得的成果的对比关系，评价规划能否以更经济的资源投入获得同样的产出；或者以有限的资源获得更大的产出。同时，还应就资源的分配效率和技术效率进行评价。分配效率是指对等量的资源是否分配到可产生最大边际效益的项目活动的评价，主要反映卫生规划结果与资源分配的关系；技术效率是指是否达到了最优的生产要素组合，即在等量资源条件下是否产出更多的符合居民健康需要的卫生服务。

6. 效果

效果评价是指对规划目标实现的程度，即规划实施后，在改善居民健康状况和改善不合理资源配置方面的结果与成效进行评价。主要健康问题评价可通过疾病发病率（患病率）、死亡率的下降幅度，危险因素的控制，疾病经济负担的减轻，社会卫生状况的改善等反映。主要卫生资源问题评价可通过资源配置的合理流向、结构的优化、层次的均衡，资源供需状况以及卫生服务体系是否经济、有效等反映。

7. 影响

影响评价主要评价卫生规划实施后对人群健康状况和社会经济发展所做出的总的与长期的影响和贡献。

二、规划评价指标

就卫生规划的总体评价来说，我国目前尚缺乏一套成熟的指标体系。根据我国区域卫生发展研究者和管理人员提出的观点，规划评价指标分为三大类：投入指标、过程指标和产出指标。投入指标反映规划活动所需要的各种生产要素和资源的投入数量与规模。过程指标也称工作指标，反映利用各种资源投入在实施规划中的进展和变化，包括资源的利用和服务的提供两个方面，它与投入指标的比较可用于评价资源的利用效率。产出指标反映了规划实施后的成效和结果。投入指标与产出指标的比较分析可反映规划的成本效益。下面就这三大类评价指标相应列出一些具体评价指标供参考。

1. 投入指标

包括：①卫生事业费占财政支出比例；②防保经费占卫生事业经费比例；③科教经费占卫生事业经费比例；④人均卫生总费用；⑤人均卫生事业经费；⑥人均卫生全行业固定资产占用额；⑦千人口卫生技术人员数（千人口医生数、千人口护士数、千农村人口村级卫生人员数）；⑧千人口防保人员数；⑨千人口医院病床数；⑩政策状况、人口指标、国民经济指标、文化指标、生活条件指标、交通邮电指标等也可列入投入指标范畴。

2. 过程指标

包括：①预防保健指标：如计划免疫"四苗"覆盖率、孕产妇系统管理率、婴幼儿系统管理率、住院分娩率等；②医疗服务指标：如门诊人次增减幅度、出院人次增减幅度、急诊人次增减幅度、家庭病床数增减幅度等；③资源利用效率指标：医生年平均承担的门诊人次和住院人数、病床使用率、出院者平均住院日、主要设备使用效率等。

3. 产出指标

包括：①人群健康水平指标：如婴儿死亡率、幼儿（1～4岁）死亡率、法定传染病报告发病率、孕产妇死亡率、平均期望寿命等；②疾病和伤残指标：如两周患病率、慢性病患病率、住院率、伤残率等；③青少年生长发育指标：如身高、体重、胸围、出生低体重儿（<2 500 g）比例等；④健康行为指标：如吸烟率、盐摄入量、吸毒状况、参加体育锻炼人口比例等。

三、规划评价步骤及方法

（1）组成评价工作小组。其成员包括规划制定与实施的决策者、执行者及专业技术人员等。

（2）设计评价方案。确定评价目的、内容，选择评价方法及相应指标。

（3）建立信息系统确定要收集的数据及途径。

（4）收集数据及信息，实施评价。

（5）撰写评价报告。

第四节　区域卫生规划

区域卫生规划是当今国际社会卫生发展的先进管理思想和科学的管理模式，是区域内国民经济和社会发展计划的组成部分，实施区域卫生规划是卫生改革和发展的重大举措，是政府在社会主义市场经济体制下，对卫生事业进行宏观调控的重要手段，是区域内合理配置和有效利用卫生资源的必然要求。

一、区域卫生规划的概念

区域卫生规划是在一定的区域范围内，根据自然生态环境、社会经济发展、人群疾病负担、主要卫生问题和卫生服务需求等因素，确定区域内卫生发展目标、模式、规模和速度，统筹规划、合理配置卫生资源，使卫生资源供给与卫生服务需求基本平衡，改善和提高区域内卫生服务质量和数量，形成区域卫生的整体发展。实行区域卫生规划的目的是从各地的实际情况出发，优化配置，有效利用资源，改善和提高医疗预防保健综合服务能力，逐步满足人民群众日益增长的健康需求。区域卫生规划由政府负责制定并组织实施。将区域内各部门、各行业以及军队对地方开放的卫生资源全部纳入规划范围，个体行医以及其他所有制形式的卫生资源配置，必须服从规划的总体要求。区域卫生规划以市（地）行政区域为基本规划单位，直辖市、计划单列市、省会城市为特殊的规划单位。区域卫生规划的周期一般为5年。

区域卫生规划除具备卫生规划的基本特征外，还具有以下五个特点：①针对特定区域，区域卫生规划从某一特定区域和人群出发，以居民的主要卫生问题为规划依据，规划以居民健康指标为目标，而不是以床位、人员增长为目标，正确地确定区域卫生发展的目标和方向，从而促进区域卫生事业健康、有序、持续、协调地发展。②核心是优化配置卫生资源，围绕区域人群健康目标这个中心，对区域内各项卫生资源"规划总量、调整存量、优化增量"，特别是对存量卫生资源从结构、空间分布上进行横向和纵向调整，推行卫生全行业管理，按照公平、效率的原则合理配置，使有限的卫生资源得到充分的利用。③采取产出决定投入的计划模式，区域卫生规划要求采取的干预措施符合成本－效益原则，推动卫生资源向成本低、效益高的卫生服务领域流动，更好地提高卫生事业的社会效益和经济效益。④着眼于提高卫生系统的综合服务能力，区域卫生规划明确各层次各类医疗卫生机构的地位、功能及相互协作关系，形成功能互补、整体的、综合的卫生服务体系。⑤从编制、实施到评价有其一套科学的管理程序，区域卫生规划重视卫生管理体制、管理制度、技术措施和运作机制等方面的改革，注重建立管理信息系统，并充分利用这个系统为规划服务。

二、区域卫生规划的任务

（一）确定区域卫生的发展目标与发展策略

1. 确定区域卫生的发展目标

在对历史、现状及未来发展分析研究的基础上，正确选择今后若干年内区域卫生工作的指导思想和奋斗目标，目标的选择既要符合国家卫生工作方针和卫生事业发展的总目标，又要符合当地国民经济和社会发展的总体规划以及居民对卫生服务的需求。

2. 区域卫生发展策略的选择

正确选择实施卫生发展目标的策略是区域卫生规划的关键，通过形势分析来确定主要卫生问题和优先领域，同时，遵循均衡发展，突出重点，按照公平与效率、成本与效果相统一的原则来选择基本发展战略和重点领域。均衡卫生发展战略包括以下策略选择：①以健康促进为目的的经济有效的干预措施来防止疾病发生的一级预防；②早期发现、早期诊断和早期治疗以防止或减缓疾病发展的二级预防；③对症治疗防止伤残和促进康复的三级预防。

（二）优化卫生资源配置

优化卫生资源配置是现阶段区域卫生规划的核心，是经济体制转轨时期卫生事业改革和发展的难点与重点。当前要从实际出发，以增量优化配置为重点，分阶段有步骤地进行不合理的存量调整，根据卫生服务供给和需求分析，确定失衡原因，正确选择资源优化方式，逐步加以调整。为了实现资源优化配置，必须积极探索优化资源配置的途径与方法。

1. 积极探索优化资源配置的途径

卫生资源的配置包括初次配置（增量配置）和再次配置（存量配置），优化资源配置的难点在于合理布局和结构调整。现阶段，优化资源配置要从实际出发，依据区域资源的拥有量、资源的利用和居民的医疗卫生服务需要量三者的综合评价，确定本地区供需模式的类型，有针对性地采取相应的调整机制和途径。供需模式一般划分为三种类型，不同类型供需模式有其相应的调整途径。

（1）资源供需平衡或基本平衡型。指区域内居民卫生服务的需求量与资源供给量相等或基本平衡。资源配置的重点是调整不合理的存量，其次是对必要的增量实施优化配置，这类地区宜以政府规划为主导，辅以必要的市场调节手段，进行机构调整，加强薄弱领域，提高卫生综合服务能力和服务质量。

（2）资源短缺型。指区域内卫生资源不能满足居民对卫生服务的需求。这类地区主要分布在经济不发达的农村地区或经济迅速发展的新型城市地区。卫生资源配置的重点是增量的优化配置，同时对不合理的存量进行必要调整。这类地区宜以规划管理、增加政府投入为主，统筹规划、合理布局，使增量从开始就能按区域优化的原则配置。对于资源短缺而利用率不高的地区，还必须提高管理能力以及充分利用现有的资源。

（3）资源过剩型。指资源的存量已超过居民对卫生服务的需求量，表现为总量过剩、结构不合理、资源闲置和浪费。资源配置的重点是控制总量、调整存量，发展社区卫生服务和薄弱环节。这类地区要在区域规划指导下，运用计划和市场两种手段，一方面采取一些鼓励政策，引导资源向社区、农村或薄弱领域流动；另一方面通过引进市场机制，优胜劣汰，促使资源达到合理布局、优化配置的状态。

2. 积极探索资源优化配置的方法

资源优化配置着眼点和重点要放在存量资源的调整和优化组合上，要从各区域的特点和实际情况出发，积极探索存量调整的方法，促使资源结构趋向合理。

（1）改组。即重新组合、调整不合理的卫生服务机构。对布局不合理、功能相似（近）、重叠设置、使用率低的机构实施关、停、并、转、迁。在医院集中的城市，可将相对集中的医院组合，实行总医院制，精简机构，减少重复，后勤服务社会化；也可以"大带小"，大小结合，或作为大医院的分支。

（2）改制。即转换管理体制和经营机制。改变政府包揽过多的办医格局，在资源过剩的地区，逐步减少公立医疗机构的比例，对一些规模小、功能单一，以及从企业分离出来的医疗卫生机构，可以实行产权制度的改革，采用股份制、租赁等方式，实行自主经营、自负盈亏、自我发展，政府在政策上扶持，依法加强监督管理。

（3）改向。即通过调整卫生经济政策和资源投资导向，促使过剩的医疗机构改变服务方向。改革经济的补助和拨款方式，引导资源流向预防保健、社区和农村，促使基层医疗机构深入社区，进入家庭，开展社区卫生服务。

（三）加强区域卫生规划与管理能力

1. 建立统筹规划、协调、全行业管理的机制

在目前管理体制下，建议成立由政府主管领导、政府有关部门参加的区域卫生规划领导小组。其主要职责是：负责审议《区域卫生规划》以及规划的实施进度、结果，审议和批准与实施规划有关的重大政策措施，向当地人民代表大会提交有关法规的议案。区域卫生规划要提交当地人大，按照立法程序经地方人民代表大会批准，形成区域内具有法律约束力的法规，由各级政府组织实施。卫生行政部门建立区域卫生规划领导小组规划办公室，负责具体制定、实施、监督与协调工作。

2. 建立资源配置的管理和约束机制

政府和卫生行政部门要转变职能，运用行政、法律、经济等手段，对区域内卫生发展实行统一管理、统一监督，对不符合区域卫生规划的新建机构设施不立项、不审批、不补助、不定点、不转诊、就诊医疗费用不予报销，并对从事的活动按法规进行管理。

3. 加强区域卫生规划的宣传，达成共识

实施区域卫生规划是当前和今后若干年卫生改革的重点，要广泛宣传区域卫生规划的思想，这对各级领导和各个管理部门尤其重要。要采用报告会、研讨会、培训班等多种形式，解放思想，更新观念，排除阻力，达成共识。

4. 建立健全信息系统，加强统计信息资料的收集、整理和分析

区域规划的制定和实施的监测与评价均需要信息的支持，卫生信息系统通过数据的收集、整理、储存、传递和分析，对规划的制定、实施进行监测与评价。区域市、县卫生行政部门要将建立健全卫生信息系统作为区域卫生管理的重要组成部分。

5. 加强区域卫生规划及其相关的改革政策研究与试点

实行区域卫生规划，需要一系列配套的政策和改革措施。要根据《中共中央、国务院关于卫生改革与发展的决定》和医疗保障制度改革的精神，结合实施区域卫生规划的难点和问题，积极探索相关政策和改革措施，在试点的基础上逐步加以推广。

三、区域卫生规划编制的程序与内容

1. 形势分析

形势分析是对区域内人群健康状况、卫生服务及其影响因素，以及这些因素的性质、范围、作用和变化做出全面正确的分析判断。内容包括对区域自然生态环境和社会经济发展、人口增长和年龄结构变化、居民健康模式转变和卫生服务需求、卫生资源配置和利用效率等情况进行调查分析和变化趋势的预测。形势分析要从卫生服务供需双方入手，不仅要对卫生服务供方，包括医疗、预防、保健、康复等服务范围、水平、费用和利用效率，更主要的是对社会经济发展、卫生服务和其他有关因素导致居民健康、疾病模式的变化进行详尽分析。通过健康需求与服务供给之间，以及与其他区域之间的比较，找出存在的问题和差距。形势分析要依靠信息的支持，区域卫生信息系统应在信息收集、分析与提供有关决策依据等方面发挥重要作用。

2. 确定主要卫生问题与优先领域

通过形势分析，发现存在的卫生问题，按问题的严重性大小排序，决定哪些问题是本区域主要的卫生问题。现阶段确定主要卫生问题的基本原则：①引起居民过早死亡或危害居民健康、造成健康损失的主要疾病及危险因素；②这些疾病的病因学和流行规律已经或基本清楚，并有符合成本效益的干预措施；③能够制定目标和指标加以测量、监测和评价，并具有达到这些目标和指标的社会经济条件和资源能力。除此之外，还应该根据区域使用政策、干预措施和利用资源的能力来调整主要卫生问题的优先级，那些社区认为是重要和关心，最常见、最严重，并随时间变化频率上升的卫生问题是优先考虑的领域。

3. 制定区域卫生发展规划的目标和指标

实施区域卫生规划，首先要求各地在对历史、现状及未来发展分析研究的基础上，确定今后若干年内区域卫生发展的目标。由于我国不同区域自然生态环境、社会经济发展不平衡，所面临的主要卫生问题不尽相同，因此，区域卫生发展目标的选择既要符合国家卫生工作方针和卫生事业发展的总目标，又要适应当地国民经济和社会发展的总体规划及居民对卫生服务的需求，提出本区域可以量化的目标和指标。建立目标和指标要注重正确处理历史与未来、内涵与外延、局部与整体、有利条件与制约因素、科学性与可行性的关系，因地制宜，量力而行。

4. 区域卫生发展规划和干预策略的选择

区域卫生规划的目的就是要找出最有效率和效益的途径去提高健康状况，正确选择实施卫生发展目标的途径、手段和方法是区域卫生规划的关键。选择发展规划和干预策略应该多学科、多领域和多部门共同参与，要立足过去的经验，着眼于未来。不论区域所面临的主要卫生问题是传染病、感染性疾病，还是慢性非传染性疾病的问题，都应该采取综合防治策略，争取通过符合成本效益原则的干预措施和选择均衡的发展战略和重点领域，公平地向全体人民提供质量好，国家、集体和个人都承受得起的卫生服务。

不同策略适用于疾病的不同阶段，需要不同的资源，由不同的机构以不同的成本去实施，产生的健康效益也不同。为了更好地预防和控制疾病的发病率、死亡率及致残率，应该对各类疾病的一级、二级和三级预防措施进行分析，选择更符合成本－效益的干预措施。许多疾病的控制可采取一级和二级预防措施，不少干预措施可在医务人员的指导下以较低的成本在社区进行，从而减少医疗机构的负担。在区域卫生规划中，应首先重视一级预防。二级预防（通过首诊接触，疾病与危险因素筛查）可能对某些疾病有效，但必须在确实符合成本－效益的原则下谨慎地进行。随着我国疾病流行模式的变化及慢性疾病对卫生保健负担的增加，医疗服务无疑会越来越重，但是，重点仍应放在效率更高、更符合成本－效益原则的一级预防，而不是二级和三级预防上。

区域发展战略目标和干预策略的选择要突出农村卫生、预防保健和中医药三大战略重点，强化基本卫生服务和社区防、保、医、康和卫生管理一体化，走以内涵发展为主、内涵与外延相结合的发展道路。区域卫生规划在发展模式上，要从扩大规模为主，转到提高服务质量和效率为主，调整结构，优化资源配置，提高卫生服务的综合效益；在重点选择上，把农村卫生、预防保健、振兴中医药作为长期战略的重点，加强基层卫生，突出社区卫生服务；在策略导向上，强化政府对人民健康的责任，动员全社会参与，建立和完善多层次的医疗保障制度，公平普及基本卫生服务；在发展的基本措施上，依靠科技进步、人才培养、改革政策、完善法制、增加投入、强化管理，实现卫生事业的健康、持续、协调发展。

5. 制定实施计划和经济预算

制定了目标与指标，选定了策略后，就要制定实施计划。实施计划要求明确某一项活动在哪一级、由什么机构、用什么资源（房屋、设备、人员、经费）、采用什么方法来完成。县、乡级按照区域卫生规划和资源配置标准制定年度执行计划，并按计划编制预算。根据实施计划，汇总所需的一次性投资及经常性费用，并落实费用来源。

6. 区域规划的实施、监督和评价

实施规划是制定规划的唯一目的。规划的科学性、正确与适宜程度也只能在实施中得到检验，并不断地修正、补充和完善。要实施好规划，必须做到组织落实、政策落

实、技术措施落实、任务落实和经费落实。在实施过程中，区域卫生委员会和各级卫生行政部门要对规划的实施进行监督和评价。监督和评价应该贯串规划从制定到执行的全过程，包括对规划的适宜性、充分性、进度、效率、效果及对健康的作用进行分析。区域内还要建立年度评价的机制，以指导当前和未来计划活动的人力与财力的分配。根据监督、评价结果，可能需要对规划做出调整，或修订执行进度。调整后的规划，由区域卫生委员会审核批准后实施。

本章小结

卫生规划是经济与社会发展规划的重要组成部分，是一种按卫生事业的客观规律确定卫生事业的发展目标、速度和规模，合理配置卫生资源、提高卫生事业整体效益和效率的科学计划方法。它呈现出协调性、系统性、动态性和可持续性的特点。卫生规划的主要功能是为政府在市场经济条件下对卫生发展实现宏观调控提供依据和重要手段，其优先和保证实现的目标是满足全体居民的基本卫生服务需求，其任务是保持卫生事业协调、稳步、可持续发展。

制定卫生规划需遵循一定的原则，并要以国内外卫生发展的理论、相关政策及卫生发展趋势，当地社会经济发展水平及发展规划，当地人群健康状况、卫生服务水平及拥有的和潜在的卫生资源状况为依据。制定卫生规划包括规划准备、卫生形势分析、确定卫生规划发展目标与指标、拟定实现卫生发展目标的对策和措施、分析卫生资源需要及资源开发策略、制定实施计划、卫生规划的实施与评价等七个步骤。

卫生规划评价是卫生规划的又一个重要环节，其评价的内容包括卫生规划的适宜度、确切性、公平性、进度、效率、效果和影响等七个方面。卫生规划评价指标分为投入指标、过程指标和产出指标三大类。

区域卫生规划是在一定的区域范围内，根据自然生态环境、社会经济发展、人群疾病负担、主要卫生问题和卫生服务需求等因素，确定区域内卫生发展目标、模式、规模和速度，统筹规划、合理配置卫生资源，使卫生资源供给与卫生服务需求基本平衡，改善和提高区域内卫生服务质量和数量，形成区域卫生的整体发展。区域卫生规划有其自身的特点与任务，同时也遵循一定的编制程序。

（张屹立）

第六章　卫生法规与卫生监督

第一节　卫生法规概述

一、卫生法的概念、调整对象和作用

（一）概念

卫生有狭义和广义之分。狭义的卫生是指一种状况，如人体的身体或健康的状况，环境的清洁状况等。广义的卫生则是指为了一种好的状况而进行的个人和社会活动的总和，也就是说，为了维护人体健康而进行的个人和社会活动的总和。

卫生法是指由国家制定或认可的，有关食品卫生、医疗卫生、医疗事故的处理、卫生防疫、药品药械管理、从业资格、突发性公共卫生事件的应急处理等方面的法律规范的总称。主要包括食品安全法、传染病防治法、职业病防治法、人口与计划生育法、红十字会法、国境卫生检疫法、献血法、执业医师法、药品管理法、护士管理办法、母婴保健法、医疗事故处理条例、医疗器械监督管理条例、医疗机构管理条例、突发性公共卫生事件应急条例等，以及与上述法律法规相应的一系列配套规定。

（二）调整对象

卫生法是调整卫生社会关系的法律规范的总称。这就意味着，它的调整对象是卫生社会关系。

卫生社会关系是多种多样的，从法律性质上分主要有两类：一类是卫生行政关系，是指经卫生法确认，具有行政意义上的权利和义务内容的关系。卫生行政关系是在卫生管理活动中产生的，在通常情况下，卫生行政部门总是卫生行政关系的一方。另一类是卫生民事关系，是指经卫生法确认，具有民事意义上的权利和义务内容的关系。卫生民事关系是在卫生服务过程中发生的，卫生民事关系主体的法律地位是平等的。例如，医

患关系就是一种典型的卫生民事关系。卫生行政关系和卫生民事关系虽然性质不同，但十分密切。有效的卫生行政关系是良好的卫生民事关系的基础，良好的卫生民事关系是有效的卫生行政关系的结果。

（三）作用

卫生法在社会活动中的作用是多方面的，其主要作用有以下三个方面。

1. 维护社会卫生秩序

卫生社会关系是丰富的、复杂的，也是矛盾的、冲突的，所以它需要不断地被调节和调整，使之条理化、秩序化。卫生法通过两方面实现国家对卫生的宏观目标：一是通过建立市场的卫生秩序，约束市场的卫生主体，规范市场的卫生行为，维护市场的卫生安全；二是通过界定政府干预卫生的范围和程度，使政府对卫生的干预既不减低市场的活力又不失卫生的本质。卫生法中的禁止性规范、强制性规范、授权性规范或任意性规范在调整卫生社会关系上的角度、力度不同，但目的是一致的，就是把各种卫生社会关系纳入公平公正的秩序中去。

2. 保证公共卫生利益

国家发展卫生事业的目的是为了满足社会卫生需求，实现公共卫生利益，而要实现这样的目标，需要整合社会卫生资源，组织卫生管理活动。卫生法作为一种法律手段承担着这样的使命，即通过调整卫生社会关系来确保公共卫生利益的实现。

3. 规范卫生行政行为

卫生行政部门是卫生法的主要执行者，它代表国家运用公共权力维护卫生社会关系权利主体的权利，强制卫生社会关系义务主体或责任主体履行义务、承担责任，最终实现卫生法调整卫生社会关系的目的。因此，卫生行政部门必须在卫生法规定范围内行使职权，同时必须按照规定程序、要求行使职权，切实做到合法行政，程序正当，高效便民，防止违法和滥用行政权力，并把行政行为始终置于社会监督之下。

二、卫生法的特征和基本原则

（一）特征

卫生法的特征是卫生法的本质的外延，是卫生法区别于其他法的标志，主要包括以下五个方面。

1. 以保护人体健康和促进经济发展为根本任务

卫生法的根本任务是预防和消灭疾病、改善人们劳动和生活环境的卫生条件，以保护人体健康和促进经济发展，这是全人类的根本利益所在，也正是它区别于其他法律部门的主要标志。

2. 内容的广泛性和对象的综合性

卫生法具有调整内容的广泛性和调整对象的综合性的特征。我国卫生法调整的内容非常广泛，它几乎存在于社会生活的各个领域和方面；卫生法调整的对象是卫生社会关系，而卫生社会关系既存在于卫生机构、卫生人员与卫生行政部门之间，也存在于卫生机构内部管理层与卫生人员之间；既存在于卫生行政部门与企事业单位、社会团体、公民之间，也存在于卫生机构、卫生人员与患者之间；当然还存在于其他产生卫生社会关系的主题之间。

3. 调节手段的多样性

卫生法调整内容的广泛性和调整对象的综合性，决定了其调节手段必须多样性。维护公民健康权利是一个十分复杂而又非常具体的社会工程。它涉及卫生条件和环境的改善，疾病的治疗、预防和控制，优生优育与健康保障，卫生质量中的技术问题以及处理因卫生问题而产生的许多复杂的人际关系等。这就意味着卫生法不能像其他有些法律由于调整的社会关系单一，而仅仅采用一种调节手段。就行政主体来说，在面对不同对象时，需要采用的有层级监督手段、行政监督手段、行政许可手段、行政复议手段、行政强制措施等。

4. 科学性和技术规范性

人们在预防疾病、诊断治疗、康复保健的过程中，逐渐总结出一套防病治病的方法和操作规程，为后人和医务人员所遵循，而国家通过法律的程序将这些规范予以立法，构成卫生法的主要内容。所以，在卫生法律中可以看到不少操作规程、技术规范和卫生标准，这就要求人们要了解卫生法的具体内容需要具有一定的医学知识，否则，就无法熟悉卫生法、遵守卫生法和适用卫生法。

5. 反映社会共同需求

这是由卫生法的立法宗旨和根本任务所决定的。虽然卫生法同其他法律一样具有阶级性，其制定必须体现统治阶级的共同利益和意志，但就它规范的具体内容而言，也反映了其他阶级、阶层和各界人士的利益和意志。防病治病、卫生健康是全人类所面临的共同问题，也是全人类的共同利益所在。

（二）基本原则

卫生法的基本原则是指体现在各种卫生法律、法规之中的，对调整保护人体生命健康而发生的各种社会关系具有普遍指导意义的准则。

卫生法的基本原则至少包括下列七项：

1. 维护人体健康的原则

维护人体健康是我国一切卫生工作和卫生立法的根本宗旨和最终目的。根据这一原则，我国每个人都依法享有改善卫生条件、获得基本医疗保健的权利。

2. 预防为主的原则

预防为主是我国卫生工作的根本方针，它是卫生立法及司法必须遵循的一条重要原则。预防和治疗是医疗卫生保健工作的两大基本组成部分，是有机联系、不可缺一的两个方面。在这两个方面中，预防显得尤为重要。

3. 依靠科技进步的原则

生命科学是当今世界科技发展最活跃、最重要的领域之一，它将不断给医学发展以巨大的动力，使人类对自身生命现象和疾病本身的认识不断进入新的阶段。

4. 中西医协调发展的原则

在对疾病的诊疗护理中，要正确处理中国传统医学和西方医学的关系，要认真学习现代医学，努力发展和提高现代医学的科学技术水平。同时，还必须努力继承和发展祖国传统医学遗产。

5. 动员全社会参与的原则

卫生工作必须做到政府领导、部门配合、社会支持、群众参与，使医疗卫生事业成为全民的事业。这一原则反映了卫生工作的社会性，有利于增强社会全体成员的参与意识和责任感。

6. 国家卫生监督的原则

卫生行政部门或国家授权的卫生职能部门对管辖范围内有关单位和个人执行国家颁布的卫生法律、法规、规章、条例、办法和标准情况予以监察督导。

7. 患者权利自主原则

患者权利自主原则是指患者自己决定和处理卫生法所赋予的患者权利。20世纪70年代以来，卫生法发生了一个新的变化，即许多国家越来越重视患者权利的保护问题，有的甚至制定了专门的患者权利保护法，如荷兰、丹麦、美国等国家。在我国，维护患者权利，尊重患者的自主意识，同样有它的必然性。

三、卫生法的渊源

卫生法的渊源又称卫生法的法源，是指卫生法律规范的外部表现形式和根本来源。我国卫生法的渊源有以下九种形式：

1. 宪法

宪法是国家的根本大法，具有最高的法律效力，是所有立法的依据。宪法作为卫生法法源，其包含的卫生法规范主要有：第21条规定，国家发展医疗卫生事业，发展现代医药和我国传统医药，鼓励和支持农村集体经济组织、国家企事业组织和街道组织建立各种医疗卫生设施，开展群众性的卫生活动，保护人民健康。第25条规定，国家推行计划生育，使人口的增长同经济和社会发展计划相适应。第33条规定，国家尊重和保障人权。第45条规定，中华人民共和国公民在年老、疾病或者丧失劳动能力的情况下，有从国家和社会获得物质帮助的权利；国家发展为公民享受这些权利所需要的社会保险、社会救济和医疗卫生事业。第49条规定，婚姻、家庭、母亲和儿童受国家的保护；夫妻双方有实行计划生育的义务。

2. 卫生法律

卫生法律是指由全国人民代表大会或其常务委员会制定颁布的卫生法律规范。其效力仅低于宪法，可分为两种：一是由全国人民代表大会制定的卫生基本法，目前我国还未制定卫生基本法。二是由全国人民代表大会常务委员会制定的卫生基本法律以外的卫生法律，现已有10部卫生单行法律：《中华人民共和国食品卫生法》、《中华人民共和国药品管理法》、《中华人民共和国国境卫生检疫法》、《中华人民共和国传染病防治法》、《中华人民共和国红十字会法》、《中华人民共和国母婴保健法》、《中华人民共和国献血法》、《中华人民共和国执业医师法》、《中华人民共和国职业病防治法》、《中华人民共和国人口与计划生育法》。

3. 卫生行政法规

卫生行政法规是指由国务院制定发布的有关卫生方面的专门行政法规，其法律效力低于卫生法律。它既是卫生法的渊源之一，也是下级卫生行政部门制定各种卫生行政管理法规、规章的依据。到目前为止，专门的卫生行政法规已有35个之多，分布于卫生领域的各个方面。

4. 地方性卫生法规

根据宪法的规定，省、自治区、直辖市的人民代表大会及其常务委员会在不与宪法、法律、行政法规相抵触的前提下，可以制定地方性法规，报全国人民代表大会常务委员会备案。地方性卫生法规在推进本地卫生事业的发展、为全国性卫生立法积累经验等方面具有重要意义。地方性卫生法规仅在发布地有效。

5. 卫生自治条例与单行条例

卫生自治条例与单行条例是指民族自治地方的人民代表大会依法在其职权范围内根据当地民族的政治、经济、文化的特点，制定发布的有关本地区卫生行政管理方面的法律文件。

6. 卫生规章

规章分部门规章和地方政府规章，两者也统称行政规章。卫生部单独或者与国务院有关部门联合制定发布的规范性文件，称为卫生部门规章，或简称卫生规章。省、自治区、直辖市人民政府，省、自治区、直辖市人民政府所在地的市和国务院批准的较大的市以及经济特区的人民政府制定发布的卫生方面的规范性文件，称为地方政府卫生规章，或简称地方性卫生规章。

7. 卫生标准

由于卫生法具有技术控制和法律控制的双重性质，因此，卫生标准、卫生技术规范和操作规程就成为卫生法渊源的一个重要组成部分。我国现行卫生标准按《卫生标准管理办法》分为国家标准、部标准和地方标准：①国家标准是指对保障人体健康，促进生产发展有重大意义而必须在全国范围内各部门、各地区统一执行的标准；②部标准也称专业标准，是指在全国卫生专业范围内统一执行的标准；③地方标准是指尚未制定国家标准而在本地区有特殊需要的标准。

8. 卫生法律解释

卫生法律解释是指有关机关对卫生法律、行政法规、规章所作的解释。根据全国人大常委会《关于加强法律解释工作的决议》规定，有以下四种卫生法律解释：①立法解释。凡关于法律、法令条文本身需要进一步明确界限或做补充规定的，由全国人大常委会进行解释或用法令加以规定。②司法解释。凡属于法院审判工作中具体应用法律、法令的问题，由最高人民法院进行解释；凡属于检察院检察工作中具体应用法律、法令的问题，由最高人民检察院进行解释。两院解释如果有原则性的分歧，报请全国人大常委会解释或决定。③行政解释。不属于审判和检察工作中的其他法律、法令如何具体应用的问题，由国务院及主管部门进行解释。④凡属于地方性法规条文中本身需要进一步明确界限或做补充规定的，由制定法规的省、自治区、直辖市人大常委会进行解释或作出规定。凡属于地方性法规如何具体应用的问题，由省、自治区、直辖市人民政府主管部门进行解释。

9. 卫生国际条约

卫生国际条约由全国人大常委会决定同外国缔结，或者由国务院按职权范围同外国缔结。卫生国际条约虽不属于国内法范畴，但其一旦生效，除我国声明保留的条款外，对我国具有约束力。

四、卫生法律关系

（一）卫生法律关系概念

法律关系是法律规范在调整人们行为的过程中所形成的权利和义务关系。卫生法律关系是指卫生法律规范在调整人们在卫生活动中所形成的权利和义务关系。

卫生法律关系与卫生关系不同，卫生关系是一种未经卫生法调整的社会关系，卫生法律关系是已纳入卫生法调整的社会关系，当事人的相应权利受到卫生法的保护，当事人如违反规定不履行义务要承担相应的法律责任。

（二）卫生法律关系的特征

卫生法律关系除了具备一般法律关系的共同特性外，还具有其自身的特征。

1. 卫生法律规范是卫生法律关系的前提

从法律关系形成的依据来看，卫生法律关系是根据卫生法律规范而形成的法律关系，或者说它是由卫生法律、法规、规章予以确认而后调整的。

2. 卫生法律关系所体现的利益是个人和社会的健康利益

卫生法律关系的主体不同，卫生法律关系的内容所体现的利益也有所不同。但无论是在卫生行政管理中形成的卫生法律关系，还是卫生服务中形成的法律关系，或者是在生产经营过程中形成的卫生法律关系，其内容都是卫生法所确认和保护的卫生权利义务，都是以健康问题为法律前提的，因此，卫生法律关系所体现的是个人和社会的健康利益。

3. 卫生法律关系既存在于平等主体间也存在于不平等主体间

卫生法律关系的这一特点是由卫生法调整的卫生行政部门与卫生机构、卫生人员关系的不平等性和卫生机构、卫生人员与患者关系的平等性决定的。卫生法律关系主体的平等通常表现为他们在卫生法律关系中享有的权利和义务的对等一致。

4. 卫生行政部门和卫生机构是最主要的主体

卫生行政部门与卫生机构之间的关系是最主要的卫生法律关系。卫生行政部门既可以与其他国家机关、企事业单位、社会团体发生卫生法律关系，也可以与自然人发生卫生法律关系。卫生机构既可以与其他国家机关、企事业单位、社会团体发生卫生法律关系，也可以与自然人发生卫生法律关系。还有卫生行政部门之间、卫生机构之间也可以发生卫生法律关系。总之，卫生法律关系是一种普遍存在的法律关系。

（三）卫生法律关系的种类

人们在卫生活动中形成的社会关系主要有卫生行政法律关系和卫生服务法律关系两大类。

卫生行政法律关系是指卫生行政机关在依法进行卫生行政管理过程中，与被管理人之间形成的法律关系，是一种领导与服从的行政隶属法律关系。

卫生服务法律关系是指在卫生服务活动中，提供卫生服务的医疗卫生单位和个人与接受卫生服务者之间形成的法律关系，主要包括：医疗卫生机构和个人为患者提供医疗卫生服务时形成的法律关系，即医患法律关系；与人体生命健康相关产品的生产者和销售者为消费者提供相关产品时形成的法律关系。

（四）卫生法律关系的构成要素

卫生法律关系的要素是指构成每一个具体的卫生法律关系必须具备的因素，包括卫生法律关系主体、卫生法律关系客体和卫生法律关系内容。

卫生法律关系的主体又称权利主体，是指卫生法律关系的参加者，即在卫生法律关系中享有权利和承担义务的当事人。通常包括国家机关、企事业单位、社会团体和自然人。

卫生法律关系的客体，又称权利客体，是指卫生法律关系主体的权利和义务所指向的对象，包括生命健康权、物、行为、智力成果或精神财富。

卫生法律关系的内容是指卫生法律关系的主体针对特定客体在一定条件下依法享有的权利和承担的义务，是卫生法律关系的基础。

（五）卫生法律关系的产生、变更和消灭

卫生法律关系作为一种社会现象，同其他社会现象一样，总是处在不断的发展变化之中，有的产生，有的变更，有的消灭。

卫生法律关系的产生是指在卫生活动中，因某种事实的存在，使人们之间为一定权益的实现而形成了权利和义务关系，如患者的就医行为引起医患法律关系。卫生法律关系的变更是指因某种事实的存在而使原有的卫生法律关系发生变动，如卫生管理机关的设立与撤销。卫生法律关系的消灭是指因某种事实的存在使原有的卫生法律关系中的权利和义务消失和终止，如组织撤销或自然人死亡。

五、卫生法的实施

（一）卫生法实施的概念

卫生法的实施是指通过一定的方式使卫生法律规范在社会生活中得到贯彻和实现的活动。卫生法的实施主要有卫生法的遵守和卫生法的适用两种方式。

（二）卫生法的适用

卫生法的适用是指国家机关和法律、法规授权的社会组织依照法定的职权和程序，行使国家权力，将卫生法律规范创造性地运用到具体人或组织，用来解决具体问题的一种专门活动。包括卫生行政部门依法进行的卫生执法活动等。

（三）卫生法的遵守

卫生法的遵守又称卫生守法，是指一切国家机关和武装力量、政府和社会团体、企事业单位组织和全体公民都必须恪守卫生法的规定，严格依法办事。卫生法的遵守是卫生法实施的一种重要形式，也是法治的基本内容和要求。

（四）卫生法的效力范围

卫生法的效力范围是指卫生法的生效范围或适用的效力范围，就是指卫生法在什么时间、什么领域内和对什么人有效的问题，即法律效力的三个方面：时间效力、空间效力和对人的效力。

卫生法的时间效力是指卫生法何时生效，何时失效以及对卫生法生效前所发生的行为和事件是否具有溯及力的问题。

卫生法的空间效力是指卫生法生效的领域范围，即卫生法在哪些领域具有约束力。

卫生法对人的效力是指卫生法对哪些人具有约束力。我国公民、外国人、无国籍人在我国领域内，一律适用我国卫生法。

（五）卫生法的解释

卫生法的解释是指国家机关、组织或个人，为适用或遵守卫生法，根据立法原意对卫生法律规范的含义、内容、概念、术语以及适用的条件等所作的必要的说明和解答。卫生法的解释可以分为正式解释和非正式解释两种。

正式解释又称法定解释、官方解释、有权解释，是指有解释权的国家机关按照宪法和法律所赋予的权限对与卫生法有关的法律条文所作的具体法律效力的解释，包括立法、司法和行政解释。

非正式解释又称非法定解释、无权解释或非官方解释，是指社会团体或公民按照个人的理解和认识，对卫生法所作的解释，包括学理、任意解释。

第二节　卫生监督概述

一、卫生监督的概念、功能和作用

（一）概念

卫生行政监督是政府卫生行政部门依据公共卫生法规的授权，对公民、法人和其他组织贯彻执行卫生法规的情况进行督促检查，对违反卫生法规、危害人体健康的行为追究法律责任的一种卫生行政执法行为。其目的是行使国家公共卫生职能，实行国家对社会的卫生行政管理，保护人民的健康，维护国家卫生法制的统一和尊严。其性质属于国家监督，是国家行政监督的一部分，同时也是国家卫生行政管理的重要环节。

（二）功能

卫生监督的功能就是卫生监督所具有的效能。主要包括以下几个方面：

（1）制约功能。制约既是一种自然现象，也是一种社会现象。这种客观存在的相互制约作用，保持了自然界和人类社会的平衡发展。就卫生监督制度而言，就是卫生行政机关的卫生监督行为对相对人有关权力的限制和具体行为上的牵制。

（2）规范功能。即有规范人们行为导向的作用，卫生监督作为卫生法律的具体表现，通过对守法者的认可和对违法者的惩罚，指出什么样的行为是合法的，什么样的行为是违法的，或者必须禁止的。基于卫生法律规范可分为授权性规范与义务性规范两种，所以，卫生监督的作用也包括确定性规范和选择性规范两种。确定性规范是卫生监督机关通过强制相对人的具体行为而体现出来的命令性和禁止性要求；选择性规范则是通过卫生监督保障法授予人们的选择权，通过对具体卫生违法案件的处理，来影响周围人们行为的选择。

（3）预防功能。是我国预防为主卫生工作方针的具体化，是强制和规范社会卫生事务或行为的一种制度，起到防患于未然的作用。它在对社会卫生事务或行为进行法制管理过程中，必须渗入每项具体事务或行为之中，在参与中实施监督。所以，卫生监督不是消极被动地监督，而是积极主动参与监督对象的整个运作过程，提前发现和排除可能发生危害健康的各种问题和潜在因素。

（4）促进功能。卫生监督的目的不只是为了发现问题，查出卫生违法行为，而是要通过对问题或违法行为的分析，找出和发现卫生工作中的薄弱环节和产生问题的根源，并进行研究和梳理，形成强大的信息源，为卫生监督工作提供改进的依据。同时，可以针对问题提出弥补措施和解决方法，不断改善和调整涉及卫生活动的各方面、各环节、各要素之间的矛盾，从而促进社会在卫生活动的各个方面与社会整个运行过程及各环节和各要素协调一致，和谐同步发展。

（三）作用

（1）卫生监督为保障和提高公众的健康水平发挥重要作用。卫生监督是使公共卫生法规的立法目标得以实现的重要手段和基本保证。在社会涉及的卫生活动的各个方面发挥着保护者的作用，使许多危害得以避免，公众生活和生命质量得以提高。

（2）卫生监督是实施国家职能和打击卫生违法活动的重要手段。卫生监督作为法律手段之一，是政府法制工作中不可分割的组成部分，各级卫生行政部门贯彻执行卫生法规的过程本身，就是一种国家意志的体现，是国家职能的行使，且以国家强制力作为保证，可以对卫生违法活动给予必要的制裁。

（3）实施卫生监督是保护国家、团体、公民个人有关卫生方面合法权益的重要措施。随着经济的发展，职业卫生问题日益受到关注。通过卫生监督可以控制和改善生产环境的卫生状况，防止有害因素对从业人员的危害，保护劳动力，促进社会生产的发展。同时，通过卫生监督可以规范卫生秩序，充分保证国家、团体、公民三者在社会涉及卫生方面合法权益的实现。

（4）卫生监督的大力开展，能促进卫生法规的自我完善。通过卫生监督的大力实践，可以发现现有的卫生法规存在的不完善的地方或者难以操作之处，在实施卫生监督的同时，可以为卫生立法反馈有价值的信息，从而有利于公共卫生法规的修改和完善，促进卫生立法水平的提高。

（5）卫生监督对促进法制社会建设起着不可替代的作用。卫生监督活动的开展，无疑能够促进法制社会建设，增强人的法制意识，提高各级卫生行政部门工作人员和广大人民群众的法制观念，增强依法办事的自觉性，促进公民认真履行卫生法规所规定的义务，自觉与违法行为作斗争。

二、卫生监督的分类

（一）按卫生监督的过程分类

1. 预防性卫生监督

预防性卫生监督是指卫生行政机关依据卫生法规对城乡规划和基本建设项目所开展的设计卫生审查和竣工验收的监督活动。其目的在于从规划布局和建筑设计上贯彻卫生要求，达到保护环境、控制污染和有关公害，保证人民健康，造福子孙后代。

2. 经常性卫生监督

经常性卫生监督是指卫生行政机关定期或不定期对管辖范围内的企事业单位、个人或有关社会组织遵守公共卫生法规的情况进行的日常性监督活动。

（二）按卫生监督的行为方式分类

1. 羁束卫生监督行为与自由裁量卫生监督行为

卫生监督以受公共卫生法律、法规和规章拘束的程度为标准，可分为羁束卫生监督行为和自由裁量卫生监督行为。羁束卫生监督行为指凡是公共卫生法律、法规和规章对行为的内容、形式、程序、范围、手段等作了较详细、具体和明确规定的卫生监督行为。卫生机关实施羁束行为，必须严格依法办事，不能带有随意性。自由裁量卫生监督行为是指法律规范在规定行为的内容、形式、程序、范围、手段等方面留有一定余地，或只作原则性规定的卫生监督行为。

2. 依职权卫生监督行为与依申请卫生监督行为

依职权卫生监督行为即根据卫生法规赋予的职权，不待相对人的申请而由卫生行政机关主动作出的卫生监督行为，又称为主动监督行为，如卫生检验检疫部门实施的卫生检疫行为。依申请卫生监督行为是指卫生行政机关只有在相对人申请的条件下才能依法采取的卫生监督行为，如卫生许可证的审批、发放。

3. 要式卫生监督行为与非要式卫生监督行为

依据卫生监督是否必须具备一定的法定形式为标准，可以将卫生监督分为要式卫生监督行为与非要式卫生监督行为。要式卫生监督行为是指必须依据法定形式或具备一定的法定形式，才能产生法律效力和后果的卫生监督行为。如卫生行政部门发放食品的批准文号，必须是书面的。非要式卫生监督行为是指卫生法规未规定具体方式或形式，允许卫生行政机关依据情况自行选择适当方式或形式进行的卫生监督行为，如健康产品从业人员健康检查通知，可以为口头、电话或书函形式，告知被检者。

三、卫生监督行为的效力

（一）卫生监督行为的成立、撤销、废止、变更和消失

1. 卫生监督行为的成立

卫生监督行为的成立须具备一定的要件。这里的成立要件是指卫生法规要求卫生监督机关实施监督行为时所必须遵守的条件。只有遵守这些条件，卫生监督行为才能有效

成立，并具有法律效力。卫生监督行为成立的要件主要包括：

（1）行为的主体合法。即只有具备卫生监督主体资格的卫生监督机关才能进行卫生监督行为。

（2）行为不超越权限。即卫生法规确定了卫生监督机关的职责权限，卫生监督机关只能在职权范围内代表国家行使权力，实施卫生监督行为。

（3）行为内容合法。即卫生监督行为的内容要符合卫生法规的规定。

（4）行为符合法定形式。对于卫生法规要求有特定法定形式的，卫生监督机关在具体实施中必须遵照执行，即按法定形式实施其行为才能有效成立。

（5）行为符合法定程序。即卫生监督行为必须按照卫生法规规定的程序和步骤进行，才能合法成立。

总之，卫生监督行为的有效成立，必须主体合法、不超越权限、内容合法、形式合法和程序合法，缺一不可。

2. 卫生监督行为的撤销

卫生监督行为的撤销是指卫生监督行为在适用过程中，发现不符合生效要件的情况，由有权机关依法予以撤销，使该行为向前向后均失去效力。

3. 卫生监督行为的废止

卫生监督行为的废止是指卫生监督行为在成立时是合法的，后来由于情况发生变化，使其不宜继续存在，使它失去效力。被废止的卫生监督行为在废止前的行为后果依然有效，自废止之日起不再起效。

4. 卫生监督行为的变更

卫生监督行为的变更是指对已经发生效力的卫生监督行为，发现其不当或因情况变迁，使原行为变得部分不适用，从而对部分行为加以改变或使部分行为失去效力，并作出新的规定。

5. 卫生监督行为的消灭

卫生监督行为的消灭是指卫生监督行为的效力完全停止，不复存在。除因撤销或废止使卫生监督行为消灭外，还包括卫生监督行为的对象已不复存在、期限届满、相对人的义务履行完毕等情况。

（二）卫生监督行为的效力

卫生监督行为是卫生行政部门代表政府依法实施的具体行政行为，具有法律效力。依据卫生监督行为的内容，可以发生三种效力，即确定力、执行力和拘束力。

（1）确定力。是指卫生监督行为一经有效成立后，就具有不得再行更改的效力。具体地说，已经确定的卫生监督行为非依法不得被任何国家机关或行为机关本身所随意变更或撤销，相对人更无权自行变更。

（2）执行力。是指卫生监督机关依法采取一定手段，使卫生监督的内容得以完全实现的效力。如卫生监督机关可依法采取一定手段强制执行，以实现公共卫生秩序、公众健康和公共利益所要求的状态。

（3）拘束力。是指卫生监督行为实施后，具有约束和限制的效力。有效的卫生监督行为，对卫生监督机关及相对人具有相同的约束力。例如卫生监督机关依法吊销某食品生产企业的卫生许可证，实施这一行为的卫生监督机关或其他机关，不得以该食品生产企业合法来对待。

四、卫生监督与卫生行政立法及卫生行政司法的关系

（一）卫生监督与卫生行政立法的关系

卫生行政立法是指国家行政机关依法制定和发布有关卫生方面的法律规范活动。它具有抽象性，所形成的法律关系以卫生行政部门为一方，以相对人为另一方，适用的对象具有普遍性。卫生行政立法的主体是国家行政机关包括国务院制定或批准的卫生行政法规、国务院有关行政部门制定的卫生行政规章、地方人民政府制定的卫生方面的规章制度或规范性文件等。

卫生监督机关依据卫生法规的规定，设定行为规则，主动调整社会各种有关卫生方面的关系。可以说，卫生行政立法是卫生监督的前提，卫生监督是卫生行政立法的延续。

卫生监督和卫生行政立法根据其职能和特性，又存在以下区别：

（1）依据不同。卫生行政立法的依据是国家法律所赋予的制定有关卫生法律规范的权利，而卫生监督的依据源于卫生法律法规所赋予的适用于卫生法规的职权。

（2）主体不同。卫生行政立法的主体是有关制定卫生法规、规章及其他具有法律效力的规范性文件的国家行政机关，卫生监督的主体仅限于各级卫生监督机关。

（3）效力不同。卫生行政立法在一定时间和范围内具有普遍的效力；卫生监督不具有普遍的效力，它的法律效力只是针对特定的人和事。

（4）关系不同。卫生行政立法法律关系主体中相对人存在不确定性；卫生监督法律关系主体中，双方当事人都是确定的。

（5）形式不同。卫生行政立法表现形式是规范性文件，必须符合法律规范的三要素，即假定、处理和制裁；而卫生监督表现形式则比较灵活多样，如奖励、许可、处罚等。

（二）卫生监督与卫生行政司法的关系

卫生行政司法是指卫生行政机关按照准司法程序，依法审理具体案件，解决特定行政争议的活动，即卫生行政复议。例如，对医疗事故的定性引起的争议进行调解、仲裁。卫生监督是卫生行政司法的前提，即卫生行政司法只有在卫生监督引起行政争议时才能产生；而没有卫生行政司法，卫生监督中的行政争议只能以卫生行政诉讼的形式诉诸公堂。

卫生监督与卫生行政司法的区别主要是：

（1）作用不同。卫生行政司法是为了解决纠纷或争议；卫生监督通过具体的卫生行政行为，保障卫生法规的实施。

（2）关系不同。卫生行政司法中的法律关系，除了作为仲裁人的卫生行政机关外，还有发生纠纷或争议的双方当事人，是一种三方关系；而卫生监督中的法律关系是由作为管理人的卫生行政机关和作为被管理人的另一方构成的双方关系，是权力与服从的

关系。

（3）程序不同。卫生行政司法行为是卫生行政机关处理特定案件、裁决争议所适用的程序，是准司法程序；而卫生监督适用的是一般行政程序。

（三）卫生监督与卫生行政立法、卫生行政司法三者间的关系

卫生监督与卫生行政立法、卫生行政司法的关系，既有联系又有区别，三者共同构成了相互联系、相互制约的卫生行政统一体。三者间的关系是卫生行政立法通过卫生监督去实施，卫生监督中的争议通过卫生行政司法来解决。除此之外，它们之间的联系还体现在三者均是国家实施卫生行政权的重要手段；都能产生具有法律效力的行为；都是运用法律武器，保障社会经济和社会生活的有序和稳定，使国家各项卫生方针和涉及卫生的活动得到正常进行，从而最终达到维护人民健康的目的。

五、我国卫生监督体制改革和体系建设

卫生监督作为我国公共卫生工作的重要组成部分，经历了从无到有、从起步到逐步完善等阶段。特别是改革开放以来，《中华人民共和国食品卫生法》、《中华人民共和国传染病防治法》、《中华人民共和国母婴保健法》、《中华人民共和国执业医师法》以及《中华人民共和国职业病防治法》等10部法律、30多部行政法规和200多项部门规章相继颁布，形成了具有中国特色的卫生法律体系，卫生监督工作逐渐步入法制化轨道。

多年以来，我国卫生监督工作由卫生防疫机构实施，按专业进行监管，如食品卫生监督、公共场所卫生监督、学校卫生监督等。随着我国社会主义市场经济建设，在传统计划经济体制下形成的卫生监督体制已不能适应法制建设的需要，迫切需要改变。1997年，《中共中央、国务院关于卫生改革与发展的决定》（以下简称《决定》）明确要求，要通过不断深化卫生改革，建立具有中国特色的包括卫生服务、医疗保障、卫生执法监督的卫生体系，要求各级政府要强化卫生行政执法职能，改革和完善卫生执法监督体制，调整并充实执法监督力量，不断提高卫生执法监督队伍素质，努力改善执法监督条件和技术手段。《决定》明确了我国卫生事业发展的总体方向，开创了卫生监督体制改革的新局面。

为贯彻落实中央要求，加强卫生监督体制改革，2000年以来，卫生部等相关部门陆续出台了《关于城镇医药卫生体制改革的指导意见》、《关于卫生监督体制改革的意见》和《关于卫生监督体制改革实施的若干意见》等政策性文件，提出要适应社会主义市场经济体制和法制建设的要求，按照依法行政、政事分开和综合管理的原则，调整卫生资源配置，理顺和完善现行卫生监督体制，建立结构合理、运转协调、行为规范、程序明晰、执法有力、办事高效的卫生监督新体制。从此，卫生监督工作进入了一个崭新的发展时期。

2003年抗击"非典"以来，党中央、国务院对加强公共卫生体系建设提出总体要求，争取用3年左右的时间，基本建成覆盖城乡、功能完善的疾病预防控制体系、医疗救治体系和卫生监督体系。为进一步加强卫生监管职能，卫生部相继出台了《卫生监督体系建设的若干规定》、《卫生监督机构建设指导意见》、《关于卫生监督体系建设的

实施意见》等一系列指导性文件，明确了卫生监督工作的地位和作用，遵循属地化原则，明确划分了各级卫生监督机构的职责和任务，强调综合执法，加强行业监管，逐步规范卫生监督机构设置和人员编制，加强人员管理和技术支持能力建设以及农村卫生监督网络建设，落实卫生监督经费，提供多种保障措施，确保卫生监督体系建设良性发展。中央财政自 2003 年以来通过转移支付方式实施中西部地区卫生监督机构能力建设项目，逐步加大对中西部地区卫生监督机构装备和人员培训的支持力度，项目涉及执法车辆、取证工具、快速检测设备、信息化建设、专项执法工作和人员培训等多方面。截至 2006 年，总投入近 12 亿。其中，90% 以上的资金用于支持市、县两级卫生监督机构建设。与此同时，各级卫生行政部门按照精简、统一、效能的要求和政事分开、综合执法、依法行政的原则，不断深化卫生监督体制改革，完善卫生监督体系建设，合理设置机构、优化人员结构，解决了职能交叉、职责脱节和执法力量薄弱等问题，一个从中央覆盖到农村地区的卫生监督组织机构体系基本形成。

本章小结

　　随着卫生改革的深入发展，公共卫生服务体系、医疗服务体系、医疗保障体系、药品供应保障体系的逐步建立，卫生立法进程也在不断加快，卫生法制建设的重要性日益凸显，并进一步得到国家和社会的重视。本章在介绍卫生法的概念、调整对象和基本特征，卫生监督的概念、功能和分类的基础上，详细阐述了卫生法的基本原则、卫生法律关系、卫生监督的作用、卫生监督与卫生行政立法及卫生行政司法的关系等相关知识。通过本章学习，能够认识到卫生法规与卫生监督是卫生管理工作中的重要环节。

（李贝）

第七章　卫生人力资源管理

第一节　卫生人力资源管理概述

一、卫生人力资源管理的概念

（一）卫生人力资源的定义

资源指有价值的、可用的东西或原始的物资。毛泽东说过："世间一切事物中，人是第一个可宝贵的，一切物的因素只有通过人的因素才能加以开发利用。"人力资源是世界上最为重要的资源，也是第一资源。世界上的资源可分为人力资源、自然资源、资本资源和信息资源四大类。

人力资源是指能够推动国民经济和社会发展的具有智力劳动和体力劳动能力的人们的总和，指处在劳动年龄的已直接投入建设的和尚未投入建设的人口的总和。人力的最基本方面包括体力和智力，具体包括体质、智力、知识和技能四个方面。具有劳动能力的人不是泛指一切具有一定脑力和体力的人，而是指能独立参加社会劳动、推动整个经济和社会发展的人。所以，人力资源既包括劳动年龄内具有劳动能力的人口，也包括劳动年龄外参加社会劳动的人口。

卫生人力资源是指在一定时间内存在于卫生行业内部具有一定专业技能的各种劳动力数量和质量的总和。中国的卫生人力资源由卫生技术人员、其他技术人员、管理人员和工勤人员以及乡村医生与卫生员等组成。卫生技术人员主要包括医生、护士、药剂人员、检验人员、影像人员等，卫生管理人员主要指从事医疗保健、疾病控制、卫生监督、医学科研与教学等业务管理工作的人员。

（二）卫生人力资源的内容

卫生人力资源的内容主要包括三个方面：

（1）实际拥有的卫生人力，即正在医疗保健、疾病预防、医学科研、卫生监督、卫生服务场所等工作的人员。

（2）潜在卫生人力，即受过卫生职业训练，但目前没有从事卫生工作的人员。

（3）预期卫生人力，即正在接受卫生专业或卫生管理教育和训练，将来准备从事卫生工作的人员。

（三）卫生人力资源管理的定义

管理是指通过计划、组织、领导、控制及创新等手段，结合人力、物力、财力、信息等资源，以及高效地达到组织目标的过程。

人力资源管理是指在经济学与人本思想指导下，通过招聘、甄选、培训、报酬等管理形式对组织内外相关人力资源进行有效运用，满足组织当前及未来发展的需要，保证组织目标实现与成员发展的最大化。就是预测组织人力资源需求并作出人力需求计划、招聘选择人员并进行有效组织、考核绩效支付报酬并进行有效激励、结合组织与个人需要进行有效开发以便实现最优组织绩效的全过程。

卫生人力资源管理是指对卫生人力的规模、结构、层次和布局进行管理，使得卫生人力资源得以充分合理的利用。同时，卫生人力资源管理借助于管理学、经济学和社会学方面的知识，使卫生人力的潜力能够更有效地发挥出来，达到效果最好，效益最大，人力投入要素的组合更趋合理。

（四）人力资源管理与人事管理

人力资源管理是在人事管理的基础上发展形成的，但是从人事管理向人力资源管理的发展转变是一种质的飞跃，无论从学科的发展演变看，还是从管理思想的变革看，人力资源管理都表现出许多不同于人事管理的新思想、新职能和新内涵。

（1）传统人事管理将事作为重心，把人降格为"执行指令的机器"，着眼于为人找位，为事配人。而人力资源管理则将人作为重心，把人作为第一资源，既重视以事择人，也重视为人设事，尤其对特殊的人力资源。

（2）传统人事管理将人视为组织的财产，部门所有、闲置和压抑等现象严重，只重拥有不重开发使用。现代人力资源管理将人力资源作为劳动者自身的财富。作为人力资本，它有增值的本能。因而个人、组织和社会均重视人力资源的开发和使用，一旦闲置和遭到压抑，则具有在市场机制作用下重新配置的本能。

（3）传统人事管理的主体是行政部门，管理制度受到领导人意志左右，个人、组织包括企业均是被动的接受者。而人力资源管理的主体也就是市场运行的主体，他们的行为受到市场机制的左右，遵循市场通行规则和人力资源管理自身特有的规律。

（4）传统人事管理部门作为组织内的一个从事执行的职能部门，从事日常的事务性工作。而人力资源管理部门被纳入决策层，把人的开发、利用、潜能开发作为重要内容，鼓励成员参与管理，将人力资源管理部门作为组织战略决策的参与者。管理模式也由"垂直"模式过渡到"主体"模式。

（5）人力资源管理充分运用了当代社会学、心理学、管理学、经济学和技术学等学科的最新成果，更加强调管理的系统化、规范化、标准化以及管理手段的现代化，突出了管理者诸要素之间互动以及管理活动与内外部环境间的互动。

从上述区分中可知，人力资源管理转变在未来将会出现以下发展趋势：①管理原则上同时强调个人和集体；②管理方法上同时强调理性与情感；③在领导方式上同时强调权威与民主；④在考核晋升上同时强调能力与资历；⑤在薪资报酬上同时强调即时工资和长远收益。

二、人力资源与卫生人力资源的特征

（一）人力资源的特征

（1）能动性。人力资源的能动性是指人力资源是体力与智力的结合，具有主观能动性，其有不断开发的潜力。人力资源的能动性包括以下四方面要点：

1）人具有意识，知道活动的目的，因此人可以有效地对自身活动做出选择，调整自身与外界环境的关系。

2）人在生产活动中处于主动地位，是支配其他资源的主导因素。

3）人具有自我开发性。在生产过程中，一方面是对人身的损耗，而更重要的一方面是通过合理的行为，使自己得到补偿、更新和发展。非人力资源不具有这种特性。

4）人在活动过程当中是可以被激励的，即通过提高人的工作能力和工作动机，进而提高工作效率。

（2）两重性。是指人力资源既具有生产性，又有消费性。其中生产性大于消费性。人力资源的生产性是指，人力资源是物质财富的创造者，而且人力资源的利用需要一定条件，必须与自然资源相结合，有相应的活动条件和足够的空间、时间，才能加以利用。人力资源的消费性是指，人力资源的保护与维持需要消耗一定的物质财富。生产性和消费性是相辅相成的，生产性能够创造物质财富，为人类或组织的生存和发展提供条件；消费性则能够保障人力资源的维持和发展。同时，消费性也是人力资源本身的生产和再生产的条件。消费性能够维持人的生计，满足需要，提供教育与培训。相比而言，生产性必须大于消费性，这样组织和社会才能获益。

（3）时效性。人力资源作为劳动能力资源具有自身的周期，可以从生命周期、劳动周期、知识周期三个层面表现出来。人力资源的生命周期就是人从出生到死亡的整个过程。人力资源的劳动周期主要指处在法定劳动年龄内的劳动人口。人力资源的知识周期主要指一个人所学的相关知识和理论从适应社会工作需要到被淘汰所经历的时间。许多研究表明，人在工作中其现有的知识技能如果得不到运用和发挥，会导致其积极性的消退和技能的下降，并造成心理压力。由此可见，人力资源管理存在时效性，不用则会退化。

（4）再生性。经济资源分为可再生性资源和非再生性资源两大类。非再生性资源最典型的是矿藏，如煤矿、金矿、铁矿、石油等，每开发和使用一批，其总量就减少一批，决不能凭借自身的机制加以恢复。另一些资源，如森林，在开发和使用过后，只要保持必要的条件，可以再生，保持资源总体的数量。人力资源也具有再生性，它基于人口的再生产和劳动力的再生产，通过人口总体内个体的不断更替和劳动力耗费—劳动力生产—劳动力再次耗费—劳动力再次生产的过程得以实现。同时，人的知识与技能陈旧、老化也可以通过培训和再学习等手段得到更新。当然，人力资源的再生性不同于一般生物资源的再生性，除了遵守一般生物学规律之外，它还受人类意识的支配和人类活动的影响。从这个意义上来说，人力资源要实现自我补偿、自我更新、持续开发，这就要求人力资源的开发与管理注重终身教育，加强后期的培训与开发。

（5）社会性。人处在一定的社会之中，人力资源的形成、配置、利用、开发是通过社会分工来完成的，是以社会的存在为前提条件的。人力资源的社会性，主要表现为人与人之间的交往及由此产生的千丝万缕的联系。人力资源开发的核心，在于提高个体的素质，因为每一个个体素质的提高必将形成高水平的人力资源质量。但是，在现代社会中，在高度社会化大生产的条件下，个体要通过一定的群体来发挥作用，合理的群体组织结构有助于个体的成长及高效地发挥作用，不合理的群体组织结构则会对个体构成压抑。群体组织结构在很大程度上又取决于社会环境，社会环境构成了人力资源的大背景，它通过群体组织直接或间接地影响人力资源开发，这就给人力资源管理提出了要求：既要注重人与人、人与团体、人与社会的关系协调，又要注重组织中团队建设的重要性。

（二）卫生人力资源的特点

卫生人力资源除了具有人力资源的特点外，还具有以下自身特点：

（1）卫生人力资源知识密集性。卫生人力资源主要由具有较高的或一定专业技术知识与技能的人员构成，拥有大量高、尖、新技术设备，产品具有较高的知识与技术含量，生产与管理内容和环节主要依赖知识与技术活动，具有知识技术密集性的特点。

（2）卫生人力资源培养周期长。

（3）卫生人力资源是有情感、有思维的资源。

（4）卫生人力资源的组合是复杂的和不断变化的。

（5）卫生人力资源在不断再教育和知识更新中发展壮大。

（6）卫生人力资源的管理复杂。

三、卫生人力资源管理的基本功能

随着市场经济的不断发展和医药卫生体制改革的不断深化，按照现代人力资源管理对人力资源系统的要求，传统人事管理系统的功能逐渐在发生改变。卫生人力资源管理的基本功能包括获取、整合、奖酬、调控和开发五项。

（1）获取。它主要包括卫生系统根据目标确定的所需人员条件，通过规划、招聘、考试、测评、选拔、获取所需人员。获取职能包括工作分析、人力资源规划、招聘、选拔与使用等活动。

1）工作分析。是人力资源管理的基础性工作。在这个过程中，要对每一职务的任务、职责、环境及任职资格作出描述，编写出岗位说明书。

2）人力资源规划。是将组织对人员数量和质量的需求与人力资源的有效供给相协调。需求源于组织工作的现状与对未来的预测，供给则涉及内部与外部的有效人力资源。

3）招聘与挑选。应根据对应聘人员的吸引程度选择最合适的招聘方式，如利用报纸广告、网上招聘、职业介绍所等。挑选有多种方法，如利用求职申请表、面试、测试和评价中心等。

4）使用。经过上岗培训，给合格的人安排工作。

（2）整合。通过组织文化、信息沟通、人际关系和谐、矛盾冲突的化解等有效整合，使卫生系统内部的个体、群体的目标、行为、态度趋向组织的要求和理念，使之形成高度的合作与协调，发挥集体优势，提高组织的生产力和效益。

（3）保持。通过薪酬、考核、晋升等一系列管理活动，保持员工的积极性、主动性、创造性，维护劳动者的合法权益，保证员工在工作场所的安全、健康、舒适的工作环境，以增进员工满意感，使之安心满意地工作。保持职能包括两个方面的活动：一是保持员工的工作积极性，如公平的报酬、有效的沟通与参与、融洽的劳资关系等；二是保持健康安全的工作环境。

1）报酬。制定公平合理的工资制度。

2）沟通与参与。公平对待员工，疏通关系，沟通感情，参与管理等。

3）劳资关系。处理劳资关系方面的纠纷和事务，促进劳资关系的改善。

（4）调控。是卫生人力实施合理、公平的动态管理的过程。它包括：

1）科学、合理的卫生人力绩效考评与素质评价。

2）以考核与评价结果为依据，对卫生人力使用进行动态管理，如晋升、调动、奖惩、离退、解雇等。

（5）开发。通过组织内卫生人力的培训、工作丰富化、职业生涯规划与开发，促进他们的知识、技巧和其他方面素质提高，使其劳动能力得到增强和发挥，最大限度地实现其个人价值和对组织的贡献率，达到员工个人和组织共同发展的目的。

1）员工培训。根据个人、工作、组织的需要制订培训计划，选择培训的方式和方法，对培训效果进行评估。

2）职业发展管理。帮助员工制订个人发展计划，使个人的发展与组织的发展相协调，满足个人成长的需要。

上述卫生人力资源管理的五项功能不是孤立无关的，而是密切联系、相辅相成、彼此配合的。组织在某一方面的决策常常会影响到其他方面。例如，保持可以正向地激励员工对工作产生满意感、留恋和安心，从而促进了整合；再如，开发使员工看到自己在本组织的前程，从而工作态度更积极和安心。

四、卫生人力资源管理与发展

（一）宏观管理——八个阶段

（1）卫生人力资源数量管理。1940—1960年，增加常规卫生技术人员数量，特别重视增加医师和护士的数量，满足卫生服务需求。

（2）卫生人力资源质量管理。20世纪50年代至60年代中期，提高各类卫生技术人员的教育质量，大力改进医学教育质量提高卫生人力整体素质。

（3）卫生人力国际流动管理。20 世纪 50 年代末至 60 年代中期，加强各国训练卫生技术人员的一致性，探索比较统一的训练医护人员标准，在国际、国内对医师执照有一致标准可供遵循。

（4）卫生人力国家内的分布管理。促进卫生技术人员地理分布均匀化，卫生服务应针对总人口而不是集中在城市人口。

（5）卫生人力培养管理。培养辅助医疗人员，提倡集体开业，改善人员管理，提高培训机构的效率，提高卫生人力产出和使用的有效性。

（6）卫生人力规划管理。制定国家卫生计划，使卫生人力规划成为国家卫生计划的重要组成部分。制订卫生人力规划时，重视社会、经济和政策方面的约束因素，并和医学教育相结合，重视卫生人力培养能力和管理能力。

（7）卫生人力结构管理。对卫生人力规划、培训、管理、结构重新定向，重视预防和全科医学问题。

（8）卫生人力发展的系统管理。卫生人力资源和卫生服务相结合成为中心问题。

（二）微观管理

微观管理是指在卫生组织内，运用现代化的科学手段，对与一定物力相结合的人力进行合理培训、组织和调配，使人力、物力经常保持最佳状态，同时对于人的思想、心理和行为进行恰当诱导、控制和协调，充分发挥人的主观能动性，使人尽其才，事得其人，人事相宜，以实现组织目标。

（1）卫生人力资源外在要素——量的管理。根据人力和物力及其变化，对于人力资源进行恰当培训、组织和协调，使两者经常保持最佳比例和有机的结合，使人和物均充分发挥最佳效益。

（2）卫生人力资源内在要素——质的管理。对人的心理和行为的管理。调动个人主观能动性，使得群体思想观念上一致，感情融合，行动合作，持续发展，实现 $1+1>2$。

第二节　卫生人力资源需求预测与科学发展

一、卫生人力资源需求预测

人力资源规划是现代组织进行科学人力资源管理的一项重要内容。一个合理的人力资源规划是组织平稳快速发展的有利保障。具体地说，人力资源规划是指组织根据自身的发展需要和外部环境的各种因素，从现有的人力资源状况出发对组织未来一段时间的人力资源需求和供给情况做出预测，并制订出符合组织发展自身需要的人力资源计划。它包括人力资源需求预测、人力资源供给预测和能力平衡三个主要步骤。

人力资源需求预测是人力资源规划的基础，它主要对组织未来一段时间所需要的人力资源数量和种类进行预测。人力资源需求预测是否合理科学是整个人力资源规划是否成功的关键，要求全面考虑组织内部和外部的各种因素，准确把握组织发展与人力资源需求之间的规律。

由于经济全球化以及信息技术在社会中的广泛应用，使得当今组织面临的市场环境变化多端，影响市场的因素错综复杂，给组织如何准确预测自身的人力资源需求带来诸多困难。本书将人力资源需求预测方法分为定性和定量两大类，对目前流行的各种需求预测方法进行了分析比较，并对企业如何在实际应用中选择合适的人力资源需求预测方法提出了若干具体建议。

（一）人力资源需求预测的定性方法

1. 现状规划法

人力资源现状规划法是一个最简单的预测方法，较易操作。它是假定组织保持原有的生产和生产技术不变，则组织的人力资源也应处于相对稳定的状态，即组织目前各种人员的配备比例和人员的总数将完全能适应预测规划期内人力资源的需要。在此预测方法中，人力资源规划人员所要做的工作是测算出在规划期内有哪些岗位上的人员将得到晋升、降职、退休或调出本组织，再准备调动人员去弥补就行了。

2. 经验预测法

经验预测法就是组织根据以往的经验对人力资源进行预测的方法，简便易行。采用经验预测法是根据以往的经验进行预测，预测的效果受经验的影响较大。因此，保持历史的档案，并采用多人集合的经验，可减少误差。目前，不少组织采用这种方法来预测本组织对将来某段时期内人力资源的需求。组织在有人员流动的情况下，如晋升、降职、退休或调出等，可以采用与人力资源现状规划相结合的方法来制订规划。

3. 分合性预测法

分合性预测法是一种常用的预测方法，它采取先分后合的形势。这种方法的第一步是组织要求下属各个部门、单位根据各自的生产任务、技术设备等变化的情况对本单位将来对各种人员的需求进行综合预测，在此基础上，把下属各部门的预测数进行综合平衡，从中预测出整个组织将来某一时期内对各种人员的需求总数。这种方法要求在人事部门或专职人力资源规划人员的指导下进行，下属各级管理人员能充分发挥在人力资源预测规划中的作用。

4. 德尔菲法（Delphi）

德尔菲法又名专家会议预测法，是20世纪40年代末在美国兰德公司的"思想库"中发展出来的一种主观预测方法。德尔菲法分几轮进行：第一轮，要求专家以书面形式提出各自对组织人力资源需求的预测结果。在预测过程中，专家之间不能互相讨论或交换意见。第二轮，将专家的观测结果聚集起来进行综合，再将综合的结果通知各位专家，以进行下一轮的预测。反复几次直至得出大家都认可的结果。通过这种方法得出的是专家们对某一问题的看法达成一致的结果。

5. 描述法

描述法是人力资源规划人员可以通过对本组织在未来某一时期的有关因素的变化进行描述或假设，并从描述、假设、分析和综合中对将来人力资源的需求进行预测规划。由于这是假定性的描述，因此人力资源需求就有几种备择方案，目的是适应和应付环境因素的变化。

（二）人力资源需求预测的定量方法

1. 趋势预测法

趋势预测法是一种基于统计资料的定量预测方法，一般是利用过去 5 年左右的时间里的员工雇用数据。具体又分为简单模型法、简单的单变量预测模型法、复杂的单变量预测模型法。

（1）简单模型法。

这一模型假设人力需求与组织产出水平（可用产量或劳动价值表示）成比例关系：

$$M_1 = M_0 \times t \frac{Y_1}{Y_0}$$

即在获得人员需求的实际值 M_0 及未来时间 t 的产出水平 Y_1 后可计算出时刻 t 人员需求量的值 M_1，这里 M_0 并非指现有人数，而指现有及生产水平所对应的人员数，它通常是在现有人员数的基础上，根据管理人员意见或参考同行情况修正估算所得。使用此模型的前提是产出水平与人员需求量的比例已定。

（2）简单的单变量预测模型（一元线性回归分析）。

简单的单变量预测模型仅考虑人力资源需求本身的发展情况，不考虑其他因素对人力资源需求量的影响，它以时间或产量等单个因素作为自变量，以人力数为因变量，且假设过去人力的增减趋势保持不变，一切内外影响因素也保持不变。使用此模型的前提是产出水平同人员需求量的比例不一定。假设以时间作为自变量，预测议程为：

$$y = a + Bx + \$$$

式中，y 为人员数量；x 为时间；a，B 为常数；$\$$ 为随机变量，其平均值为 0。运用最小平方法可推导出 a，B 的公式。

如：$a = \bar{y} - Bx$

$$B = \frac{\sum (x - \bar{x})(y - \bar{y})}{\sum (x - \bar{x})^2}$$

2. 劳动生产率分析法

这是一种通过分析和预测劳动生产率，进而目标生产/服务预测人力资源需求量的方法。因此，这种方法的关键部分是如何预测劳动生产率。

3. 多元回归预测法

多元回归预测法同样是一个建立在统计技术上的人力资源需求预测立法。与趋势预测法不同的是，它除了考虑时间或产量等单个因素，还考虑了两个或两个以上因素对人力资源需求的影响。多元回归预测法不是单纯地依靠拟合方程、延长趋势线来进行预测，更重视变量之间的因果关系。它运用事物之间的各种因果关系，根据多个自变量的变化来推测各变量的变化，而推测的有效性可通过一些指标来加以控制。

人力资源需求的变化总是与某个或几个因素有关，通常都是通过考察这些因素来预测人力资源需求情况。首先应找出与人力资源需求量有关的因素作为变量，如销售量、

生产水平、人力资源流动比率等；其次找出历史资料中的有关数据以及历史上的人力资源需求量，要求至少 20 个样本，以保证有效性。对这些因素利用 Excel、SPSS 等统计工具中的多元素回归计算来拟合出方程，利用方程进行预测。在多元回归计算时比较复杂，手工计算耗时多，易出错，使用计算机可避免这些因素对准确性的影响。

4. 劳动定额法

劳动定额法是对劳动者在单位时间内应完成工作量的规定，在已知组织计划任务总量及制定了劳动定额的基础上，运用劳动定额法能较准确地预测企业人力资源需求量。公式为：

$$N = \frac{W}{q\ (1+R)}$$

式中，N 为人力资源需求量；W 为计划期任务总量；q 为组织现行定额；R 为部门计划期内生产率变动系数。$R = R1 + R2 + R3$。$R1$ 为组织技术进步引起的劳动率提高系数，$R2$ 为经验积累导致的劳动率提高系数，$R3$ 为由年龄增大及某些社会因素引起的生产率降低系数。

5. 趋势外推法

趋势外推法又称时间序列预测法。它是按已知的时间序列，用一定方法向外延伸，以得到未来发展趋势。具体又分为直接延伸法、滑动平均法两种。

（1）直线延伸法。直线延伸法是组织人力资源需求量在时间上体现出的明显均等延伸趋势的情况下才运用。可由需求线直接延伸得出未来某一点的组织人力资源需求量。

（2）滑动平均法。滑动平均法一般是在组织人力资源需求量的时间序列呈不规则，发展趋势不明确时，采用滑动平均数进行修匀的一种趋势外推法。它假定现象的发展情况与较近一段时间情况有关，而与较远时间的无关，帮助以近期内现象的已知值的平均值作为后一期的预测值。主要适用于短期预测。

6. 工作负荷法

工作负荷法又叫比率分析法。它考虑的对象是组织目标和达到目标所需人力资源数量间的关系，考虑的是每个人的工作负荷和组织目标间的比率。组织的目标一般是指生产量或者销售量等容易量化的目标。每个人的工作负荷则是指某一特定的工作时间每个人的工作量。

7. 计算机模拟法

随着计算机技术的飞速发展，人力资源管理的信息化趋势越来越明显。运用计算机技术来完成人力资源需求预测在很大程度上依靠计算机强大的数据处理能力，一些企业已经在组织内部开发出了完善的人力资源信息系统，利用 IT 技术管理人力资源，将人力资源所需的信息集中在一起，建立起综合的计算机预测系统。

总的来说，定性方法在中小组织中应用较多，而定量方法在大型组织得到广泛应用；定性方法较适合制订短期计划，而定量方法则在中长期预测中应用较多。

组织在进行人力资源需求预测时，选择适合本组织的需求预测方法是最为重要的。具体来说，有以下三个原则：

（1）定性与定量方法的结合应用。在组织规模迅猛发展，对人力资源需求影响因素较多时，只凭以往的经验和少数人判断来定性地预测组织的人力资源需求是危险的；而刻板的只套用定量方法模型而不顾组织的具体因素不仅有可能使需求预测任务不全面，而且可能出现严重脱离实际的预测产生。相反，灵活地将定性和定量方法相结合常常会产生科学合理符合实际的预测结果。

（2）定量方法的选择和应用要经过严格的检验步骤。由于定量方法的模型往往会涉及众多的变量和参数，其变量的选择和参数的制定必须经过多次的试验才能确定其正确有效，从而保证整个模型的科学可信。

（3）切忌认为预测模型越复杂就越科学。对于一个具体的组织，其人力资源需求预测模型的合适与否关键在于该模型对于这个组织是否有效。如果复杂模型考虑的众多因素中有些因素对这个组织的人力资源需求状况并不产生影响，其预测结果肯定是事倍功半的。

二、卫生人力资源科学配置

（一）科学配置原则

卫生人力资源管理的科学配置原则是指导卫生人力资源制度建设和管理实践的思想和理论的总和。在现代人力资源开发活动中灵活巧妙地运用原理，对于及时发现人才、科学培养人才、合理配置人才、正确使用人才、有效激励人才，最大限度地发挥人才资源的效用，为组织的发展提供强有力的智力支持和人才保证，具有十分重要的意义。科学配置原则包括以下七个方面。

1. 分类管理的原则

分类是任何管理活动的基础和前提。没有分类，不能发生管理活动，而分类不科学，同样不能使管理活动取得成功。人力资源管理强调的是科学的分类管理。

人力资源管理分类可以有不同的方法。按照管理主体分类，有政府机关的人力资源管理、企事业单位及其他社会组织的人力资源管理；按照客体分类，有国家公务员的管理、企事业单位人员的管理以及其他各类人员的管理。

像医院及一些科研和文教单位内部的人事管理是在各自的权限范围内，依据管理对象的不同特点，建立各自的分类管理体制。医院内部的分类管理应根据管理岗位、专业技术岗位和其他岗位的不同特点和实际工作需要，按照职员、专业技术人员、工勤人员进行分类管理。

2. 能级对应原则

人的能力有差异，学问有深浅，水平有高低，潜力有大小，也就造就了卫生人力资源存在层次和级别的差异。而由于组织系统内的职位和工作岗位难易程度的不同，责任大小不一，所需资格条件也就存在差别。如何将人力资源和工作岗位需求科学合理地配置起来，实现人适其职、事得其人、人事两相宜的目标，就需要坚持能级对应的原则。能级对应包含：①设置合理的能级结构。稳定的能级结构一般是正三角形分布。②能级的合理配置应体现相应的权利、责任、利益和荣誉。③能级的对应是一个动态的过程。

人的能力随着知识的增长和经验的累积而不断增强，也可能随着年龄的增长、体力和智力的减退而下降，此外，随着科技的发展、社会进步、人才竞争性和流动性增强，对各个职位的要求也在不断地变化，目前，"高能级"将逐步向年轻化和高学历化发展。

3. 优势定位原则

人的发展受先天素质的影响，更受后天实践的制约。后天形成的能力不仅与本人的努力程度有关，也与实践的环境有关。因此，人的能力的发展是不平衡的，其个性也是多样化的。每个人都有自己的长处和短处，有其总体的能级水准，同时也有自己的专业特长及工作爱好。优势定位内容有两个方面：①根据自己的优势和岗位的要求，选择最有利于发挥自己优势的岗位；②管理者据此将人安置到最有利于发挥其优势的岗位上。

4. 动态调节原则

动态原则是指当人员或岗位要求发生变化的时候，要适时地对人员配备进行调整，以保证始终使合适的人工作在合适的岗位上。岗位或岗位要求是在不断变化的，人也是在不断变化的，人对岗位的适应也有一个实践与认识的过程，由于种种原因，使得能级不对应，用非所长等情形时常发生。因此，如果搞一次定位，一职定终身，既会影响工作又不利于人的成长。能级对应、优势定位只有在不断调整的动态过程中才能实现。

5. 内部为主原则

一般来说，卫生部门在使用人才特别是高级人才时，总觉得人才不够，抱怨本单位人才不足。其实，每个单位都有自己的人才，问题是"千里马常有"，而"伯乐不常有"。因此，关键是要在单位内部建立起人才资源的开发机制、使用人才的激励机制。这两个机制都很重要，如果只有人才开发机制，而没有激励机制，那么本企业的人才就有可能外流。从内部培养人才，给有能力的人提供机会与挑战，造成紧张与激励气氛，是促成机构发展的动力。但是，这也并非排斥引入必要的外部人才。

6. 互补增值原则

由于人力资源系统每个个体的多样性、差异性，因此人力资源整体具有能力、性格等多方面的互补性。通过互补可以发挥个体优势，并形成整体功能优化，主要有五个方面：

（1）知识互补。不同知识结构的人思维方式不同，他们互为补充，就容易引起思想火花的碰撞，从而获得最佳方案。

（2）气质互补。在气质方面应刚柔相济。例如，一个组织中既要有踏踏实实的"管家型人才"，也要有敢闯敢冲的"将军型人才"和出谋划策的"协调型人才"。

（3）能力互补。即一个组织中应集中各种能力的人才，既有善于经营管理的，也有善于公关协调的，还有善于搞市场营销的和做行政人事的等。

（4）性别互补。既发挥女性细心、耐心的优势，又展示男性粗犷、坚强的一面，各展其优，各挥所长。

（5）年龄互补。一个组织中既要有经验丰富、决策稳定的老年人，也要有精力充沛、反应敏捷的中年人，还要有勇于开拓、善于创新的青年人。不同年龄段的人相互补充，组织效率会更高。

7. 激励强化原则

激励强化原则又称效率优先原则，是指通过奖励和惩罚，使员工明辨是非，对员工的劳动行为实现有效激励。激励就是创设满足员工各种需要的条件，激发员工的动机，使之产生实现组织期望目标的特定行为的过程。

人的潜能是巨大的，按照 2∶8 黄金定律和管理学家统计研究的结果，一个计时工只要发挥个人潜力的 20%～30% 即可保住饭碗，但通过恰当的激励，这些工人的潜能可能发挥出 80%～90%。可见，激励可以调动人的主观能力性，强化期望行为，从而显著地提高劳动生产率。各级主管应当充分有效地运用各种激励手段，对员工的劳动行为实现有效激励。例如，对员工要有奖有惩、赏罚分明，才能保证各项制度的贯彻实施，才能使每个员工自觉遵守劳动纪律，严守岗位，各司其职，各尽其力。此外，通过组织文化的塑造，特别是组织精神的培育，教育、感化员工，以提高组织的凝聚力和员工的向心力；通过及时的信息沟通和传递，以及系统的培训，使员工掌握更丰富的信息和技能，促进员工观念上、知识上的转变和更新。

（二）科学配置途径

1. 计划配置

计划配置是指一定的规划下，通过卫生机构职能部门的安排，进行有组织的调配、分流和重组实现的。这种再配置基本上属于计划指令。例如，卫生事业单位根据岗位设置需要，将卫生技术人员按照专业分类，通过各种形式进行分流、调配和重组；许多医学科研单位实行企业化转制，对专业人员的行政再配置。应当看到，我国的计划配置，其最终目的也是为市场化服务的，也是为解决人力资源配置从计划向市场模式转轨而进行的。计划配置具有配置速度快、配置成本低、宏观效果好的优势，但同样也存在可能出现的配置不当、资源浪费的问题。

2. 自动配置

自动配置是指在业的卫生人员受诸种因素的影响而自发流动的过程。自动配置是人力资源能动性的充分表现，它是人力资源供给方自主地寻求实现自身价值最大化的一种方式。从本质上讲，自动配置是一种市场行为，它通常起因于相对利益的比较，由于自动配置发端于比较利益，因而在通常情况下，自动配置会带来较好的微观和宏观经济效益。它是介于计划和市场配置之间的形式。

3. 市场配置

市场性再配置是通过市场进行的人力资源自动配置。充分发挥人力资源市场化配置的基础性作用，使更多的卫生事业单位与个人能够在更加自由与充分选择的基础上实现自主择业，将会有利于人才的成长，有利于提高人力资源配置效果。市场配置与计划配置相比主要有两方面的优势：

（1）以人为本。市场配置是建立在自愿基础上进行的，它充分尊重当事人的意愿，尤其是人力资源供给方的意愿。而计划配置则更注重需求方的意愿，无论供给方是否愿意，强制执行，其结果往往造成供给方的逆反心理，降低配置效率。

（2）市场配置效率高。由于市场配置由供需双方谈判而成，因而双方可以进行信息沟通，真正达到将合适的人配置到合适的岗位目标。而计划配置由于信息的不完备，往往出现专业不对口等人力资源配置的浪费现象。市场配置自身也存在一定的缺陷，主要表现在只注重微观效益，不注重宏观效益；只注重经济效益，忽视社会效益。

第三节　卫生人力资源开发

"人人享有卫生保健和全民族健康素质不断提高"是社会主义现代化建设的重要目标之一，卫生人力资源开发是达成这一目标的重要保障条件。

一、我国卫生人力资源开发理论的形成

在卫生行业人力资源管理开发方面，国家也采取了许多重大措施。中共中央、国务院办公厅印发了《关于加强专业技术人才队伍建设的意见》，并出台了一系列关于人事管理的政策和措施。1996年，中共中央、国务院召开了全国卫生工作会议，对卫生人才建设工作的重视进一步加强。1997年，《中共中央、国务院关于卫生改革与发展的决定》明确指出，要重点建设德才兼备的专业卫生队伍和职业化的管理队伍。2000年，中组部、人事部、卫生部《关于深化卫生事业单位人事制度改革的实施意见》为卫生行业的人事制度的全面改革拉开了序幕。2001年，卫生部制定并下发了《中国2001—2015年卫生人力发展纲要》，为我国卫生人力资源的发展绘出了宏伟蓝图。

我国卫生人力资源发展的基本策略是"总量控制、结构调整，全面提高、重点建设，改革创新、科学管理、适应市场、合理配置"。为了保证卫生人力发展总目标的实现，今后一个阶段国家将采取一系列措施，包括更新观念，加强领导；控制总量，调整结构，实现卫生人力资源合理配置；深化人事制度改革，创新人才管理机制；加强对人才建设的财政支持，拓宽投资渠道；采取综合措施，加强学科带头人的队伍建设；建立和实施管理人员岗位培训和持证上岗制度；大力加强农村卫生人才和社区卫生人才建设；加快卫生人才市场及人才信息网络建设；改革和发展医学教育；加强中医药人才队伍建设；加强对全国卫生人才建设的监督与指导。这一系列政策和措施的出台，为我国的卫生人力资源管理开发提供了理论依据。

二、卫生人力资源开发的含义

(一) 卫生人力资源开发

卫生人力资源开发就是以保障人民身体健康，促进卫生事业和社会发展进步为出发点，通过对卫生人力资源进行继续教育和培训，借助各种激励手段，以及选用配置和使用管理等环节，将蕴藏在卫生从业人员身上的潜能充分挖掘出来，使其素质和能力得到不断提高的过程。其目的就是为了更好地完成卫生领域的各项任务而充分发挥人力作用的管理活动，是人力资源有效开发、合理配置、充分利用和科学管理的制度、法规、程序和方法的总和。

（二）人力资源管理与开发的关系

人力资源管理与开发是相辅相成的，人力资源管理是开发的前提，它更强调组织的有效性，而开发是人力资源管理的深化。在现代组织管理中，开发占有很重要的地位，开发是针对未来，通过挖掘潜力，为未来准备充足的人力资源，奠定未来发展的基础。

人力资源管理与开发的联系在于：人力资源管理与人力资源开发的对象相同，即都是人力资源，有人力资源管理就有人力资源开发，同样，人力资源开发中不可能没有人力资源管理。因为人力资源管理就是以人力资源开发为着眼点，就是要满足和适应人力资源开发的要求。人力资源管理能为人力资源开发创造良好的条件，从而使得人力资源开发能有序地进行，并使其得到深化。

人力资源管理与开发的区别在于：人力资源管理和人力资源开发虽然都是为了挖掘人的内在潜能，但是它们各自的出发点和侧重点是不同的。就人力资源管理而言，它对于人的内在潜力的挖掘首先在于如何使劳动者已有的素质和能力得到充分发挥，以提高工作效率和效能，是一种对现有资源的管理。就人力资源开发而言，它对人的内在潜力的挖掘主要在于如何提高劳动者的素质，增强其适应经济与社会发展的需要的能力。

（三）人力资源管理与开发的主要内容

人力资源管理与开发的内容十分广泛，主要包括以下六个方面。

1. 人力资源规划

人力资源规划是指稳定地拥有一定质量和数量的人力的组织为实现包括个人利益在内的该组织目标而制定的一套措施，使得人员需求量和人员拥有量之间在组织未来发展过程的相互匹配。人力资源规划的目标是：①得到和保持一定数量具备特定技能、知识结构和能力的人员。②充分利用现有的人力资源。③能够预测企业组织中潜在的人员过剩或人力不足。④建设一支训练有素、运作灵活的劳动力队伍，增强企业适应未知环境的能力。⑤减少企业在关键技术环节对外部招聘的依赖性。人力资源规划的意义在于：人力资源规划是一种战略规划，着眼于为未来的组织生产活动做预先准备，持续和系统地分析与组织长期效益相适应的人事政策的过程。它所考虑的不是某个具体的人，而是一组人员。

2. 人员的招聘选拔

人员的招聘选拔是指组织为了发展的需要，向外吸收具有劳动能力的个体的全过程。具体来说，人员的招聘选拔是组织根据人力资源规划和职务分析的数量与质量的要求，通过信息的发布和科学甄选，获得本组织所需的合格人才，并安排他们到组织所需岗位工作的活动和全过程。传统的选拔方法有领导发现、举荐、组织考察和考试选拔等。现代的选拔方法包括能力测试、面谈，三结合选拔包括民主推荐、专家考评、组织考察、试用等。选拔的途径有内部选拔和外部招聘等。

3. 培训开发

培训开发是指组织通过学习、训导的方式或手段提高员工的工作能力、知识水平和潜能发挥，最大限度地使员工的个人素质与工作需求相匹配，进而促进员工现在和将来的工作绩效的提高，同时促使员工适应新的不断变化的要求，更能胜任现职工作及将来能担任更重要的职务，适应新的技术革命所带来的知识结构、技术结构和管理结构等方面的深刻变化。

卫生人力资源的培训开发应当遵循一定的原则，包括：全员培养和重点培养相结合的原则，按需施教、讲求实效的原则，目前需求和长远规划相结合的原则。培训的主要内容包括政治素质、业务知识和其他相关素质。培训的方法主要有在职培训和脱产培训等。

4. 人力资源薪酬管理

薪酬可以说是人力资源管理中最受关注的一个部分，有效的薪酬制度能对员工的工作态度、行为和绩效产生正面的影响。薪酬是员工作为雇用关系中的一方所得到的各种货币收入，以及各种具体的服务和福利之和。薪酬与福利的作用有两点：一是对员工过去业绩的肯定；二是借助有效的薪资福利体系促进员工不断提高业绩。一个有效的薪资福利体系必须具有公平性，保证外部公平、内部公平和岗位公平。外部公平会使得企业薪酬福利在市场上具有竞争力，内部公平需要体现薪酬的纵向区别，岗位公平则需要体现同岗位员工胜任能力的差距。对过去业绩公平地肯定会让员工获得成就感，对未来薪资福利的承诺会激发员工不断提升业绩的热情。薪酬福利必须做到物质形式与非物质形式有机地结合，这样才能满足员工的不同需求，发挥员工的最大潜能。

5. 绩效管理

绩效考核是收集、评估并传递员工在其职位上的工作行为和工作成果信息的过程，是对员工工作表现的一种系统的描述和评价。考核的内容一般包括工作考核、能力考核和工作态度考核三个方面。

绩效管理的目的在于帮助员工认识自己的潜力，发现自身的不足，并在实际工作中发挥这些能力，改善不足之处，同时为人力资源策略的制订提供依据，改进招聘、培训、激励等诸多人力资源管理方面的策略。

考核的作用在于它既是对员工进行评价和比较的依据，也是激励和发展员工的重要手段。考核的结果直接反映了组织人力资源的现状和潜在的隐患。考核管理是人力资源走向制度化、科学化的关键环节。

传统的绩效工作只是停留在绩效考核的层面，而现代绩效管理则更多地关注未来业绩的提高。关注点的转移使得现代绩效工作重点也开始转移。体系的有效性成为人力资源管理工作者关注的焦点。一个有效的绩效管理体系包括科学的考核指标、合理的考核标准，以及与考核结果相对应的薪资福利支付和奖惩措施。

6. 员工关系

员工关系的处理指以国家相关法规政策及组织规章制度为依据，在发生劳动关系之初，明确劳动者和用人单位的权利和义务，在合同期限之内，按照合同约定处理劳动者与用人单位之间的权利和义务关系。对于劳动者来说，需要借助劳动合同来确保自己的利益得到实现，同时对组织尽到应尽的义务。对于用人单位来说，劳动合同法规更多地在于规范其用工行为，维护劳动者的基本利益；但是另一方面也保障了用人单位的利益，包括对劳动者供职期限的约定，依据适用条款解雇不能胜任岗位工作的劳动者，以及合法规避劳动法规政策，为企业节约人力资本支出等。总之，员工关系管理的目的在于明确双方权利和义务，为组织业务开展提供一个稳定和谐的环境，并通过组织战略目标的达成最终实现组织和员工的共赢。

第四节　卫生人力资源管理发展趋势

随着知识经济时代的来临，技术更新速度加快，科学技术作为第一生产力得到了充分体现，使得企业（组织）间的竞争由产品经营竞争发展到资本经营的竞争，再逐渐发展到智力资本经营的竞争，生产资料等有形成本已不再是决定企业（组织）发展的战略资源，人力资源的价值已成为衡量企业（组织）整体竞争力的标志。

现在的中国正经历发展工业化为主要特征的第一次现代化，同时在以发展知识经济为基本特征的第二次现代化中又取得了喜人的进展。中国的人力资源管理具有工业文明时代的深刻烙印，又反映着新经济时代游戏规则的基本要求，因此，同时推进第一次现代化和第二次现代化、实现工业化和知识化的协调发展是一项适合我国国情的长期发展战略。

一、人力资源管理的发展趋势

人力资源管理主要是对人力这一特殊资源进行有效开发、合理利用和科学管理。从人力资源管理的发展过程来看，人力资源管理正遭受到前所未有的来自经济全球化、信息网络化、社会知识化、人口城市化、组织发展的速度与变革的力量等的挑战和冲击。现在的中国正经历着工业化没有完成又面临着知识化和信息化的挑战，其发展呈现如下趋势。

1. 人力资源管理向战略性转变

从时间周期看，与其他任何资源的获得相比，人力资源管理向战略性转变都要用更长的时间。例如，花旗银行只需1周的时间就可以对其金融服务作重大的变革，但是要花多年的时间开发、检验它的以团队为基础的奖励制度并取得成效。正如中国的谚语："十年树木，百年树人。"人力资源管理不仅仅是人力资源职能部门的责任，而是全体员工及全体管理者的责任。过去是人事部的责任，现在企业高层管理者必须承担对企业的人力资源管理责任，关注人力资源的各种政策。目前的人力资源管理一般可以分为三个部分：一是专业职能部门的人力资源管理工作；二是高、中、基层领导者如何承担履行人力资源管理的责任；三是员工如何实现自我发展与自我开发。人力资源管理的一项根本任务就是如何推动、帮助企业（组织）的各层管理者及全体员工去承担人力资源开发和管理的责任。

2. 倡导"以人为本"的价值观

知识经济时代的人力资源管理，首先要从观念上和体制上为人才创造一个更为宽松、更加充满活力的环境。要营造这样一个环境，首先需要管理者在观念上的更新，建立以人为本的管理理念。

　　社会越是向前发展，就越要强调以人为本，越要显示人的自觉价值。发展知识经济，首先要练内功，练内功主要是人的问题，先要发展人自己。实践证明，人的能动性发挥的程度与管理的效应成正比。在知识经济时代，由于知识型员工自身掌握知识这门生产工具，因而比传统员工拥有更大的独立性、自由行、灵活性，且可替代性差。管理者与知识型员工的关系不再是一般的上下级关系，而是一种新型的平等合作关系；管理者在组织中的作用更多的是激励、协调，而不是发号施令。这是每个管理者都应充分认识到的。

　　要做到管理以人为本，就要倡导以人为本的价值观，切切实实尊重知识，尊重人才，营造一个能够使员工不断学习、不断获取发展和积累知识的环境。在管理层次上，应该根据组织的发展和实际情况而有所不同，如情感沟通管理、参与管理、自主管理、人才开发管理、企业文化管理等。在管理方式上，探讨和实施适合知识型员工工作特点的、最有利于其成效倍出的方法，包括宽松自由的沟通氛围、弹性工作制以及能够使其安心创造性劳动的工资福利等。

3．人才流动速度加快人力资源的角色互动

　　主管与员工的角色互换逐渐加速，"能者上，平者下，庸者走"的能力主义日益流行，世界范围内的人才流动正在不断加剧。这种越来越快的人才流动性趋势，使得人才终身服务于一家企业（组织）的现象正在消失。在我国，这一趋势也在愈演愈烈，那种把工作当成"铁饭碗"的观念或终身服务的思想正在成为历史。人才流动的重心在于真正有真才实学和实用技能的人。他们最有资本和能力从一个职位向另一个职位频繁地跳来跳去，或追求高额收入，或实现人生的自我价值。这种人才快速流动的现象已经给广大企业（组织）的人力资源管理带来了严峻的考验，大大增加了企业（组织）的人力资源管理成本，影响了企业（组织）的生产力。

4．人力资源开发成为培育核心竞争力的源泉

　　企业（组织）核心竞争力是一个以技术创新能力为核心，包括生产能力、营销能力、服务能力和组织管理能力在内的复杂系统，而技术创新能力等多项能力的状况与增强主要取决于人力资源的状况与开发。因此，企业（组织）核心竞争力的根本在于人力资源的开发。离开了人力资源的开发，企业（组织）核心竞争力便会成为无本之木、无源之水。在知识经济时代，在一个以服务为基础的经济环境中，企业（组织）间的竞争越来越体现在建立、培养和应用有限的知识和专长的能力上，比尔·盖茨把约见优秀的应聘者作为其最重要的管理活动之一，并努力说服其中的优秀应聘者加盟微软公司。

5．人力资源管理由行政权力型转向服务支持型

　　知识经济时代的到来，要求人力资源管理部门必须转变职能，从传统的行政权力型转向服务支持型。人力资源管理部门的权力淡化，员工自主管理的责任增加。人力资源管理逐步被确认为各级管理人员的共同职责。越来越多的企业（组织）将要求各级管理人员参与人力资源管理。为组织发展寻找合适的人才，为组织保持强劲的生命力和竞争力提供有用的人才，并采取切实措施留住人才，发展人才，是服务支持型人力资源管理的新职能。

二、卫生人力资源管理的发展趋势

1. 医疗卫生机构管理人员的职业化和专业化势在必行

随着医药卫生体制改革的不断深化，医疗市场环境发生了巨大的变化，几十年来以福利事业为基础，四平八稳的医疗格局被打破，医院从纯福利型转变为体现政府福利性质的公益性事业单位。目前，我国医疗卫生机构存在的一个突出问题是，管理理论落后于社会发展，管理理念又落后于管理理论。尤其是我国加入 WTO 之后，形势将更为严峻。有专家指出，国内医疗卫生机构目前最欠缺的不是技术和设备，而是具有职业化观念的管理者。

伴随着生活水平的提高，人们的健康观念也在改变，健康需求的多样化对医疗机构的管理提出了更高的要求，医学科学技术的迅速发展也使得医院之间在技术力量和人才的竞争上将越来越激烈，管理者必须投入大量的时间和精力，运用管理知识、管理理论和管理技术对医疗卫生机构实施科学管理，非职业管理者管理医疗卫生机构的状况已经不能适应发展的需要。因此，从管理者的知识结构、时间投入、管理能力等角度看，管理者的职业化和专业化势在必行。

2. 实现医疗卫生机构管理人力资源职业化和专业化的主要途径

管理作为一门科学是在 19 世纪末 20 世纪初才由泰罗等学者提出并兴起的，目前已成为当今世界八大高新学科之一。就我国当前市场经济形势下来说，对医疗机构管理人才的要求比专业技术人才更高、更全面，培养一批了解医疗机构运作状况，掌握现代卫生管理学知识，并以医疗机构管理为职业的管理人才，是医疗机构职业化管理队伍建设的必由之路。

医疗卫生机构管理人员职业化的具体方式可以根据各单位的实际情况有不同的选择，如可以对医学专家实施管理专业化改造，使他们从技术专家转变为管理专家；也可以将医院的诊疗、学术等专业活动与经营管理分开运作，专家院长负责临床诊疗、教学、科研等，经济、人事、后勤等管理工作由总经理领导有关方面专业人员负责；还可以实行完全市场化经营管理，将医院作为一个经济体，完全按企业管理模式运行。这几种模式均取得了成功的经验。

3. 医疗卫生机构人力资源管理职业化的特征

当前，医疗卫生机构人力资源管理职业化趋势具有综合性、创造性、协同性、规范性等特征。

医疗机构管理人力资源职业化的综合性主要体现在基础综合性和内涵综合性两方面。基础综合性是建立在对医疗机构管理职业及医疗机构管理系统工程深刻认识之上，同时，必须兼顾卫生事业发展的一般规律和医疗服务的特殊规律。职业化管理的内涵综合性包括开启新的管理哲学、道德观、沟通能力、团队合作精神以及促进创造的思维方式。两者既互相独立，又紧密联系，是医疗机构职业化管理的指导思想和行动指南。

医疗机构管理职业化的真谛是理解人、尊重人、关心、激发、调动人的创造性、主动性，以人为本，事半功倍，达到工作效能最大化。医疗机构管理者应是管理思想的先行者，以唯物、系统、发展、辩证的眼光认识其所面临的环境，注重客观、遵循规律、联系实际，善于把握高度抽象的思维逻辑，具有探索者、开拓者的素质和品质，在他们的影响下形成优秀的管理文化。以决策者和实干家的眼光、境界和魄力，善于发现问题、解决问题，决不放过任何组织发展的机会。

法国哲学家巴斯卡说过："心灵世界自有其理，非理智所能企及。"个体由于不同的身心素质、生活经历、传统习俗、思维方式而导致行为能力、立场观点、精神风貌和文化意识的差异。作为医疗机构管理者，要善于倾听不同的声音，接受不同的文化、观点并尊重它，知人善用，将不同的个体组成团队，发挥每一个成员的长处和潜能，优势互补，出色地工作。在医院生存发展的过程中，职业化管理体系是将个人的荣辱得失与组织发展紧密地联系在一起，主导管理人力资源活动的全过程。

就医疗机构管理而言，更应遵循职业道德规范，自觉履行职业伦理责任，以自身的职业意识和行为方式，调整内外伦理道德关系，为医务人员率先垂范，这是任何法律规范、规章制度所不可替代的"道德立法"。优秀的管理者应具有这种职业意识，并以之有效推动医疗机构道德、文化建设向高水平、深层次发展。

本章小结

纵观现代管理思潮及其实践的演进历史，不难看出"重物"与"重人"两条线此起彼伏的发展脉络。以人为中心应当是基础。卫生人力资源管理和开发是现今卫生事业管理工作中的重要组成部分。本章着重介绍了卫生人力资源的概念、基本特征和功能、卫生人力资源科学配置原则，介绍了卫生人力资源的需求预测和发展趋势、卫生人力资源科学配置的途径、卫生人力资源开发等相关内容。通过本章学习，应掌握卫生人力资源的理论知识，并认识到卫生人力资源是卫生管理工作中的重要环节。

（李贝）

第八章　卫生系统绩效评价

✚ 学习目标
　　（1）掌握：卫生系统、卫生行动、卫生系统绩效的基本概念，卫生系统目标。
　　（2）熟悉：卫生系统绩效评价构成要素，卫生系统绩效评价方法。
　　（3）了解：其他国家卫生系统绩效框架情况及我国卫生系统绩效评价的现状，《2000 年世界卫生报告》的启示。

　　卫生系统的存在可以溯源到几千年前人们预防和治疗疾病的组织行为，与人们的生活和健康息息相关。由于各国卫生系统的设计不同、内容不同、管理不同，卫生产出也不同。如何评价卫生系统绩效，以有效监督和管理卫生系统及医疗卫生机构，是许多国家面临的主要优先问题，世界各国越来越认识到对卫生系统绩效评价的重要性。

第一节　卫生系统绩效评价概述及研究进展

一、卫生系统绩效评价的出台背景

　　人的生存依赖于卫生系统，健康水平取决于卫生系统绩效，卫生系统在人的一生中所起的作用是重要的、持续性的。综观过去的 20 世纪，尽管在改善全球人口健康方面，卫生系统贡献功不可没，但由于近年来宏观经济环境和体制变化，人口学、流行病学模式的转变，以及卫生部门多元化体制的变革，使得卫生系统自身举步维艰，面临着重大的挑战。如果处理不当，卫生系统本身会成为卫生改革的绊脚石。

　　随着经济发展，人民的生活水平不断提高，人们对生活质量与健康也就更加重视，进而也对卫生系统的绩效更加关注。卫生系统绩效不仅体现在人们的健康水平，还体现在所花费的卫生费用以及卫生系统服务的公平性。如何进一步提高卫生系统的绩效，以满足广大人民群众与日俱增的卫生服务需要，也就成为现今人们广泛关注的课题。国际组织、各国学者都在进行积极探索研究。其中，最具代表性的是世界卫生组织（WHO）的《2000 年世界卫生报告》中的卫生系统绩效评估方法。一些国家也积极采取了一系列项目开展对本国卫生系统的评价，如澳大利亚政府颁布了《澳大利亚卫生系统 2000》报告，首次提出了卫生系统概念模型的框架，用模型的方式描述国家卫生系统的构成。

WHO 的总体任务是使世界上所有的人都能达到最高可能的健康水平，其中特别重视缩小各国内部和各国之间的健康差距。要实现这个总目标，很大程度上取决于各个会员国卫生系统的运行效果，即人民健康水平的改善很大程度上要取决于卫生系统的绩效。2000 年 5 月，WHO 在日内瓦召开了第 53 届世界卫生大会，确定了当年世界卫生报告的主题——加强卫生系统成效，并发布了《2000 年世界卫生报告》。该报告以改进卫生系统绩效为主题，根据一套全新的理论框架和方法测算了 WHO 191 个成员国的卫生系统绩效。它的出台，使得卫生系统绩效及其评价受到各国政府和学术界的广泛关注。

二、卫生系统绩效评价的相关概念

（一）卫生系统

WHO 在《2000 年世界卫生报告》中指出："卫生系统主要目的为改善健康的任何个人、团体、组织及相关资源。包括提供个人卫生服务，针对群体或社区的卫生干预以及为减少交通事故死亡修建更安全的道路，改变国民饮食的政策等等。"同时承认"卫生系统之外的许多因素也决定着健康标准和不平等"。据此，卫生系统（health system）被 WHO 定义为涉及卫生行动的所有组织、机构及资源。而卫生行动（health action）是指凡是对个人卫生保健服务、公共卫生服务以及其他非卫生部门与改善人民健康有关的行动，即筹集、分配和使用卫生资源为个人和集体提供防病治病等卫生服务。

卫生行动的衡量标准是该行动是否以增进健康为首要出发点。不管是个人卫生保健、公共卫生服务还是部门间发起的任何行为，其最初的目的是增进健康的行动，即卫生行动，如减少交通事故死亡、修建更安全的道路称为卫生行动。

（二）卫生系统绩效

目前，对绩效的界定主要有三种观点：一是认为绩效是结果；二是认为绩效是行为/过程；三是不再认为绩效是对历史的反应，而是强调员工潜能与绩效的关系，关注员工素质，关注未来发展。卫生管理上的绩效定位为结果与过程的统一体。

卫生系统作为一个社会系统，除了改善人群健康这一第一目标外，还具有公平、效率和质量的系统目标。因此，WHO 提出卫生系统绩效的概念内涵包括卫生系统成绩（成就）与卫生系统的效能/性能/效率两个方面，在提出广义卫生系统定义的同时，首次提出了卫生系统的三个内在目标：改善人群健康、满足人们除改善健康之外的普遍合理期望、为疾病费用负担提供财务保障。卫生系统目标的实现情况就是卫生系统绩效。现在，卫生系统绩效的定义已不仅仅局限在实现目标的水平，而是在现有的卫生资源下三个目标的维持水平，即受益面的多少。

图 8-1 显示了国家 A 和国家 B 的卫生系统绩效。纵轴表示卫生系统目标的实现程度，横轴表示卫生系统资源的多寡。"最小可能线"是最差卫生系统所取得的绩效，"最大维持线"是最佳卫生系统取得的绩效。在这两条线之间，人群 A 尽管比人群 B 的健康水平低，但从卫生系统绩效中的受益程度是相同的。因此，卫生系统绩效就是在给定的卫生资源下卫生系统所实现目标的程度。

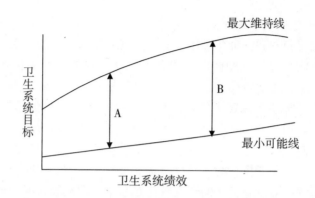

图 8 - 1　卫生系统绩效与卫生系统资源的关系

三、部分国家卫生系统绩效评价及比较

（一）部分国家卫生系统绩效评价

1. 英国卫生系统绩效评价

自 1948 年英国国家卫生服务体系建立以来，其卫生体系和绩效指标就已纳入国家的评估框架中，建立了国家卫生服务体系绩效评估框架，包括绩效评估、管理、职责和医疗服务质量。以平衡计分卡方法为基础，统一了测量、评估和奖励等方面，定位在绩效基金、所获得自主权、绩效信息系统、国家卫生服务体系绩效指标的改进。

1997 年，英国政府采取新的方法，围绕健康促进、公平可及、合理卫生服务的有效提供、效率、患者/护理者经历及健康结果等领域，改进了国家卫生服务体系绩效评估框架，出台了一系列指标，定位范围极其宽泛，如精神健康、癌症治疗、等待记录、家庭医生的可及性、全民健康、员工安置等，并且每年出台相对更为细化的指标，以评估国家卫生服务体系的绩效优劣。该绩效框架主要包括四个方面：临床的有效性和结果、效率、患者/护理者经历、能力。国家卫生服务体系绩效评价框架的建立以初级保健和社区为基础，随着最新数据的收集，不断发展和改进这些指标。

2. 加拿大卫生系统绩效评价

加拿大卫生系统绩效是加拿大卫生信息指标框架的一部分。该框架的设计主要回答两个问题：一是加拿大人的健康程度是怎样的；二是加拿大的卫生服务系统怎样运行。主要包括四个方面：健康状况、健康的非医疗决定因素、卫生系统绩效、社区和卫生系统类型，后两者通过测量各个区域居民所获得的卫生服务来检测卫生系统各方面的绩效情况。在该框架中，卫生系统绩效的八个领域包括：可接受性、可及性、适宜性、能力、可持续性、有效性、效率、安全性。目前，这些领域除了可接受性、能力和可持续性外，其余各项都有指标支撑。在社区和其他类型的卫生服务中，其指标主要分为社区、卫生系统、资源三类。操作方面，包括 14 项涵盖健康状况、健康结果和服务质量的具体指标，由加拿大卫生信息网络通过跟踪健康决定因素和地区、省、国家卫生服务来推动。

3. 澳大利亚卫生系统绩效评价

澳大利亚以建立和发展一个全民可及的国家卫生体系为特征,由国家和州政府共同负责筹资、服务提供和规制。2000 年,国家卫生绩效委员会着手建立新的澳大利亚卫生系统绩效评价框架,以适应加拿大卫生信息指标框架。

澳大利亚卫生系统绩效涵盖了医疗卫生领域最重要的人口健康项目、初级卫生保健、医疗服务和保健的连续性服务四个方面内容。该框架针对这四个方面,结合国家的重点项目和领域,制定了一系列评价卫生服务的投入、产出和结果的指标。从概念上讲,该框架以健康决定因素模型为基础,包括三个层次:健康状况和结果、影响健康的决定因素和卫生系统绩效。它们之间存在着内在联系,即健康状况受到健康决定因素和卫生系统绩效的影响。同时,这三个层次都围绕公平性展开。健康状况和结果层面包括健康状况、人体功能、期望寿命、死亡情况四个维度,试图了解人民健康状况如何,是否每一个人都享有同等的健康权利,最需要改善的是什么方面问题。影响健康的决定因素是指改变因素能否改善健康状况等,包括环境、社会经济学因素、社区能力、健康行为和有关个人的方面。卫生服务系统绩效框架包含有效性、适宜性、效率、反应性、可及性、安全性、连贯性、能力、可持续性等九个方面内容,用于监测卫生系统如何通过提高医疗服务质量来改善人民健康水平。

4. 美国卫生系统绩效评价

美国医疗照顾制度主要覆盖 65 岁以上的老人和残疾人,医疗救助制度主要覆盖低收入者和残疾人。大多数医疗服务网络由私立机构组成,市场化运作。在国家层面上,美国已发展许多卫生系统绩效框架,包括国家卫生系统改进框架、居民健康促进模型、国家卫生服务质量报告、两个被广泛使用的但非国家的绩效报告(卫生规划研究的消费者评估和卫生服务提供者数据信息报告)。其他绩效评估文件包括美国管理保健和贫困居民医疗保险服务中心出台的质量改进组织报告等。美国医学研究会提出一个提高系统绩效的框架,包括安全性、有效性、以患者为中心、可持续性、效率、公平六个领域。美国在 2000 年提出了定位在公共卫生服务的"健康美国人 2020"以健康决定因素和居民健康模型为基础,归纳了 28 个关键领域,提出 467 个目标。2003 年,美国卫生服务质量报告提出了测量卫生系统绩效的概念框架,主要定位在卫生服务质量和消费者的医疗服务需求两个方面。卫生服务质量包括安全性、有效性、以患者为中心、可持续性,消费者医疗需求包括保持健康、好转、疾病或伤残、等待死亡。

5. 荷兰卫生系统绩效评价

荷兰的卫生保健是一种将政府的计划调控与市场机制相结合的方式。患者、医疗卫生机构和健康保险公司三方面相互依存,加上政府的宏观调控,形成一个立体三角结构的卫生保健体制。

2002 年,荷兰提出了质量指标的概念框架和内容,并设计了平衡计分卡,使其能够反映全国卫生服务系统管理的以消费者为导向、财务、高质量的保健服务和学习与提高的能力四个方面。然后将人群健康的生物学、环境、生活方式和习惯与医疗卫生系统的 Lalonde 模型和平衡计分卡相联系,使人群健康和卫生系统管理之间的关系明朗化,以便看出各个不同方面的绩效信息。这个模型也反应出了荷兰卫生系统的战略目标,如提高卫生服务质量，提高人群的可及性，使决策者清楚地知道卫生系统中所有部门（保健、治疗、预防和社区服务等部门）的绩效。选择的指标涉及卫生系统的 20 个方面，不仅能够反映出政府制定政策和行政管理的职能，而且能够反映出卫生系统的公共目标。2003 年，这种互动性模型被荷兰卫生、福利和体育部正式应用。2006 年，荷兰根据卫生保健需求，由卫生绩效的多维度矩阵组成，包括质量、可及性和成本/费用三维矩阵，分别定位了结果、过程和结构指标。

第二节　WHO 卫生系统绩效评价框架

对应于卫生系统的三个内在目标，为便于在不同国家之间进行比较，帮助各国进行卫生系统的改革和发展，WHO 提出了卫生系统的三大目标。

一、卫生系统绩效评价的内容

（一）卫生系统的目标

第一，增进健康是卫生系统的首要目标。这里不仅是指提高健康水平、提高健康期望寿命、减轻疾病负担，还包括改善人群分布状况，减少健康状况分布的不公平性。

第二，提高反应性。"反应"是指卫生系统是否满足人民群众的期望，这个期望并非是对健康结果的期望，而是指患者是否享有人格尊严的非健康性质的各种期望，如尊重个人尊严和卫生服务利用者的满意度等。在卫生系统中反应性的目标有两个方面，一方面提高卫生系统反应性的平均水平，另一方面降低卫生系统反应性的不公平性。

第三，确保筹资的公平性。由于医疗费用高昂且难于预料，合理分摊医疗风险和提供经济保护相当重要。每一个家庭应该公平支付卫生费用，保护每个人不因卫生保健的费用而带来经济收入上的风险。具体体现在健康人与患者之间的风险分担及不同收入水平人群之间的风险分担。其关键在于当家庭成员患病时避免出现贫穷。

就健康和反应性而言，评估框架不仅涵盖其能够达到的最佳平均水平，而且涉及健康和反应性在个体和群体间的差异最小化即公平性和分布的问题。与健康和反应性不同，对筹资公平性的测量，WHO 只关注其分布特点，理由是社会可能投入卫生系统的资源存在其他竞争性用途，任何水平的卫生系统筹资总量都是社会选择的结果，没有正确答案。

为完成卫生系统概念框架，卫生系统目标可分解为质量、公平和效率三个方面。人口的健康状况和卫生系统的反应性就是质量，三个指标的分布就是公平，三个指标的产出反映了卫生资源的功能，即效率。因此，为评估卫生系统绩效，需要测量五项绩效评价指标：人群健康水平、健康在人群内部的分布、卫生系统的整体反应水平、反应性在人群中的分布、费用分担的公平性。将这五项指标按一定比例合并后，即可得出一个国家卫生系统的绩效。WHO 提议的绩效评价理论框架见表 8-1。

表 8 - 1　2000 年 WHO 提议的卫生系统绩效评价理论框架

	卫生系统目标		
	水平	分布	
健康状况	√	√	} 效率
反应性	√	√	
费用分担公平性		√	
	质量	公平	

（二）卫生系统的功能

卫生系统的基本目标并不能解释绩效好或差的原因，也不能提供如何去做的建议。要解释绩效好或差的原因，需要看一个卫生系统如何执行不同任务。WHO 提出了作为一个政策决策者需要了解所有的卫生系统应该具有的四个主要功能：监管、筹资、服务提供及资源筹措。分析这些功能不仅可以帮助理解卫生系统绩效的影响因素，而且可以指导卫生改革。

1. 监管

在四个功能中，管理是最重要的，可以影响其他三个功能。在《2000 年世界卫生报告》中，"监管"的含义远远超过了立法，包括制定公正的游戏规则及提供整个卫生系统的战略方向，倡导各部门对卫生工作带来有影响性的政策。其核心问题是争论未来政府的作用。因为很多改革都在寻求改变政府的作用，卫生部门应该转变职能，从提供卫生服务转向引导卫生系统改善工作绩效。

2. 筹资

筹资就是筹集经费、建立统筹以及分配资金。资金筹集意味着通过一定的渠道从家庭、公司、政府和捐资机构筹集资金，这些渠道包括个人付费、商业保险、强制性社会保险、普通税收、非政府机构的捐款以及国际机构的转移支付。一旦资金筹集起来，就应建立抗风险的统筹基金。适宜的筹资方式可以促使卫生系统持续发展。目前，许多国家还没有建立起以团结为基础、防止财务风险的医疗保障制度。愈来愈多的证据证明穷人自付医疗费用比例特别高，会进一步造成因病致贫。卫生系统主要的挑战是以一个公共筹资或强制性筹资方式建立统筹基金，通过预付性质的医疗保障制度防止因病造成的财务风险。

3. 服务提供

改善个人卫生服务及公共卫生服务的质量（品质）是卫生系统的另一个功能，包括许多投入要素的组合，如人力资源、药品和设备，产出就是卫生服务。大多数卫生系统由于卫生政策不同，卫生服务分为个人卫生服务（包括预防、诊断、治疗和康复）和公共卫生服务（包括人群健康教育、环境卫生等）。个人卫生服务一般更多涉及公立/私立卫生服务，而公共卫生服务更多涉及政府责任。许多国家的经验表明，个人卫生服务的提供日趋多元化，通过有效的服务网络加以协调，通过竞争来提高效率。随着私立卫生服务机构的增加，进一步促使公共卫生部门加强管理，改善卫生系统绩效。

4. 资源筹措

卫生系统不仅仅是指卫生管理部门、筹资部门和卫生服务提供部门，同时还涉及卫生服务投入部门，如大学和其他教育机构、研究中心、建筑公司、药品生产等。卫生政策的关键问题是如何使投入与卫生系统的要求相匹配，如人力资源需要合理配置，不能加剧健康服务不公平。对机构及技术投资也应根据国家重点优先配置，使得卫生系统能够提供卫生服务。事实上，卫生部门的目标或功能均会受到卫生部门以外的政策和因素的影响，如世界贸易的自由化、公共部门改革及劳动力投资变化等。

图 8 - 2 为卫生系统功能及目标关系。

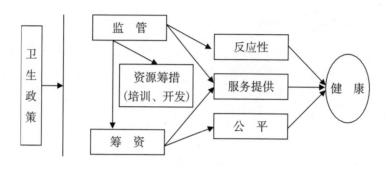

图 8 - 2　卫生系统功能及目标关系图

二、卫生系统绩效评价结果及认识

（一）卫生系统绩效评价结果

《2000 年世界卫生报告》首次根据上述卫生系统绩效评价框架和方法，以各会员国现有数据为基础，制定了各项指标值，评价了 191 个成员国的卫生系统绩效。

健康水平状况排在前三位的是日本、澳大利亚与法国，其伤残调整期望寿命（DALE）分别为 74.5 岁、73.2 岁和 73.1 岁。健康分布状况排在前三位的国家分别是智利、英国与日本；水平反应性最好的国家是美国，其次为瑞士、卢森堡。反应性的分布排在前两位的依次为阿拉伯联合酋长国、保加利亚，并列第三的有 36 个国家。哥伦比亚与卢森堡分别列筹资公平性的第一位和第二位。综合以上三个方面，卫生系统总体绩效列前三位的国家分别为日本、瑞士和挪威。排在末尾的大多数为撒哈拉以南的非洲国家，最后一位是塞拉利昂。

我国水平健康列第 81 位，健康分布状况列第 101 位；水平反应与土库曼斯坦并列第 88 位，反应性的分布与圭亚那并列第 105 位；筹资公平性列第 188 位，为倒数第四位。总体绩效列第 144 位。可见，我国卫生系统绩效并不令人满意。

表 8 - 2　中国在《2000 年世界卫生报告》中各项指标的排位

指　标	结　果	排　序
伤残调整期望寿命（DALE）	62.3 岁	81

（续上表）

指　标	结　果	排　序
健康分布状况	0.78	101
卫生系统反应性指数	5.20	88
卫生系统反应性指数分布	0.911（0.899～0.922）	105～106
卫生费用支出公正性指数	0.638（0.472～0.774）	188
卫生系统目标实现程度	67.50	132
人均卫生费用（美元）	20	139
总卫生系统绩效	0.48	144

191 个成员国的卫生系统之间差别巨大。发达国家拥有较好的医疗服务体系，发展中国家特别是非洲穷国在不同方面差距很大。经济水平相近的国家，如日本与美国，其卫生系统的绩效也有较大差别，这说明日本卫生系统的运作情况比美国更有效，因此，在相同卫生资源投入基础上，获得比美国更高的卫生成就。造成卫生系统这种绩效差别的原因在于许多国家的卫生系统在其一项或多项功能的行使中存在着缺陷。这种缺陷使得众多国家的卫生系统远未发挥潜力，从而导致个人基本权利的不公平和漠视，造成大量本可以不发生的死亡、残疾和病痛。

（二）对卫生系统绩效评估依据和结果的认识

尽管世界卫生报告为评价卫生系统和确定卫生改革方向提供了十分有价值的框架，但其并非是完美无缺的，还存在着一定的局限性。

（1）在"理想"的分析框架下，所选择的方法、指标及所收集的信息不尽人意。由于信息系统不完全，很多国家难以提供反映卫生系统绩效的数据，尤其是反映能力的数据。为此，WHO 于 1999 年在一些国家组织了小样本调查，并以此对有些地区和国家进行类推。例如，对筹资公平性分析，191 个成员国只有 21 个国家接受了调查，其余则多是靠公式推导和间接推算出来的，且没有进行公式合理性分析。

（2）WHO 按照各国绩效指数高低进行排序，排序的序位不同于一些国家的实际情况。从卫生系统绩效排序结果看，与高水平卫生支出比较，极低水平卫生支出的国家绩效很差。世界卫生报告中提出："卫生系统的绩效很大程度上取决于一个国家卫生系统花费多少。"这一结论显然是有失偏颇的，美国是世界上人均卫生经费花费最多的国家，1997 年全球卫生总费用为 29 850 亿美元，大约占世界 GDP 的 8%。而其中美国花费了近 40% 的世界卫生总费用，美国人均卫生费用达到 4 095 美元。而其卫生系统绩效并非最佳，包括健康保险覆盖和卫生服务的不公平等问题，问题严重至极甚至已成为总统选举的砝码。

尽管许多国家对这一评估结果提出了异议，但其积极作用是不可低估的。我国也应汲取其中精华，客观评估我国卫生系统绩效，分析和权衡所面临的各种挑战和问题，对促进卫生系统的更大发展和调整卫生改革的方向提出思路与目标，为更好地提高人民健康水平和卫生系统的健康发展作出积极贡献。

三、世界卫生报告的启示与思考

（一）全面认知健康的含义

促进健康是卫生系统的主要目标，但是，什么是良好的健康呢？它包含两层含义：①优质。即最佳的平均水平。②公正。即个体和群体之间合理的最小差异。也就是说，一个国家如果只有人群健康的平均水平良好，并不能全面反映其在实现健康目标方面的水准。对健康的衡量尺度除了"水平"外，还要通过"分布"即公平性来体现。对促进健康的含义的理解至少应包含两个方面：增进人群平均健康水平和减少健康的不公平，即减少不同人群不合理的健康差异。而后者无疑将成为各国未来卫生改革的一个重要导向和核心。

（二）强化政府的职责

WHO 总干事明确提出："一个国家卫生系统运行的最终责任在政府。谨慎和尽职尽责的管理人群健康是一个绩效良好的政府最本质的责任。"人民健康始终是国家的一个重点，每一个国家都希望利用可得的资源，建立起最优秀的和最公正的卫生系统，而政府对此负有持续的和永久的职责。

WHO 积极倡导各国卫生政策和战略必须覆盖私人提供的卫生服务和资源，只有这样才能使整个卫生系统符合民众利益。同时，为了确保更好地提供服务，政府必须区分有助于和有害于实现卫生目标的提供者，给予相应的奖励和制裁。为了实现高质量的卫生服务目标，政府需要在卫生保健提供、干预措施的实施、开展服务遇到的困难等方面取得更多和更好的信息，监测和评估公立和私立提供者的行为和服务效果。

（三）明确改革的优先选择和重点——保护贫困者

目前，全世界富人和穷人间的死亡率差距日益加大，预期寿命的不平衡现象依然存在，并且这种差距与社会经济地位紧密关联，即使在普遍享有较好的卫生保健的国家这种状况也未得到改善。贫困者不仅寿命短于非贫困者，而且在一生中有更大部分处于失能和残疾状态。在穷国，一半以上的死亡发生在 15 岁以前，而在富国仅占 4%。同时贫困往往蒙受着双重的损失：一方面，必须缴纳不公正的税金；另一方面，在生病时，还必须自己支付更为不合理的医疗费用。显然，WHO 提出第三个目标"筹资公正性"的目的，就是为了更好地保护贫困者，唤起各国将贫困人群作为卫生改革的目标人群，将贫困人群的健康改善作为改革优先选择领域。如果这些弱势人群真正得到了更多的保护，缩小人群间的健康差距目标就会得到实现。在改善筹资公正性方面，WHO 认为实现更大公正性的唯一可行方法是通过统筹方式进行风险分摊，即使健康者资助有病者，富有者资助贫困者。对于大病经济负担，可以根据支付能力，采取预付方式，通过各种税收、社会保险等来解决。

（四）关注和满足服务对象合理期望

《2000 年世界卫生报告》第一次把满足服务对象合理期望置于与卫生系统发展紧密联系的高度。反应性目标提示卫生系统和医疗机构须关注消费者普遍的合理期望，了解公众的合理期望是管理卫生系统的核心，不仅对其认知，还须做出适当的反应。其意义与我国卫生系统所倡导的以患者为中心、保护消费者基本权益是有相通之处的，但其内涵更广阔。它给予的启示是卫生系统应充分认识到，要改善系统绩效，增强对服务对象的反应性，不仅应提供高质量医疗卫生服务，还应注重满足消费者非医疗需求。增强反应性不需要大量投入即可改善，并且在三个目标中，反应性改善也是最为直接和快捷的；加之它与各级各类医疗卫生机构和卫生系统人员的行为与服务息息相关，因此，将会得到更多的重视。《2000 年世界卫生报告》再次向世界各国重申卫生改革的方向与目标——公平、质量、效率、反应性和风险分摊，尤其是应突出和更关注公平性。同时，WHO 通过绩效评价这一全新的方法，试图阐明究竟是什么制约了卫生系统的行为方式，卫生系统运行不良又将带来什么后果，即强调了在实现卫生系统目标和卫生改革中，卫生系统自身发展的重要作用。

第三节 卫生系统绩效评价指标与方法

《2000 年世界卫生报告》中提出了卫生系统绩效评价的新框架，将健康（health）、卫生系统的反应性（responsiveness）和筹资公平性（fairness of financial contribution）作为卫生系统绩效的三大主要目标，并分别制定了相应的评价体系，根据利用人群的综合测量指标伤残调整寿命（DALE）反映人群的健康，利用量表评价卫生系统的反应性，用卫生费用支出的公平性指数（IFFC）计算筹资的公平性。

一、健康状况

（一）生命统计资料

生命统计资料主要有死亡率、婴儿死亡率、孕产妇死亡率和平均期望寿命四个指标。但衡量健康状况时，仅了解某一时点的指标值是不够的，进一步了解变化的趋势尤为重要。比如新中国成立前的婴儿死亡率为 200‰，2009 年降至 13.8‰。

（二）疾病统计指标

疾病统计指标是反映人群发病、患病、感染、残疾情况的重要指标。使用不同的疾病统计指标，从不同的侧面说明疾病在人群中发生、分布的特征，以及对人群健康的危害程度等。常用的指标有发病率、患病率、感染率及残疾率等。

（三）与健康有关的生存质量

疾病谱和医学的发展引发了健康观和医学模式转变，传统仅关注生命的保存与局部躯体功能改善的一些方法和评价指标体系面临严重挑战：一是，未能表达健康的全部内涵；二是，未能体现具有生物、心理和社会属性的人的整体性和全面性；三是，未能反映现代人更看重活得好而不是活得长的积极心态。鉴于此，医学领域进行了生存质量测评的探讨，并提出了与健康有关的生存质量 HRQOL（health-related quality of life）。健康相关生存质量评价内容通常包括身体状态、心理状态、社会功能状态、一般性感觉等四个维度。常用生存质量评价量表有 36 条目简明健康量表（SF-36）和 WHO 生存质量量表（WHO-QOL）。

（四）评价人群健康状况新指标

传统指标只是从死亡、疾病、发育某一个侧面评价人群健康状况，由于社会、经济发展、医疗保健措施日趋完善，人群健康状况有了根本的改善和提高，死亡与寿命已达到比较稳定的水平；传统的生命统计指标对反映目前人群健康状况变化的敏感性有所降低，并有一定的局限性。为补充传统评价指标的不足，反映不断变化的人群健康状况，一些新评价指标应运而生，力求反映更为深层次的人群健康状况问题。

1. 减寿人年数（potential years of life lost，PYLL）

减寿人年数亦称死亡损失健康生命年，是指某一人群在一定时间内（通常为 1 年），在目标生存年龄（通常定为 70 岁或出生期望寿命）内因死亡而使寿命损失的总人年数。该指标主要用于比较特定人群中不同死因，反映某死因对一定年龄的某人群寿命损失和危害程度；它对死者的年龄给予相应的权重，做出定量计算，死亡时间越早，PYLL 值就越大，突出了过早死亡的危害。

2. 无残疾期望寿命（life expectancy free of disability，LEFD）

期望寿命以死亡作为观察终点，而无残疾期望寿命则以残疾作为观察终点。运用寿命表的计算原理，扣除处于残疾状态下所耗的平均期望寿命，可得出无残疾状态的期望寿命。LEFD 是质量较高的生命过程，能更好地反映一个国家、一个地区社会、经济发展和人民生活质量的综合水平。

3. 健康期望寿命（active life expectancy，ALE）

健康期望寿命亦称活动期望寿命，是以生活自立能力丧失率为基础计算而得。生活自立能力系指正常人生存所必需具备的、日常生活所必需完成的活动，如吃饭、穿衣、上下床、上厕所、洗澡等活动。它不仅能客观地反映人群生存质量，亦有助于卫生政策与卫生规划制定。

4. 伤残调整寿命年（disability adjusted life year，DALY）

伤残调整寿命年系指疾病死亡损失健康生命年与疾病伤残（残疾）损失健康生命年相结合的综合性指标。某一人群的 DALY 即将该人群的死亡损失健康生命年（years of life lost，YLLs）和伤残损失健康生命年（years lived with disability，YLDs）进行综合计算，再以生命年的年龄相对值（年龄权数）和时间相对值（贴现率）作加权调整。

DALY 是生命数量和质量以时间为单位的综合指标，该指标可较好地评价疾病负担；也可评价卫生规划及其实施效果等，且 DALY 对不同社区、不同国家和不同种族均有可比性。

5. 伤残调整期望寿命（disability-adjusted life expectancy，DALE）

伤残调整期望寿命是在寿命表的基础上，将人群的生存质量和死亡状况结合起来进行健康测量，并成功用于各成员国卫生系统的绩效评价。DALE 对不同个体的健康状况进行详尽描述后，将其在非完全健康状况下生活的年数，经过伤残严重性权重转换，转化成相当于在完全健康状况下生活的年数，从而进行人群健康状况的量化评价，这种指标即为 DALE。它是一种对人群存活率、死亡率、不同健康状况的流行率和严重程度都很敏感的健康综合衡量指标，是相当于充分健康状态下的期望寿命。

与 DALY 相比，DALE 是一种健康期望衡量，它衡量了除去死亡和伤残的影响后，人们在完全健康状态下生活的年数。而 DALY 是一种差距衡量，它衡量了因死亡和伤残使人们寿命损失的年数。这两种综合衡量健康的方法都采用了相同的有关死亡率和残疾率的信息，且都与生存曲线有关，见图 8-3。

出生时期望寿命 $= A + B$

$$\text{DALE} = A + f(B) \qquad \text{DALY} = C + g(B)$$

$f(B)$、$g(B)$ 是一种函数，它根据某种伤残状态的严重性权重，将在这种伤残状态下生活的年数，转化成相当于在完全健康状态下（死亡状态下）生活的年数。DALY 可以区别不同疾病导致的期望寿命的损失，不同的疾病负担可以用于疾病控制和政策对疾病的不同倾向。但在用于所有原因所致健康状况的跨国家人群间的比较时，DALE 仍有其独特的优势。WHO 在评价卫生系统绩效时，将 DALE 选定为最合适的居民健康总体衡量指标。

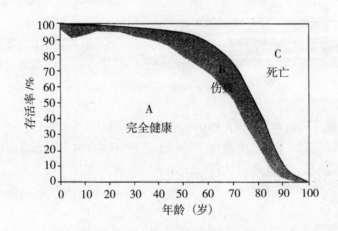

图 8-3 人口生存曲线函数

6. DALE 及其测量结果的应用意义

（1）利用 DALE 进行不同人群健康状况的比较，评价不同国家卫生系统的绩效。WHO 191 个成员国中，以 DALE 为评价指标进行排序后，各国卫生系统在人群健康总水平方面的绩效差别显著。日本的 DALE 值最高，为 74.5 年，非洲国家塞拉利昂最低，只有 25.9 年。中国为 62.3 年，位于第 81 位。191 个成员国中，共有 24 个国家的 DALE 值超过 70 年，一半以上超过 60 年，低于 40 年的有 32 个国家。

（2）确定重点人群和重点防治疾病，为卫生决策提供政策性支持。世界各国男性和女性在平均预期寿命上的差距，大于在伤残调整期望寿命上的差距，提示女性在平均寿命上的优势是由于她们死亡率较低，但她们的伤残现患率远高于男性，生存质量低于男性。60 岁以上人群患有不同程度伤残的比率，由发达国家的 20% 上升到非洲国家的

50%，占各个年龄组人群之首，应是防治疾病伤残后果的主体。另外，DALE测量结果显示，在经济不发达国家，造成其人群高残疾年限的主要原因仍为传染性疾病、营养不良和意外伤害，我国人群残疾的主要病因来自慢性非传染性疾病，与发达国家相近。慢性非传染性疾病应是我国今后防治疾病、提高人们生存质量的重点。通过如上所述的大量评价和比较，为卫生部门的工作重点和资源配置提供政策性支持，使其最大可能聚焦于健康状况最差的人群和绩效最差的卫生系统。

（3）衡量人群健康水平的公平性。衡量人群的健康状况包括两项内容：总体平均水平和公平性。好的健康仅达到高的平均水平是不够的，还必须有好的公平性，即人人享有同等的健康权利。利用DALE指标测量个体或人群间健康分布的差异，为衡量健康的公平性提供了一条最佳途径。

（4）提供测量非死亡性健康状况的有效方法。随着人类疾病谱死因谱的转变，各种慢性疾病引起的非致死性伤残后果成为人类健康的主要威胁因素，但由于衡量人群残疾状况在概念和界定上的复杂性，长期以来，有关非致命性残疾状况的信息，在卫生研究领域一直被忽略了。DALE通过伤残的非健康生命年的测量和转换，有效地解决了这一问题。

（五）健康的不公平性

1. 健康不公平含义

健康的不公平性说明仅仅靠健康指标来反映卫生系统绩效是不够的。另一个关键的因素是健康的分布，即健康不公平的程度。健康的差异必须和收入、受教育程度等社会指标结合起来。基于此，一方面，各个国家人群可以根据收入、受教育程度、民族等进行分组，计算各组的婴儿死亡率、期望寿命和一些重要原因的患病率，并在各组之间进行比较；另一方面，健康状况的差异可直接用一些健康指标进行连续测量，如儿童死亡率变化幅度为40倍，从最贫穷国家的200‰到发达国家的5‰。

图8-4显示了3个国家通过小范围计算出的男性期望寿命。日本的男性期望寿命最高，美国次之，墨西哥最低。日本男性期望寿命的变异最小，美国的变异最大，说明日本的健康公平性好，美国最差，而墨西哥介于两者之间。

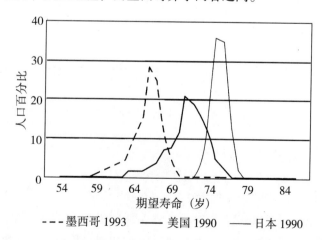

图8-4 美国、日本、墨西哥3国男性期望寿命分布

2. 健康不公平性的测量指标

（1）基尼系数和洛仑兹曲线。基尼系数是以洛仑兹曲线为基础的。洛仑兹曲线是一个累计频率曲线，用来比较某一特殊变量分布与代表公平的均匀分布的差异（图8－5）。对角线代表着公平分布，洛仑兹曲线离对角线越远，代表越不公平。

当应用这个指标时，累计人口比例通常放在 X 轴，累计健康变量比例放在 Y 轴。曲线离对角线越远，表示越不公平。根据选择的变量，曲线可以在对角线的上面或下面。当所选变量对健康有益时，如饮用水，曲线在对角线的下方；当所选变量对健康有害时，如死亡，曲线在对角线的上方。基尼系数取值范围是 0～1，0 代表完全公平，1 代表完全不公平。但基尼系数的解释有赖于与其他地区、其他人群等进行比较。基尼系数等于0.2 相比等于0.4 将代表更低水平的不公平。

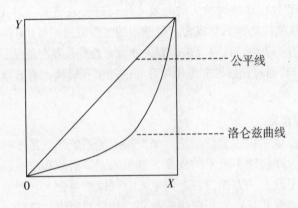

图8－5　基尼系数示意图

（2）集中指数和集中曲线。如果根据社会经济水平而不是健康指标将人口或地区排序，那么通过计算集中指数就可以分析社会经济学问题。集中指数的计算方法和基尼系数是一样的，但它的取值范围是从 −1～+1。当集中曲线在对角线之上时集中指数是负值，当集中曲线在对角线之下时，集中指数为正值。如果所选择的用来排序的社会经济学及健康指标一样的话，集中指数和基尼系数将有相同的大小及意义。

（3）示例。

下面是1997 年安第斯（Andean）共同体5 个国家婴儿死亡率资料（表8－3、表8－4、图8－6）。

1）根据健康指标（婴儿死亡率）从最差（最高死亡率）到最好（最低死亡率）将地区排序。

2）计算每个地区的婴儿死亡人数。

3）计算每个地区婴儿死亡构成比和活胎构成比。

4）计算上述两个变量的累计构成比。

5）计算基尼系数（表8－3）。本例基尼系数为0.20，该值不高，接近 0（完全公平），而不是接近1（完全不公平）。尽管如此，要想对该值有一个完整的了解，还有必要将此值与其他地区的结果相比较。

6）绘制洛仑兹曲线：X 轴表示累计人口构成比（活胎），Y 轴表示健康指标累计构成比（婴儿死亡）。从该曲线上可以发现，每 20% 的活胎出生数对应着 30% 的婴儿死亡数。

表 8-3　五国经济与婴儿存活状况的比较

国家	人均 GNP（1996 年）	婴儿死亡率%（1997 年）	活胎数（1 000）（1997 年）	婴儿死亡数	活胎构成比	婴儿死亡构成比
玻利维亚	2 860	59	250	14 750	0.09	0.17
秘鲁	4 410	43	621	26 703	0.24	0.31
厄瓜多尔	4 730	39	308	12 012	0.12	0.14
哥伦比亚	6 720	24	889	21 336	0.34	0.24
委内瑞拉	8 130	22	568	12 496	0.22	0.14
合计		33	2 636	87 297	1	1

资料来源：邵爱玉，李玉华，夏家明. 健康不公平性的测量：基尼系数和集中系数［J］. 国外医学卫生经济分册，2003，20（3）：135-137.

表 8-4　五国婴儿存活状况及基尼系数

国家	累计活胎构成比（X_i）	累计婴儿死亡构成比（Y_i）	$Y_{i+1}+Y_i$（A）	$X_{i+1}-X_i$（B）	$A \cdot B$
玻利维亚	0.09	0.17	0.17	0.09	0.09
秘鲁	0.33	0.48	0.65	0.24	0.15
厄瓜多尔	0.45	0.62	1.10	0.12	0.13
哥伦比亚	0.78	0.86	1.48	0.33	0.50
委内瑞拉	1	1	1.86	0.22	0.40
合计					1.20

资料来源：同表 8-3。

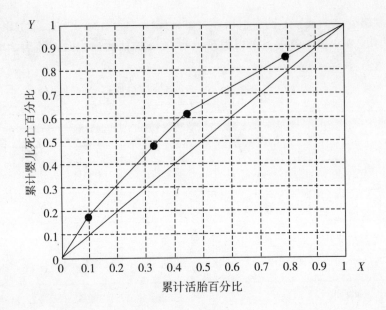

图 8 - 6　洛仑兹曲线

资料来源：同表 8 - 3。

二、卫生系统反应性

（一）卫生系统反应性的概念

WHO 在《2000 年世界卫生报告》中首次将反应性作为卫生系统的三个内在指标之一。de Silva 等定义反应性为：卫生系统通过卫生机构或机构关系的设计，使之能够认识并适宜满足个人的普遍合理期望而达到的非医疗结果。反应性可理解为卫生系统的一种能力，显示卫生系统在与患者或人群的互动过程中，卫生系统满足人们除改善健康之外的其他合理期望的能力，即卫生系统在多大程度上满足了人们对卫生系统中改善非医疗方面普遍、合理的期望。这个概念主要强调两点：非医疗和普遍、合理的期望。

反应性不包括公众对改善医疗方面的期望。个人的期望往往建立在自身和社会经验的基础上，不同的人群、社会、经济环境对卫生系统的期望是不同的。为了克服人群期望的差异，在评价卫生系统的反应性时，强调的是普遍、合理的期望。个人期望的形成主要根据个人或社会的经历，如非急诊手术，在一定卫生系统，等待 6 个月的时间可能认为是正常的，患者是满意的，而在另一个国家或另外一种卫生体系，人们无论如何也不会认为该卫生系统有反应性，患者也是不会满意的。在评价卫生系统时，由于个人对卫生系统的期望不同，穷人和社会地位低下的人群往往期望较低，满意度较高，而富人和社会地位较高的人群的期望较高，满意度较低，要克服期望的差异，对"合理"期望进行界定是非常必要的。

（二）反应性与患者满意度的区别

反应性一词往往被等同于患者满意度，反应性与患者的满意度和服务质量是有区别的。

（1）范畴。患者的满意度主要体现在特定卫生服务环境下对医疗活动的反应，而反应性则是对整个卫生系统的评价。

（2）范围。患者的满意度包括医疗和非医疗两个方面，而反应性仅指卫生系统的非医疗方面。

（3）原理。患者的满意度是根据个人的期望和医疗活动经历，对已接受的服务进行的评价，而反应性是指个人对卫生系统的认知与"合理的"普遍期望的评价。

特别需要提出的是，反应性试图使个人用一系列客观标准对卫生系统进行评分，而不是评价满意度。患者满意度与反应性的区别主要体现在常规期望上，而不是体现在理想期望或预期期望上。

（三）研究卫生系统反应性的意义

卫生系统反应性不仅包括反应性的平均水平，还包括反应性在一个国家的分布。分布不公平性可以表现为社会不公平性、经济不公平性、地理位置不公平性。测量卫生系统反应性的重要性主要表现在：

（1）了解公众的合理期望是卫生系统管理的核心。卫生系统管理的重要职责之一就是维护各方积极参与的水平，而实际上服务对象处在被动位置，卫生系统管理者有责任为服务对象提供足够信息，保护其参与水平。

（2）反应性是基础。因为涉及基本人权，卫生系统、教育、经济、政治和文化系统都把反应性作为其目标之一，无论何种系统要想取得成功，都必须了解公众的合理需求。反应性目标的核心就是保护和提高基本人权。

（3）不需要大量投入即可改善反应性的部分指标。不需要大量资金即可提高卫生服务提供者对消费者的尊敬程度和改善服务态度，也不需要高新技术，可能也不需要重新立法，而筹资公平的改善可能需要。然而，并不是所有指标的改善都是低成本的，选择性和及时性的改善就需要另外的投入，但总的来讲，在不需要大量投入情况下就可测量卫生系统的反应性。

（4）反应性的改善可能是最快捷的。因为不需要大量投入，同时干预措施的结果可立即显现，反应性的改善比健康的改善要快得多。提高健康水平，仅仅依靠越来越多的卫生服务是不够的，然而多年来，我们对卫生工作的关注往往只聚焦于"物质"和"可视技术"；更多关心对卫生服务的物质和技术投入，较少从把患者作为一个"人"出发，仅为了"疾病"而治病，而不是为了"人"而治病，从而忽略了治愈疾病以外的健康产出。反应性作为WHO评价卫生体系绩效的新内容，其重要性应该引起卫生决策者、卫生服务提供者和研究者的关注，以全面促进人们的健康，提高卫生体系绩效。

（四）卫生系统反应性的内容

反应性关注的不是卫生系统如何应对人们的医疗需要（对医疗需要的满足主要体现在健康结果指标），反应性关注的是卫生系统应对非医疗方面需要或期望的能力，体现在诊断、治疗或公共卫生等一系列服务过程中。反应性分为对人的尊重以及患者导向两方面。前者通常较主观，后者则相对客观些。

1. 对人的尊重方面

对患者尊重，体现患者的基本人权。伴随着人们精神的需求逐步上升，反映在卫生服务上，人们对卫生服务的需求也由以医疗需求为重点，转向了开始追求非医疗需求方面的内容。

（1）尊严。尊严指患者在治疗过程中受到卫生服务提供者尊重的一种状态。①患者在治疗和咨询过程中应受到尊重。②在体检或治疗时，患者的身体隐私应受到保护，患者有权要求避开他人甚至医生。③保护麻风、肺结核和艾滋病等传染病患者的人权，如自由活动和交往。隔离传染病患者或消除患有遗传性疾病的个体有利于促进公共健康，但这样侵犯了患者的基本人权，贬低了患者人格，允许传染病患者自由活动和交往是保持其尊严的重要方面。

（2）自主性。患者能参与保健或治疗决策，卫生服务提供者应尽可能地向患者提供几个可供选择的方案，告知每个方案的利弊，并提出建议，以便患者就疾病和健康问题做出合乎情理和自身价值的选择；在执行任何治疗或检查前，卫生服务提供者应征求患者知情同意，而患者有权拒绝他认为不合适的方案。任何人在获得了必要信息后，都愿意自己做出决定，而不是单纯服从于他人。然而，关于患者自主权的合理范围和程度，目前尚有许多争议。医生作为一个垄断信息的专家，把相关的信息都提供给患者之后，如果再把决定权完全交给患者，这在某种程度上增加了患者的负担。另外，在一些特殊文化背景下，如中国、日本、印度等东方国家，某些无法救治的疾病如癌症，患者家属掌握了所有的决定权，而西方国家的同类患者自己决定是否将这种消息与其家人分享。

（3）保密性。在澳大利亚，男女同室就诊。病房大多是敞开的，而病床是全封闭的。每张病床的周围用帘子罩住，同时病床还能移动。医生除了全天候监控患者的病情外，还必须保护患者的隐私，一般来说同室患者看不到彼此。在美国，医生私人诊所虽不大，但都设有一个候诊室和几个分开的诊室，医生到诊室中为患者单独诊治，周围不会有其他患者旁观或旁听。连口腔科的牙医也都是在单独的诊室中为就诊人治疗。虽然张开嘴巴不会使患者在他人面前感到尴尬，但根据美国公共卫生服务部保护患者医疗隐私权的标准，医护人员关于患者病情和治疗的讨论也属于患者隐私。美国大医院急诊室也不例外，即使是在大房间中，医护人员也会用布帘把患者与其他人隔开，哪怕仅仅是为患者在手臂上打一针，这种保护措施也毫不含糊。

一个医生必须绝对保守患者的隐私，无论这些隐私是患者自己告知的，还是医生所见到、听到或意识到的。患者接受医疗服务的情况，包括病史、转归、结局以及治疗决定等应受得保密。当患者与医务人员进行交谈时，谈话应受到保密，不会被他人听到交谈。但在下列两种情况下，要特殊考虑：①当患者隐私同时涉及他人利益时，就不能仅考虑其隐私的保密了（一旦发现传染病患者需及时上报，以防给国家带来更大损失）。②保护患者隐私不能高于法律，某些犯案在身的患者，一定要将其资料告知公安部门。

（4）交流。由于信息不对称，卫生服务消费者在接受卫生服务过程中往往处在被动地位。充分交流是尊重患者的体现，也是患者自主选择、参与决定的基础。通过交流，可增加患者把握自己健康和生命的信心。研究发现，如果医生花一定时间与患者进行交谈，即使是闲聊，患者满意度也会增高，并且可以形成融洽的气氛，以便患者有更多的机会向医生提出问题和讨论。患者就诊时，医务人员应该仔细倾听患者叙述，形成感情交流；医务人员应该用易懂的方式向患者解释病情及患者关心的其他问题；患者应该有时间询问有关自己疾病和健康的问题；加强健康教育，为公众提供如何进行预防、保健和治疗的信息。

2. 以患者为中心

患者对疾病的治疗目标不再仅仅满足于临床治愈，而是追求生命质量的维护与提高。在这种形势下，未来的发展要求医院在尊重患者基本权利的基础上，处处以患者为中心，一切为了患者，一切方便患者，从而获得患者对卫生系统良好的评价。

（1）及时关注。WHO认为卫生体系应该做到：从患者住宅到卫生保健机构的地理距离和交通时间合适（从家步行到医疗卫生机构在15分钟以内），到达不须花费太长时间；急诊时得到快速医疗服务；预约和咨询的等待时间短，检查迅速；非急诊手术的等待时间较短；患者有权在合理的时间内获得诊治；患者在医疗机构等候咨询和化验检查的时间不应太长。

及时诊治的获得往往受到资源条件的限制，卫生福利制度较完备的发达国家对卫生系统及时性的抱怨多集中于非急诊手术候诊时间过长；而在发展中国家，卫生机构和医务人员的数量，尤其是地理可及性多是影响卫生系统及时性的重要方面。及时性的增加可以降低患者的紧张心理、增进患者的良好心境、改善卫生体系的反应性。

（2）社会支持。患者作为一个完整的人，不仅是生物人，更是社会人，当其处于疾病状态时，对家庭、亲戚、朋友的心理依赖性增大，渴望在感情上得到更多的理解和关怀，在生活上得到更多的照顾和帮助。良好的社会支持网络有助于缓解患者的紧张情绪和精神压力。因此，医疗机构应该允许患者亲戚、朋友的探视，允许亲戚、朋友提供食物或其他礼品，住院期间患者有参加社会活动的自由。

（3）基本设施质量。包括：候诊室有足够的活动空间、座位和良好的通风，清洁的卫生设施（包括清洁的厕所），提供卫生可口的食品。良好的医疗环境有利于促进患者的身心健康，因此医疗卫生机构应该具备：清洁的环境，足够的家具，卫生营养的食品，良好的通风条件，清洁的饮用水，清洁的厕所，干净的被褥以及医疗卫生机构建筑和设施的维护。

（4）选择性。患者有权根据自己需要和特定情况选择合适的卫生服务提供者。给患者自由选择的权利，既尊重了患者意愿，体现了"以患者为中心"的原则，又有助于改变医务人员的垄断地位，在卫生机构和卫生服务提供者间形成竞争。因此，卫生服务的消费者有权自主选择医疗卫生机构和卫生服务提供者，如果发生严重或慢性疾病或者急症，可对卫生服务提供者进行二次选择，患者有选择专家的权利。

反应性各部分并不是同等重要的（表8-5）。在不同国家、地区和人群中，社会、经济等多种因素可能会导致各个部分的重要性不同，如保密性在西方国家就比发展中国家更重要。

表8-5　反应性各组成部分的权重

反应性		权重/%
对人的尊重（50%）	尊严	16.67
	自主权	16.67
	保密性	16.67
患者导向（50%）	及时关注	20
	基础设施质量	15
	社会支持网络	10
	选择	5

资料来源：WHO. World Health Report 2000.

三、卫生系统反应性的测量

WHO 在开发测量工具上采取了灵活的数据收集策略和多种调查相结合的方式。关键知情人调查（key informant survey，KIS）、家庭调查（household survey）、信访（postal survey）是常用的调查问卷。WHO 已对包括中国在内的 35 个成员国进行了 KIS 调查，对 3 个国家（坦桑尼亚、哥伦比亚和菲律宾）进行了家庭调查。WHO 先对 35 个国家的数据进行分析，然后利用这些国家的数据对 191 个成员国的反应性进行外推，并进行排序。这里主要介绍 KIS 的调查、测量方法和结果。

（一）KIS 的调查步骤

WHO 在各国选定一名联系人，由其负责翻译调查表并选择 50 名关键知情人由知情人填写量表。选择知情人的要求是：对卫生系统有一定程度了解的不同层次、职业的政府和私人部门人员和研究人员，如卫生系统行政人员、省市县各级医疗机构的医生和私人开业者、保险组织、疾病团体、大学和研究所研究人员等。

（二）KIS 的调查内容

关键知情人调查表共有 42 个问题，分为 3 个部分：

（1）反应性的水平。①用 Likert 量化法分 4 个等级（总是、经常、有时、从不）对 7 个部分进行评价；②对反应性的 7 个部分（按照 0～10 的分值标准，0 分为最差，10 分为最好）分别打分；③再对反应性的总体水平打分；④对各部分根据其重要性打分。

（2）反应性的分布。列出卫生系统反应性差的脆弱人群（如穷人、妇女、老人等）并估计各脆弱人群在整个人群中所占比例。

（3）应答者基本情况（性别、年龄、工作单位）及对本研究的意见和建议。

（三）反应性的测量

1. 反应性的水平

根据反应性水平的计算公式

$$Y = 0.1667v1 + 0.1667v2 + 0.1667v3 + 0.200v4 + 0.100v5 + 0.150v6 + 0.050v7$$

（v1 ～ v7 分别为反应性的各个部分得分的平均值）

得出水平初值，然后建立回归方程，对分值进行调整选择了 3 个变量（国家自由程度、性别、工作单位）调整反应性水平。对女性、政府（或公立单位）职员和独裁国家的数据利用回归方程进行了调整。理由是认为女性对事物比较挑剔，政府（或公立单位）职员和独裁国家不敢说出自己的真实看法。最后计算 80% 的不确定区间。反应性水平的取值范围为 0 ～ 10，越接近 0，表明水平越低，越接近 10，水平越高。

2. 反应性分布

在 KIS 中利用知情人强度分数和脆弱人群（disadvantaged groups）在人群中所占比例计算出不公平分数来代替反应性不公平程度。计算方法如下：

（1）计算关键知情人强度分数（KⅡ）。KⅡ = 知情人中列出某一脆弱人群的总数

（2）计算反应性不公平分数（RIS）。

$$\text{RIS4f} = 1 - [(1 - KⅡp \times Pp)(1 - KⅡw \times Pw)(1 - KⅡo \times Po)(1 - KⅡde \times Pde)]$$

$KⅡp$、$KⅡw$、$KⅡo$、$KⅡde$ 列出某一脆弱人群（穷人、妇女、老人、少数民族）的 $KⅡ$ 占总知情人的比例，P 为各人群在总人群所占比例。

考虑到各种脆弱人群之间存在交叉，所以仅算出 RIS4f 是不够的，于是又对该公式进行了粗略矫正。在各国数据中显示脆弱人群主要是穷人，于是计算穷人的 RIS，然后将 2 个数值简单相加并求出平均数，这样就得到了 RISadj，然后计算 80% 不确定区间。其公式如下：

$$\text{RIS1f} = KⅡp \times Pp$$
$$\text{RISadj} = (\text{RIS4f} + \text{RIS1f}) / 2$$

（3）计算反应性平等指数（Responsiveness Equality Index）。

$$\text{Index} = 1 - \text{RIS}$$

（4）计算 80% 的不确定区间。通过反应性平等指数反应性的分布，其取值范围为 0 ～ 1。越接近 0，越不平等；越接近 1，越平等。

（四）外推

WHO 用回归方法推测未调查国家卫生系统反应性的水平和分布，得出了 191 个成员国卫生系统反应性的水平和分布数值，并对各个国家进行了排序。

水平外推：对 6 个变量（人均 GDP、人均卫生支出、私人部门卫生费用的比例、人均受教育年限、65 岁以上人口的比例、具合适可及性人群的比例）分别得出不同的回归方程和各个国家反应性的水平分值并进行排序。

分布外推：利用双对数函数对贫困线以下人口的比例、地理可及性 2 个变量分别得出各成员国反应性的分布分值并进行排序。

四、筹资的公平性

卫生系统的第三个指标是筹资的公平性和抗风险能力，即每个国家都有相应的卫生投入，个人或家庭对卫生的投入，应当按照其收入水平和支付能力而定，而不是根据其所获得的服务成本来确定。

（一）筹资公平性的含义

公平性要根据人群的公共期望和卫生系统的筹资机制来确定，建立抵御疾病的风险基金，风险基金建立的前提是健康人群为非健康人群卫生保健作贡献，这样患者群可避免疾病和经济的双重打击，在患病时就可从疾病风险基金中受益。所谓风险分担是指每个人贡献不一定相同，贡献多少要依据其经济或收入来确定，经济状况越好其贡献越大。简言之，筹资的公平就是当家庭成员患病时避免出现贫穷。

衡量卫生筹资是否公平，一要看政府补贴如何分配和使用，二要看卫生服务项目或保险覆盖了哪些人，三要看疾病风险是如何分担的。

在坦桑尼亚和保加利亚，相当一部分家庭的卫生支出超过收入的25%，少部分甚至超过100%，由于疾病而导致贫困的卫生系统显然不符合筹资公平性原则。卫生系统改革可改变卫生支出的分布。例如，德国在1993年进行的医疗保险改革，保险金与其健康状况结合起来，使家庭对健康贡献率占家庭收入的4%～5%，部分高达17%。通过风险分担可加强公平性，使家庭的卫生支出比例不会有很大的变化。

（二）卫生费用支出的公正性指标

卫生费用支出的公正性指标包括筹资的公正性和财务风险的保护，前者是分析家庭支出中有多少用于卫生，包括收入税、增值税、烟酒税、社会保障金、私人保险及个人支付费用用于卫生的比例。资料来源于家庭调查、国家卫生账户、国民收入账户、政府预算及税收文件。该指数在计算时特别对那些卫生费用支出较高的贫困家庭进行了权重校正。其公式为：

$$卫生费用支出公正性指数 = \left[1 - 4 \frac{\sum_{i=1}^{n} |HFC_i - \overline{HFC}|^3}{0.125n} \right]$$

HFC 为某个家庭对卫生的财务贡献。$\overline{HFC}$ 为调查所有家庭的平均卫生财务贡献。结果同上，即1代表完全平等，0代表完全不平等。

本章小结

提高人口健康水平，不能仅仅依靠提供越来越多的卫生服务，如何评价卫生系统的运行，其绩效如何越来越受到关注。本章在介绍卫生系统绩效评价的相关概念，如卫生系统、卫生行动、卫生系统绩效的基础上，详细阐述了WHO卫生系统绩效评价框架和卫生系统绩效评价指标与方法。通过本章学习，掌握卫生系统的目标是增进健康、提高反应性和确保筹资的公平性。为了评估卫生系统绩效，需要测量人群健康水平、健康在人群内部的分布、卫生系统的整体反应水平、反应性在人群中的分布、费用分担的公平性五项绩效评价指标。

附：关键知情人调查表

1. 患者尊严

1.1	患者在接受治疗过程中是否受到尊重？	从不	有时	经常	总是
		1	2	3	4
1.2	对有传染性疾病如艾滋病、麻风的患者，其权益是否得到保护？	从不	有时	经常	总是
		1	2	3	4
1.3	卫生保健系统是否鼓励患者就其关心的问题自由地进行讨论？	从不	有时	经常	总是
		1	2	3	4
1.4	是否鼓励患者就其疾病、治疗和康复提出问题？	从不	有时	经常	总是
		1	2	3	4
1.5	在治疗和检查过程中，患者的隐私是否得到保护？	从不	有时	经常	总是
		1	2	3	4

1.6 综合考虑以上因素，请你对 S 省卫生保健系统中对患者的尊严一项进行综合评分，分值为 0 到 10 分，其中 0 分为最差，10 分为最好，将分值填写在下面的空格□中。

2. 患者自主性

2.1	患者在治疗过程中是否能得到各种治疗方案的信息？	从不	有时	经常	总是
		1	2	3	4
2.2	患者对其治疗方案的偏好能否进行咨询？	从不	有时	经常	总是
		1	2	3	4
2.3	在检查或治疗之前患者是否可获得某种承诺？	从不	有时	经常	总是
		1	2	3	4

2.4 综合考虑以上因素，请你对 S 省卫生保健系统中的自主一项进行评分，分值为 0 到 10 分，其中 0 分为最差，10 分为最好，将分值填写在下面的空格□中。

3. 保密性

3.1	在医疗咨询过程中医生是否以保密的姿态对待患者？	从不	有时	经常	总是
		1	2	3	4
3.2	患者提供的信息能否被保密（除非其他医务人员需要）？	从不	有时	经常	总是
		1	2	3	4
3.3	能否对患者的医疗记录保密（除非其他医务人员需要）？	从不	有时	经常	总是
		1	2	3	4

3.4 综合考虑以上因素，请你对 S 省卫生保健系统中的隐私一项进行评分，分值为 0 到 10 分，其中 0 分为最差，10 分为最好，将分值填写在下面的空格 ☐ 中。

4. 及时关注

4.1	从地理分布上看，多少人能享受到卫生服务？	<25%	25%～49%	50%～75%	>75%
		1	2	3	4
4.2	假如需要，多少人知道能尽快获得急救服务？	<25%	25%～49%	50%～75%	>75%
		1	2	3	4
4.3	在患者等待医疗咨询和治疗时，等待时间的长短是否合理？	从不	有时	经常	总是
		1	2	3	4
4.4	在非急诊情况下，普通外科手术等待的时间是否合理？	从不	有时	经常	总是
		1	2	3	4

4.5 综合考虑以上因素，请你对 S 省卫生保健系统中的治疗及时性一项进行评分，分值为 0 到 10 分，其中 0 分为最差，10 分为最好，将分值填写在下面的空格 ☐ 中。

5. 社会支持网络：下面的问题涉及住院患者获得社会支持的可能性

5.1	患者是否能经常得到探视？	从不	有时	经常	总是
		1	2	3	4
5.2	患者是否能经常得到家人和朋友对他的照顾？	从不	有时	经常	总是
		1	2	3	4
5.3	患者是否能参与宗教活动？	从不	有时	经常	总是
		1	2	3	4

5.4 综合考虑以上因素，请你对 S 省在治疗过程中获得社会支持的可能性进行评分，分值为 0 到 10 分，其中 0 分为最差，10 分为最好，将分值填写在下面的空格 ☐ 中。

6. 基本服务设施质量

6.1	医疗机构的卫生状况如何？	很差	差	好	很好
		1	2	3	4
6.2	医疗机构建筑的维护状况如何？	很差	差	好	很好
		1	2	3	4
6.3	医疗机构是否有足够的家具？	很差	差	好	很好
		1	2	3	4
6.4	医疗机构对住院患者提供的饮食营养及卫生状况如何？	很差	差	好	很好
		1	2	3	4

6.5	在医疗机构获得清洁水的状况如何？	很差	差	好	很好
		1	2	3	4
6.6	医疗机构厕所的卫生状况如何？	很差	差	好	很好
		1	2	3	4
6.7	医疗机构的被服卫生状况如何？	很差	差	好	很好
		1	2	3	4

6.8 综合考虑以上因素，请你对 S 省医疗机构的基本服务质量进行评分，分值为 0 到 10 分，其中 0 分为最差，10 分为最好，将分值填写在下面的空格 □ 中。

7. 就医选择性

7.1	患者是否可以自由选择医务人员？	从不	有时	经常	总是
		1	2	3	4
7.2	患者是否有权选择医疗机构？	从不	有时	经常	总是
			2	3	4
7.3	如果需要，患者是否有机会看专家门诊？	从不	有时	经常	总是
		1	2	3	4

7.4 综合考虑以上因素，请你对 S 省卫生保健系统的选择性进行评分，分值为 0 到 10 分，其中 0 分为最差，10 分为最好，将分值填写在下面的空格 □ 中。

8. 对整体卫生系统的评分

综合考虑以上七个方面的因素，请你对 S 省卫生保健系统进行评分，分值为 0 到 10 分，其中 0 分为最差，10 分为最好，将分值填写在下面的空格 □ 中。

（王冬）

第九章　卫生项目管理

✚ 学习目标
　　(1) 掌握：项目、项目管理、项目干系人等概念，项目九大知识领域，卫生项目典型生命周期的阶段划分。
　　(2) 熟悉：项目生命周期各阶段的主要工作。
　　(3) 了解：WBS、甘特图的制作方法，项目的评估方法。

第一节　卫生项目概述

　　项目是组织实现创新和发展的重要途径。卫生事业的发展同样建立在各类卫生项目的计划实施基础之上。现代项目管理知识体系最初创建并主要应用于军工、建筑行业，随着社会和信息技术的发展，逐渐被应用到 IT、金融、制造、社会发展等各个领域。项目管理在促进医药卫生科研、卫生事业管理、提高诊疗质量等方面的应用也逐渐深入。

一、项目的概念

　　所有卫生服务和管理活动可以分为项目和运营两种工作方式。

　　运营（operation）指的是持续性的，生产重复的产品、服务或成果的"常规工作"，是医疗机构、卫生管理部门创造价值的一般方式，比如医院的日常诊疗工作，疾控部门常规开展的婴幼儿疫苗接种等服务。

　　项目（project）则是一种为实现某项独特的产品、服务或成果所做的临时性或一次性的工作，是提高医疗机构、卫生管理部门的价值创造能力的一般方式。这里的"产品"是指生产出来的可量化的制品，比如研制某种制剂、疫苗和新药；"服务"是指为服务对象解决相应的问题，如提高孕产妇体检服务的质量，引进某项准确性更高的诊疗技术；"成果"是具有某种价值的知识，如调研和了解艾滋病病毒感染者与患者对某项干预服务的具体需求；"临时性"指的是每个项目都有时间边界，不是永续进行的。项目为满足某种需求而被发起，当项目的目的已经达到，或者已经清楚地看到该目的不会或者不可能达到时，或者对项目的需求已经不复存在时，该项目也就到达了终点。因此，项目也被称为"一次性的独特努力"。

　　项目与运营的区别在于：项目是临时性、独特的，运营是持续性、重复的。除了上述区别以外，运营和项目也是紧密联系的工作方式，项目的交付成果可能影响或改变既有的运营工作，许多项目的目的是提高运营水平。例如，一项性病规范化诊疗方案的研发和试运行就是一个项目，方案研发成功获得良好的试运行效果之后，将投入使用，相关的规范化诊疗将会成为医院日常运营的一部分。从这个意义上来说，项目本身的临时性并不一定适用于项目所产生的产品、服务或成果，大多数项目是为了得到可持续的结果。

概括起来，项目的主要特征包括：①有一个或一组特定的目标；②有具体的时间计划或有限寿命；③有限的预算和资源；④需要组织成员不断协调工作；⑤项目目标通过执行一系列相关联的任务而实现；⑥项目创造的产品、服务或成果具有独特性；⑦以服务对象为中心。

二、卫生项目的类别

项目被认为是人们用来改变世界的主要方式之一，卫生项目是卫生事业发展的主要形式。广义上来说，在医疗卫生系统中项目无处不在，小到一个伤口的缝合①，大到一座现代化综合性医院的建设都是项目。

（一）根据目标的不同分类

（1）为研发或改进某项特殊产品的项目。如某社区电子医务平台搭建、2型糖尿病根治药物开发、医院病区规划和设置等。

（2）为开展或改进某项特殊服务的项目。有些服务是直接面对广大医疗服务对象的，如某大型综合医院导诊服务改进、某省艾滋病病毒阳性人群管理制度探索、为试点的边远山区孕产妇提供上门咨询检查服务；有些服务改进是面对医疗服务提供者和管理者的，如某医院微创外科的腹腔镜技能提升培训班、社区转诊程序改革等。

（3）产出某些有价值的特殊知识的项目。如传染病分级报告网络的建立和改进、医改资源需求调研等。

（4）综合性目标项目。这类项目的目标通常综合了产品、服务、知识类成果。如某项突发传染性疾病应对，其中涉及药物研发、预防干预和治疗服务、流行病学调查等多项目标。

（二）根据实施方和资源来源不同分类

（1）国际合作项目。由国际多边、双边机构支持和参与的卫生项目。例如，全球基金（Global Fund）在世界多个发展中国家支持的艾滋病、结核、疟疾项目，世界卫生组织（WHO）、联合国艾滋病规划署（UNAIDS）、联合国发展署（UNDP）、联合国儿童基金会（UNICEF）等国际组织资助的各类艾滋病防治项目、食品和饮水安全项目、儿童健康项目等。

（2）国家财政项目。主要由国家财政支持，由国家级卫生职能部门实施的卫生

---

① 每一个伤口都有其独特性，患者的要求也有所区别，从这个意义上来说，这项工作也是一种有独特目标的一次性工作，即项目。

项目。

（3）地方财政项目。主要由地方财政支持，由地方卫生职能部门实施的卫生项目。

（4）医疗卫生机构自主项目。主要由医疗卫生机构自主筹资、实施的卫生项目。

当然，有时这四类项目之间的界限并不十分清晰，国际合作项目需要通过与国家、地方政府以及医疗卫生机构合作开展，国际卫生项目资助也常常伴随着国家级和地方级的配套财政支持。

总之，在目前的医疗卫生系统中，项目可谓无处不在。而项目管理也成为卫生工作者和管理者们必不可少的技能。

第二节　卫生项目管理九大知识领域

项目管理就是把各种知识、技能、手段和技术应用于项目活动之中，以达到项目的要求。这里指的"知识、技能、手段和技术"不仅包括专业技术和通用管理学的，还包括项目管理所特有以及其他应用领域的相关内容。所有这些内容，在项目实施过程中通过项目管理的方法被有机地结合起来。简单来说，项目管理的过程就是制订计划，然后执行计划，最终实现项目目标。

由于项目管理知识体系来源于各个行业最佳实践的总结，在应用中可以融合专业技术知识和管理学方法，因此，项目管理通常被认为是一个交叉学科。卫生项目管理就是项目管理在卫生事业领域里的应用。项目管理要求项目负责人能根据专业技术特点进行项目选择、方案设计、经费预算，根据项目管理的方法实施计划制订、进度制订、项目跟踪以及人员管理。

本书参考美国项目管理学会（Project Management Institute，PMI）颁布的全球标准《项目管理知识体系指南（第 4 版）》（A Guide to the Project Management Body of Knowledge，PMBOK）划分方法，将项目管理知识划分为九个领域，它们分别从整合、范围、时间、成本、质量、人力资源、沟通、风险和采购管理职能和领域描述了卫生项目管理者需要的知识、方法、工具和技能以及相应的管理实践。其中，范围、时间、成本、质量管理是核心领域。

一、项目整合管理

项目整合管理（project integration management）是指保证项目各要素相互协调的全部工作和活动过程。它从全局、整体的角度出发，有机协调时间、成本、质量和资源等要素，在相互影响的各项具体目标和方案中权衡利弊，以消除项目中各单项管理工作的局限性。

项目整合管理的主要过程：制定项目章程、制订项目管理计划、指导和管理项目的执行、监督和控制项目工作、实施整体变更控制和项目收尾。

二、项目范围管理

在项目中，项目经理及其团队成员必须知道服务对象需要什么、项目最终要做什么，这是项目成功的基础。在项目环境中，"范围"这一术语有两个含义：一是成果的范围，即项目的产品或者服务的特征、功能等；二是项目的范围，就是为了提交预期产品或服务，需要完成哪些工作。

项目的范围管理（project scope management）就是要确定：项目包含哪些任务、哪些是该做的、哪些是不该做的；做到什么程度，这些都是范围管理应该明确的。它还应该包括一个对项目范围预期的稳定而实时的评估；对变化范围怎样确定，变化应归为哪一类等问题的清楚描述。范围管理主要在项目计划中体现出来，在制订和执行项目计划时又必须以范围管理为指导。

范围管理的主要过程包括：收集需求、定义范围、创建工作分解结构、核实范围以及控制范围。其中，创建工作分解结构总是处于计划过程的中心，也是制订进度计划、资源需求、成本预算、风险管理计划和采购计划等的重要基础。

三、项目时间管理

项目时间管理（project time management）也被称为进度管理。在项目中，绝大多数活动的开展都是有先后顺序的。在有的项目中，由于行政管理和技术上的一些问题，整个项目或许要在几个层面上同时展开。项目团队的每位成员都要有一个原则，即在计划时间内必须实现分派的目标。在项目管理中，实现对时间和费用的控制是使项目管理成功的关键，而进度管理则是保证整个项目在计划预期的时间内成功实施的重要一步。项目的进度管理在项目管理中作为计划活动的首要任务而得以体现，制订进度计划是分析活动顺序、持续时间、资源需求和进度约束，编制项目进度计划的过程。使用进度计划编制工具来处理各种活动、持续时间和资源信息，就可以制订出一份列明各项目活动的计划完成日期的进度计划。常用的进度计划工具包括甘特图、网络图等。

项目时间管理的主要过程包括：定义活动、排列活动顺序、估算活动资源、估算活动持续时间、制订进度计划、控制进度。

四、项目成本管理

项目成本是因为项目而发生的各种资源消耗的货币体现，有时也被称为项目费用。项目成本包括项目生命周期的每一阶段的资源耗费，其基本要素有人工费、材料费、设备费、咨询费以及其他费用等。影响项目成本的因素包括项目的范围、质量、工期、资源数量及其价格、项目管理水平等。项目成本管理（project cost management）包括对成本进行估算、预算和控制的各过程，从而确保项目在批准的预算内完工。在开始成本管理的这三大过程前，作为制订项目管理计划过程的一部分，项目管理团队需先行规划，形成一份成本管理计划，从而为规划、组织、估算、预算和控制项目成本统一格式，建立准则。项目所需的成本管理过程及其相关工具与技术，通常在定义项目生命周期时即已选定，并记录于成本管理计划中。成本管理计划可规定精确程度、计量单位、组织程序链接、控制临界值、绩效测量规则、报告格式以及过程描述等。

全面的项目成本管理体系应包括两个层次：①组织管理层。负责项目全面成本管理的决策，确定项目的合同价格和成本计划，确定项目管理层的成本目标。②项目经理负责项目成本的管理，实施成本控制，实现项目管理目标责任书中的成本目标。

项目成本管理应遵循下列程序：①掌握生产要素的市场价格和变动状态；②确定项目合同价；③编制成本计划，确定成本实施目标；④进行成本动态控制，实现成本实施目标；⑤进行项目成本核算和工程价款结算，及时收回工程款；⑥进行项目成本分析；⑦进行项目成本考核，编制成本报告；⑧积累项目成本资料。

项目成本管理的主要过程包括：估算成本、制定预算、控制成本。

五、项目质量管理

质量通常指成果的质量，广义的还包括工作的质量。成果质量是指产品或服务的使用价值及其属性；而工作质量则是成果质量的保证，它反映了与成果质量直接有关的工作对产品质量的保证程度。项目质量管理（project quality management plan）起源于20世纪后半期，是项目管理与质量管理的交叉领域，它是指在一定技术、经济和社会条件下，在科学基础上，运用先进的技术和方法，为实现甚至超越预期的项目质量目标而采取的活动。项目质量管理包括了保证项目满足其目标要求所需要的整个过程，主要过程包括规划质量、实施质量保证以及实施质量控制。从项目作为一次性的活动来看，项目质量体现在由工作分解结构反映出的项目范围内所有的阶段、子项目、项目工作单元的质量所构成，即项目的工作质量；从项目作为一项最终成果来看，项目质量体现在其性能或者使用价值上，即项目的成果质量。项目活动是应发起方/出资方的要求进行的。不同的发起方/出资方有着不同的质量要求，其意图已反映在项目合同中。因此，项目质量除必须符合有关标准和法规外，还必须满足项目合同条款的要求，项目合同是进行项目质量管理的主要依据之一。大部分质量管理工具和方法等适用于项目质量管理，如国际标准化组织（ISO）的方法，戴明、朱兰、克劳斯比和其他人所推荐的专有质量管理方法，以及与全面质量管理（TOM）、六西格玛、失效模式与影响分析（FMEA）、设计审查、客户声音、质量成本（COQ）和持续改进等非专有方法。

项目的特性决定了项目质量体系的构成。从供需关系来讲，发起方/出资方是需方，他要求参与项目活动的各实施方提供足够的证据，建立满意的供方质量保证体系；同时，项目的一次性、核算管理的统一性及项目目标的一致性均要求将项目范围内的组织机构、职责、程序、过程和资源集成一个有机的整体，在其内部组织良好的质量控制及内部质量保证，从而构筑出项目的质量体系。

由于项目活动是一种特殊的生产过程，其生产组织特有的流动性、综合性、劳动密集型及协作关系的复杂性，均增加了项目质量保证的难度。项目的质量管理主要是为了确保项目按照设计者规定的要求满意地完成，它包括使整个项目的所有功能活动能够按照原有的质量及目标要求得以实施，质量管理主要是依赖于质量计划、质量控制、质量保证及质量改进所形成的质量保证系统来实现的。

六、项目人力资源管理

一个项目的实施需要多种资源，从资源属性角度来看，可包括人力资源、自然资源、资本资源和信息资源，其中人力资源是最基本、最重要、最具创造性的资源，是影响项目成败的决定性因素。基于人力资源的特征，通过对与一定物力相结合的人进行合理的培训、组织和调配，使人力、物力经常保持最佳比例，同时对组织成员的思想、心理和行为进行诱导、控制和协调，充分发挥他们的主观能动性，使人尽其才、事得其人、人事相宜，顺利实现组织目标的过程就是人力资源管理。项目人力资源管理（project human resource management）是项目管理的核心之一，具体而言，主要包括以下过程：①制订人力资源计划；②组建项目团队；③建设项目团队；④管理项目团队。项目团队是由项目组成员组成的、为实现项目目标而协同工作的组织。项目团队工作是否有效也是项目成功的关键因素，任何项目要获得成功就必须有一个有效的项目团队。

团队建设涉及很多方面的工作，如项目团队能力的建设、团队士气的激励、团队成员的奉献精神等。团队成员个人发展是项目团队建设的基础。

通常情况下，项目团队成员既对职能经理负责，又对项目经理负责，这样项目团队组建经常变得很复杂。对这种双重汇报关系的有效管理经常是项目成功的关键因素，也是项目经理的重要责任。

七、项目沟通管理

沟通是人与人之间传递和理解信息的过程。具体来说，沟通就是人与人之间思想和信息的交换，是将信息由一个人传达给另一个人，逐渐广泛传播的过程。在项目管理中，专门将沟通管理作为一个知识领域。有效的项目经理要花75%以上的时间在沟通上，可见沟通在项目中的重要性。多数人理解的沟通，就是善于表达，能说、会说，项目管理中的沟通，并不等同于人际交往的沟通技巧，更多是对沟通的管理。项目沟通管理（project communication management）具有复杂和系统的特征，是为了确保项目信息合理收集和传输，以及最终处理所需实施的一系列过程，包括识别项目干系人、规划沟通、发布信息、管理项目干系人期望以及报告绩效。项目沟通管理把成功所必需的因素——人、想法和信息之间提供了一个关键连接。涉及项目的任何人都应准备以"项目语言"发送和接收信息并且必须理解他们以个人身份参与的沟通怎样影响整个项目。沟通就是信息交流，组织之间的沟通是指组织之间的信息传递。对于项目来说，要科学地组织、指挥、协调和控制项目的实施过程，就必须进行项目的信息沟通。好的信息沟通对项目的发展和人际关系的改善都有促进作用。

大多数沟通技能同时适用于一般管理和项目管理。例如积极有效地倾听；通过提问、探询意见和了解情况，来确保理解到位；开展教育，增加团队知识，以便更有效地沟通；寻求事实，以识别或确认信息；设定和管理期望；说服某人或组织采取一项行动；通过协商，达成各方面都接受的协议；解决冲突，防止破坏性影响；概述、重述和确定后续步骤。沟通的效率决定于时间、对象、信息形式及内容的影响，同时也会受到组织结构的影响，组织结构越复杂，沟通就越困难。制订沟通计划，并保持项目组织的扁平化，才能保证项目中沟通的畅通和有效。

八、项目风险管理

　　一部分项目管理的理论研究和社会实践者们认为：项目管理其实就是风险管理，项目经理的目标和任务就是与各种各样的风险作斗争。项目风险就是实现项目目标过程中的不确定性和可能发生的危险。为消除或有效控制这些风险，必须对项目风险进行科学的认识和剖析。项目风险是一种不确定事件或状况，一旦发生，会对至少一个项目目标，如时间、费用、范围或质量目标①，产生积极或消极的影响。项目风险管理（project risk management）就是项目管理团队通过风险识别、风险估计和风险评价，并以此为基础合理地使用多种管理方法、技术和手段对项目活动涉及的风险实行有效的控制，采取主动行动，创造条件，尽量扩大风险事件的有利结果，妥善地处理风险事故造成的不利后果，以最少的成本保证安全、可靠地实现项目的总目标。主要过程包括规划风险管理、识别风险、实施定性风险分析、实施定量风险分析、规划风险应对以及监控风险。简单地说，项目风险管理就是对项目风险从识别到分析、评价乃至采取应对措施等一系列过程，包括将积极因素所产生的影响最大化和使消极因素产生的影响最小化两方面的内容。

九、项目采购管理

　　项目采购管理（project procurement management）是项目管理的重要组成部分。项目采购管理几乎贯串整个项目生命周期，采购管理模式直接影响项目管理的模式和项目合同类型，对项目整体管理起着举足轻重的作用。项目采购管理包括从项目组织外部采购或获得所需产品、服务或成果的各个过程，包括采购规划、实施采购、管理采购以及结束采购。项目采购管理过程围绕合同进行。合同是买卖双方之间的法律文件，是对双方都有约束力的协议。项目的执行除了需要必备的人力资源之外，还必须具备相应的设备、设施、原材料、零件、服务和其他物质资源，离开了这些物质资源，再高明的项目经理也不可能按要求完成项目的任务。在市场经济条件下，这些产品和服务是通过采购活动来实现的。从执行组织以外通过采购取得项目所需要的产品或服务，就是所谓的项目的采购管理。而这些资源的获取又是需要花费一定的项目资金的，如何合理而有效的使用这些项目资金，如何使一笔有限的资金发挥其最大的效用，是在项目的采购管理中所应该关注的问题之一。

　　梅瑞狄斯在《项目管理——管理新视角》中提到："在采购设备、原材料和分包服务的过程中，必须清楚地界定出特定的需要，并且还要找到最低的价格和最具竞争力的供应商。"在现实的项目采购操作中，要实现这两个目标是十分不容易的。但是，却能够通过对项目采购管理中部分环节的控制，来有效地降低采购成本，从而使项目资金达

---

　　① 项目时间目标是按照商定的进度表交付成果，项目费用目标是在商定的费用范围内交付，质量目标是达到商定的要求。

到最优的配置，用有限的资金获取尽可能多的资源，这是在项目采购管理中所能够实现的成本目标。

　　以上九个方面的项目管理知识，贯串在项目从始至终的整个生命周期中。

第三节　卫生项目生命周期管理

一、项目生命周期

　　项目是有边界的、临时性的、有起点和终点的，从开始到结束就称为项目的生命周期。为了方便管理，项目生命周期往往根据项目的特点和所在应用领域分为若干个顺序排列但有时又相互交叉的项目阶段。典型的卫生项目生命周期可以划分为：启动项目—计划—执行—收尾等阶段（图9-1）。

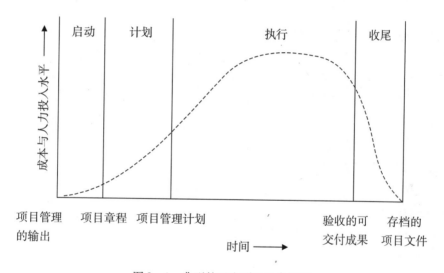

图9-1　典型的卫生项目生命周期

　　项目生命周期的阶段往往根据某些重要可交付成果的完成时间划分，这些时间点也是控制点。如上述典型项目阶段的结束的可交付成果可能分别为项目章程、项目管理计划、验收的可交付成果、存档的文件及评估报告。

　　典型的生命周期结构的特征包括：成本与人力资本的投入在执行阶段最高；项目干系人①的影响力和项目的风险和不确定性在启动阶段最高，随着项目的进展逐步下降，

---

　　①　项目干系人是积极参与项目或其利益可能受项目实施或完成的积极或消极影响的个人或组织（如客户、发起人、执行组织或公众）。在启动阶段，干系人往往决定项目的目标和要求；在组织和实施阶段，干系人可能对项目及其可交付成果和项目团队成员施加影响；在结束阶段，干系人决定着对项目的评价和验收。因此，识别和管理项目干系人是贯串整个项目管理过程的重要工作。项目干系人可能包括项目发起人、项目团队、客户、支持部门和人员、最终用户、供应商，甚至项目的反对者。不同的干系人对项目往往有着不同的需要和期望。

而变更项目所付出的代价则相反。

根据项目生命周期各个阶段的特点，项目管理在每个领域的侧重也应作出相应调整。

二、卫生项目的启动

（一）制定项目章程

制定项目章程（project charter）是制定一份正式批准项目的文件，并记录能反映干系人需要和期望的初步要求的过程。它在项目执行组织与发起方之间建立起伙伴关系。项目通常是由项目实施组织外部的企业、政府机构、公司、计划组织或综合行动组织，根据需要而颁发章程并给予批准的。

绝大多数项目组织在完成了项目启动的需求分析、可行性研究、初步计划或其他有类似作用的分析之后，才正式为项目签发项目章程并加以启动。项目章程是正式批准项目的文件，该文件授权项目经理在项目活动中动用组织的资源。项目应尽早选定和委派项目经理。项目经理任何时候都应在计划开始之前被委派，最好是在制定项目章程之时。项目章程的批准，标志着项目的正式启动。项目章程应当包括以下内容：①为满足项目对象、发起方/出资方及其他干系人需要、愿望与期望而提出的要求；②项目可行性；③项目干系人影响；④项目组织、环境与外部假设及其制约因素；⑤委派的项目经理与权限级别；⑥项目总体里程碑进度表；⑦总体预算。

外部项目章程的制定以项目合同或招标文件为依据，内部项目章程的制定以项目工作说明书为依据。项目章程的制定应在充分考虑项目环境因素和制度因素的基础上，利用项目组织从以前项目中汲取的教训和学习到的经验，采用一定的方法加以制定。

（二）识别项目干系人

项目干系人（stakeholders）包括利益受该项目影响的个人或组织，也可以把他们称作项目的利害关系者。除了项目当事人之外，项目干系人还可能包括政府的有关部门、社区公众、项目用户、新闻媒体、市场中潜在的竞争对手和合作伙伴等。项目干系人既可能是项目的受益者，也可能是项目的风险承担者，甚至有可能是项目的受害者。项目干系人的要求包含明确的和隐含的，也可以分为必需的、想要的、期望的等不同层次。一般来说，项目干系人的构成包括：①项目的发起人；②项目管理小组；③项目经理；④项目实施小组；⑤项目对象；⑥其他的与项目有利益关系的组织或个人。

不同的干系人对项目有不同的期望和需求，他们关注的目标和重点常常相去甚远。识别、理解和管理与所有项目干系人的关系，也是项目管理的一项重要工作。识别项目干系人有干系人分析、专家判断等技术。干系人分析技术通常有三个重要步骤：第一步，识别全部潜在项目干系人及其相关信息；第二步，评估每个干系人可能产生的影响因素，并对其进行分类管理。在有多个干系人的情况下，对干系人进行排序，以便分配精力来进行有效管理。第三步，识别各类干系人对项目可能的反应，通过有效干预提高他们的支持率，降低他们的负面影响。

常见的干系人分析工具包括干系人矩阵（表9-1）、韦恩图（图9-2）等。

表 9 - 1　项目干系人矩阵分析示例

干系人基本特征	与项目相关的利益	参与项目的能力及动机	可采取的应对行动
干系人 A			
干系人 B			
干系人 C			
干系人 D			

　　干系人矩阵分析能全面、综合地呈现干系人的基本特征、与项目的利益关系、能力与动机和可采取的应对行动，是最常用的项目干系人分析工具。但是，其缺陷在于难以直观反映干系人之间的关系和力量对比，韦恩图就能解决这个问题。

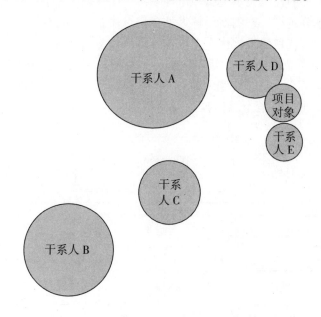

图 9 - 2　韦恩图示例

　　在图 9 - 2 中，每个圆代表一个项目干系人群体，圆面积大小代表该干系人的能力和影响力大小，圆之间的相对距离代表干系人之间的相对关系亲疏。以图 9 - 2 为例，干系人 A 是项目中最有能力和影响力的干系人，干系人 B 次之，但 A 和 B 与项目对象的关系相对疏远；同时，有两个与项目对象相对贴近的、力量较弱的干系人 D、E 存在。在项目设计和启动阶段，对这些干系人应采取不同的应对措施。

三、卫生项目的组织和计划

（一）范围计划

　　工作分解结构（work breakdown structure，WBS）是一个重要的项目范围管理工具。创建 WBS 是把项目可交付成果和复杂的项目工作分解成一系列较小的、明确定义的、更易于管理的组成部分的过程，作为随后计划活动的基础性文档。WBS 是一个描述思路的规划和设计工具，它帮助项目领导人和项目团队确定并有效地管理项目的工作。

WBS 的创建方法主要有类比和自上而下两种方法。创建 WBS 的主要步骤包括：①得到范围说明书或工作说明书；②召集项目团队人员，集体讨论所有主要项目工作，确定项目工作分解的方式；③尽量利用现成的模板分解项目工作；④画出 WBS 的层次结构图；⑤将主要项目可交付成果细分为更小的、易于管理的组分或工作包。工作包必须详细到可以对该工作包进行估算、安排进度、做出预算、分配负责人员或组织单位；⑥验证上述分解的正确性；⑦建立一个编号系统；⑧随着其他计划活动的进行，不断地对 WBS 进行更新或修正，直到完善所有工作。

图 9 - 3 为一个卫生调查项目 A 的工作分解结构图。每一个方框代表一个工作单位，方框间由上至下的连线表示隶属和包含关系，反过来说，下一层次之和即为上一层次。项目工作被越分越细，直到被分解为具有相对独立可交付成果的，定义明确、易于管理的工作单位，这些单位也被称为工作包，是组成整个项目工作的最基本的单位。例如，项目 A 包含"调查设计"、"实施调查"、"分析总结"三大方面的工作；"调查设计"又分为"选择问题"、"设计初始调查表"、"进行预调查"、"修改并确定调查表终稿"、"设计测试数据"等五个工作包。

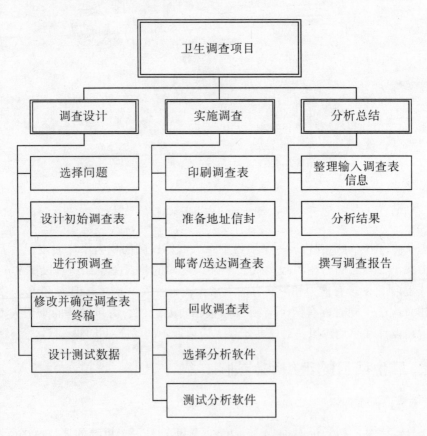

图 9 - 3 卫生调查项目 A 工作分解结构示例

（二）进度计划

1. 甘特图（Gantt chart）

甘特图是制订进度计划的主要工具之一，被广泛应用于各类项目管理。

甘特图是在第一次世界大战时期发明的，以发明人亨利·L. 甘特先生的名字命名，他制定了一个完整地用条形图表示进度的标志系统。甘特图又叫横道图、条状图，它是以图示的方式通过活动列表和时间刻度形象地表示出任何特定项目的活动顺序与持续时间。由于甘特图形象、简易，在简单、短期的项目中，甘特图都得到了最广泛的运用。它基本上是一种线条图，横轴表示时间，纵轴表示要安排的活动，线条表示在整个期间上计划的和实际的活动完成情况。甘特图是对简单项目进行计划与排序的常用工具，用于解决负荷和排序问题时较为直观，它能使管理者先为项目各项活动做好进度安排，然后再随着时间的推移，对比计划进度与实际进度，进行监控工作，以便集中主要资源到最需要加快速度的地方，使整个项目按期完成。制作甘特图的主要步骤包括以下几项：①明确项目牵涉的各项活动、工作。②创建甘特图草图。将所有的活动按照开始时间、工期标注到甘特图上。③确定项目活动依赖关系及时序进度。使用草图，按照项目的类型将项目联系起来，并安排项目进度。此步骤必须避免关键性路径过长。④计算单项活动任务的工时量。⑤确定活动任务的执行人员及适时按需调整工时。⑥计算整个项目时间。

图 9 - 4 是根据上述卫生调查项目 A 的工作分解结构绘制的甘特图示例。该项目四个方面的工作按照事件顺序排列，"调查设计"排期最前，计划开始于 2011 年 9 月 28 日，结束于 2011 年 10 月 11 日。"调查设计"中包含的五项活动全部具有顺序承接关系，即前一项结束后一项才能开始。例如，先"选择问题"，然后才能"设计初始调查表"，继而才能使用初始调查表"进行预调查"，接着通过分析、反馈预调查结果来"修改并确定调查表终稿"，最终"设计测试数据"。通常具有承接关系的两项活动，前一项活动的输出（可交付成果），是后一项活动的重要输入。与此不同的是，另一些活动是并行关系，即可以同时进行，如"设计测试数据"与"选择分析软件"。具有并行关系的两项活动，其可交付成果间没有直接的因果关系。经过甘特图的排期和统筹计划就能计划出这个项目的总工期应为 46 日。

现在，除了手工绘制以外，也可以使用计算机软件完成甘特图。最初，在微软公司把甘特图植入了 Project 软件，通过项目经理对项目任务的分配，就可直接形成甘特图。随着软件业的飞速发展，许多其他项目管理软件也具备了绘制甘特图的功能，如 basecamp、TeamOffice、趣客、易度（SaaS 型）等。

2. 网络图

网络图是另一种进行项目活动进度安排的重要工具，其形状如同渔网，故称为网络图。网络图是由作业、事件和路径三个因素组成的，简单地说就是用箭线、节点和路径将某项工作的流程表示出来的图形。节点表示工作包；箭线表示时间上的前后关系，即工作走向；路径是指从起点到终点的一条通路，耗时最长的一条线路称为关键路径、关键路径上工作的时间必须保证，否则会出现工期的延误，因此是把握进度的关键。

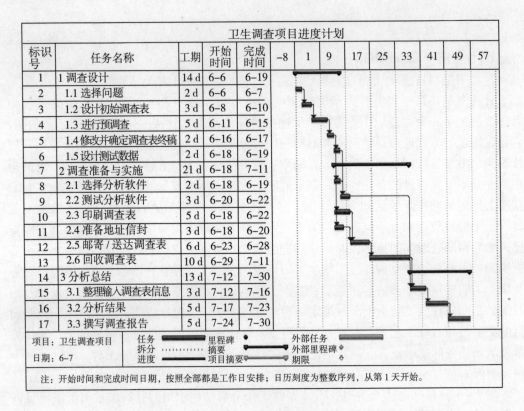

图 9-4　甘特图示例

图 9-5 是上述卫生调查项目 A 的网络图示例。如图 9-5 所示，在此项目中连接起点"选择问题"到终点"撰写调查报告"的路径一共有四条：

路径一：选择问题（2 天）→设计初始调查表（3 天）→进行预调查（5 天）→修改并确定调查表终稿（2 天）→设计测试数据（2 天）→测试分析软件（3 天）→整理输入调查表信息（3 天）→分析结果（5 天）→撰写调查报告（5 天），共耗时 30 天。

路径二：选择问题（2 天）→设计初始调查表（3 天）→进行预调查（5 天）→修改并确定调查表终稿（2 天）→选择分析软件（2 天）→测试分析软件（3 天）→整理输入调查表信息（3 天）→分析结果（5 天）→撰写调查报告（5 天），共耗时 30 天。

路径三：选择问题（2 天）→设计初始调查表（3 天）→进行预调查（5 天）→修改并确定调查表终稿（2 天）→印刷调查表（5 天）→邮寄/送达调查表（6 天）→回收调查表（10 天）→整理输入调查表信息（3 天）→分析结果（5 天）→撰写调查报告（5 天），共耗时 46 天。

路径四：选择问题（2 天）→设计初始调查表（3 天）→进行预调查（5 天）→修改并确定调查表终稿（2 天）→准备地址信封（3 天）→邮寄/送达调查表（6 天）→回收调查表（10 天）→整理输入调查表信息（3 天）→分析结果（5 天）→撰写调查报告（5 天），共耗时 44 天。

其中，路径三决定了该项目最短实施期不可能少于 46 天，也就是项目的关键路径，即图中深色箭头标明的路径。

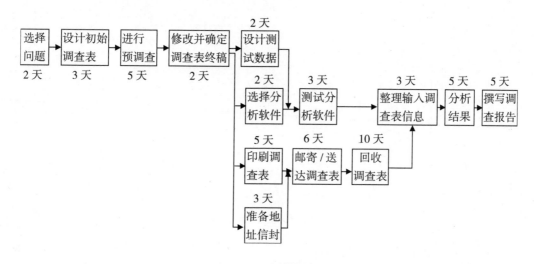

图 9 – 5　网络图示例

（三）项目成本估算和预算

项目成本估算是指为了实现项目的目标，根据项目活动资源估算所确定的资源需求，以及市场上各项资源的价格信息，对项目所需资源的全部成本进行的计算。

项目成本预算是一项确定项目各项活动的成本定额，从而为测量项目实际绩效提供标准和依据的管理工作。项目成本预算是进行项目成本控制的基础，也是项目成功的关键因素，其中心任务是将项目成本估算的结果分配到项目的各项活动中，估计项目各项活动的资源需求量。

成本估算和预算是项目成本管理的核心内容也是组织和计划阶段的关键之一。

成本估算和预算主要依据范围计划、进度计划、人力资源计划、风险估计、项目制约因素、组织积累的相关资源等因素来进行，最常用的方法有自上而下法和自下而上法。

1. 自上而下法

自上而下法也称类比法。其过程是由上到下一层层进行的，是一种最简单的成本估算。常常在项目的初期或信息不足时采用此种方法。它是将以前类似项目的实际成本的历史数据作为依据，并以此来估算项目成本的一种方法，通常采取专家评定的方式完成。

例如，某手术室装修工程估算所需成本为 1 000 万元，此工程大致分为两项，即内装修（活动 1）和外装修（活动 2），内装修又分为墙体地面装修（活动 1.1）、水电管网改造（活动 1.2）、手术基础设施更新（活动 1.3）。该方法的主要步骤为：向项目的中上层管理人员收集此类项目的相关成本历史数据；项目的中上层管理人员通过有关成本专家的帮助对项目总成本进行估算；按照 WBS 图的层次把项目总成本估算的结果自上而下传递给下一层的管理人员，在此基础上，基层管理人员对自己所负责的子项目活动的成本进行估算，逐级向下，一直传递到 WBS 的最底层为止。如图 9 – 6 所示。

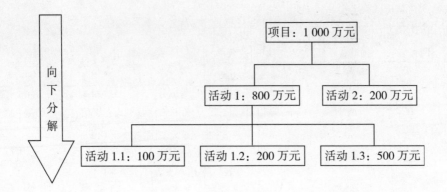

图 9-6　自上而下估算法示意

自上而下法的优点在于简单易行、花费少，尤其是在项目详细资料难以获取时使用，在总成本估算上有较好的把握，但准确性较差，对基层重视不够。

2. 自下而上法

自下而上法也称工料清单估算法。首先估算各项活动的独立成本，然后将各项活动的估算成本自下而上汇总，从而估算出项目的总成本。一般有三个步骤。

步骤一：请各项活动和子项目的负责人识别和分析项目成本的构成要素，即项目成本由哪些资源项目组成。

步骤二：估算每项活动成本构成要素的单价和数量。

步骤三：汇总分析成本估算的结果，识别各种可以相互替代的成本，协调各种成本的比例。

采用自下而上估算法估算项目成本时，由于参加估算的部门和估算的活动较多，有必要将各项活动的度量单位量纲加以统一。

自下而上法的优势在于它是一种参与式的估算方法，与那些没有亲身参与实施项目的上级管理人员相比，基层管理人员往往对资源的成本估算有着更准确的认识。另外，由于基层管理人员直接参与具体的成本估算工作，还可促使他们更乐于接受估算的最终结果，从而提高项目的工作效率。

四、卫生项目的实施与监控

（一）项目的实施

项目实施是指调动人力资源、资金等其他资源，将项目管理计划中所确定的工作付诸实践，以达到项目要求的过程。这一过程要求项目团队进行多种活动，详细过程包括上文提到的各大管理领域。

（1）实施活动以满足项目要求、创造项目可交付成果、对分配到的项目团队成员进行配备、培训和管理。

（2）获取、管理和使用包括材料、工具、设备和设施在内的各类资源。

（3）将设计方案和标准付诸实施，在项目团队内外建立沟通渠道并对其进行管理。

（4）收集、汇总生成成本、进度、技术等项目数据。

（5）发布变更请求并将批准的变更应用于项目范围、计划和环境。

（6）管理风险并实施风险应对活动。

（7）管理供应商和采购过程。

（8）收集和记录所得的经验教训，并实施批准的改进活动等。

此外，指导和管理项目执行还包括实施经过批准的变更请求，主要包括：①使得预期的项目绩效与项目管理计划保持一致的纠正措施；②为降低潜在消极后果的概率所采取的预防措施；③更正质量过程中发现的成果缺陷改进请求。

（二）项目的监控

项目监控是围绕项目，跟踪进度，掌握各项工作现状，以便进行适当的资源调配和进度调整，确定活动的开始和结束时间，并记录实际的进度情况，在一定情况下进行路径、风险等方面的分析。在实施项目的过程中，要随时对项目进行跟踪监控，以使项目按计划规定的进度、技术指标完成，并提供现阶段工作的反馈信息，以利于后续阶段的顺利开展和整个项目的完成。

项目监控是项目管理的重要组成部分。项目监控这项关键活动的目标是，综合项目目标，建立项目监控的指标体系及其例行报告制度，然后通过评审、例会及专项审计等监控方法，对项目实施监控。其任务是定期检查项目的执行情况，以发现与既定计划之间的偏差。

监控与项目实施同时进行，由项目团队自己开展，贯串项目实施始末，是规律地、经常性地收集、衡量和发布绩效信息，对影响项目的进展措施和趋势进行评估。其工作过程设计的主要内容包括：

（1）将实际项目绩效与项目管理计划进行比较。

（2）评价项目绩效，判断是否出现了需要采取纠正或预防措施的情况，并在必要的时候采取措施的建议。

（3）分析、跟踪并监督项目风险，确保项目团队能够识别项目风险，报告其状况，并实施适当的奉献应对措施。

（4）建立一个与项目成果及其相关文件邮件的准确而及时的信息库，并持续到项目完成。

（5）为状态报告、进展测定和预测提供信息支持。

（6）为更新当前的成本和进度信息提供预测。

监控工作一般会产生三类可见成果：

（1）变更请求。通过对比计划结果和实际结果，项目团队提出变更请求。变更请求可能会导致项目范围的扩大、调整或缩小。变更还可以对项目管理计划、项目文件或可交付成果产生影响。变更包括：保证项目将来的绩效与项目管理计划相一致的纠正措施，降低项目风险消极影响的预防措施，使有缺陷的可交付成果符合要求的补救措施等。

（2）更新项目管理计划。可能会更新的项目管理计划包括进度管理计划、质量管理计划、成本管理计划、进度基准、成本基准、范围基准和质量基准等。

（3）更新项目文档。可能更新的项目文档包含预测报告、绩效报告和问题记录等。

五、卫生项目的收尾与评估

（一）项目的收尾

项目结束的情况有两种：一是项目任务已顺利完成、项目目标已成功实现，项目正常进入生命周期的最后一个阶段——结束阶段的情况，这种状况下的项目结束为项目正常结束，简称项目终结；二是项目任务无法完成、项目目标无法实现而"忍痛割爱"提前终止项目实施的情况，这种状况下的项目结束为项目非正常结束，简称项目终止。

项目一旦终结，就进入其生命周期的最后阶段——项目收尾阶段。项目收尾阶段的目的是确认项目实施的结果是否达到了预期的要求，以通过项目的移交或清算，并且再通过项目的后评估进一步分析项目可能带来的实际效益。

项目收尾是项目周期管理的最后一个环节，它对项目的圆满结束具有重要意义。只有通过收尾，项目干系人才有可能终止他们为完成项目所承担的责任和应尽的义务，并从项目中获益。在这一阶段，项目的干系人也会存在较大的冲突，因此项目收尾阶段的工作对于项目各个参与方面都十分重要，对项目顺利、完整地实施更是意义重大。这是一项繁琐耗时的工作，项目经理和项目团队需要投入大量精力，密切关注工作中的细节。其程序如下：首先，核实和记录项目或阶段可交付的成果；其次，与项目发起人进行协调和联系，使其正式接收可交付的成果；最后，对非正常结束的项目，还需调查和记录项目未完成就被中止的原因。收尾所进行的活动主要有以下几种。

（1）项目验收。确认项目符合发起人、服务对象或其他干系人的要求，对交付和接受项目可交付成果过程中的活动进行核实。

（2）项目竣工。为实现项目结束而进行的活动。

（3）项目移交。将项目产品、服务或成果移交至下一阶段，转入运营。

（4）项目后评估。组合收集项目的相关信息，核查项目的成功或失败，获取经验教训过程中涉及的活动。

（二）项目的评估

1. 项目评估基础概念

项目的评估是一项复杂但必要的工作，用于检验项目实施是否实现了既定目标，实现则为成功，未实现则为失败。总的来说，评估就是在项目重要阶段完成后或者整个项目完成后，进行的一次彻底的检查和回顾，以测量项目目标的实现程度，以此帮助项目经理和政策制定者做出有关项目及其成果的战略决策。

为了避免利益冲突，项目评估一般由非项目实施方的独立第三方来执行，通过深入地定量和定性调研来作出判断。设计一项评估应该做好以下几方面的准备：对项目可测量目标及其构成有清楚的陈述；有一组结构化的指标，包括产品、服务和其他成果，以及对受益者的影响；清楚项目章程中关于数据收集、项目管理的规定条款；清楚章程中关于在项目数据收集、分析、报告方面投入能力建设的制度性安排；清楚章程中关于评估结果反馈进入决策程序的规定条款。

2. "软项目"评估

对于有实物产品作为产出的卫生项目，项目的成果显而易见，评估工作相对容易。而对于那些旨在开展或改进某项服务、促进知识与能力提升的"软项目"其评估就要相对复杂一些，这类项目评估的基本思路就是通过对照"有项目"和"无项目"的情况，来反映项目的成果。如图9-7所示。

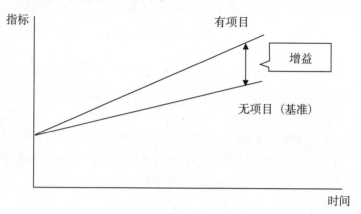

图9-7 "软项目"评估思路（一）

一个为期一年的针对某大学学生的艾滋病知识宣教项目，项目结束后进行评估。经过一年的项目，该校学生对艾滋病关键知识的知晓率及得分情况都有了显著提高。在这个评估框架中，"提高学生的艾滋病知识掌握水平"是预期成果，"对艾滋病关键知识的知晓率及得分情况"则为衡量这个预期成果的指标，通常项目目标是使衡量预期成果的指标产生一个可衡量的变化，如知晓率提高50%，得分提高至90分。如图9-8所示，测量到项目实施后，指标确有提高，这个提高量即项目带来的增益，也称为项目效果。如果增益与项目目标相符，则项目达到了预期成果。

值得注意的是，有时指标的反向变动也能说明项目成果，如图9-8所示。比如，一项针对边远山区少数民族孕产妇的保健试点项目在实施一个阶段后，进行评估，发现新生儿死亡率明显下降。这一指标的下降说明了"有项目"对比"无项目"产生的增益。

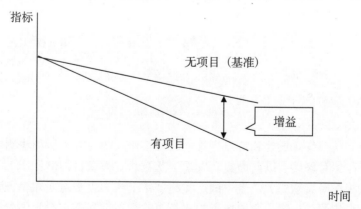

图9-8 "软项目"评估思路（二）

测量增益的主要方法有前测 – 后测法、后测跨组比较法、跨组比较的前测 – 后测法。

前测 – 后测法：只对一组被评估者（即项目对象）进行测量，没有控制组；对项目对象组项目前后分别进行测量，然后比较二者的差异。如图 9 – 9 所示，即比较 B 和 A 的差距，如果差距与目标或预期相符，则项目产生了预期的效果。

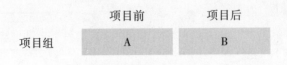

	项目前	项目后
项目组	A	B

图 9 – 9　前测 – 后测法

后测跨组比较法：随机选取两组被试者，使两者的条件尽量对等，一个作为项目对象组，一个作为控制组；在项目前不对他们进行评估，项目活动后再进行评估，比较两者的指标差异。如图 9 – 10 所示，即比较 B 和 D 的差距，如果差距与目标或预期相符，则项目产生了预期的效果。

	项目后
项目组	B
控制组	D

图 9 – 10　后测跨组比较法

跨组比较的前测 – 后测法：对项目对象组和控制组分别进行前测 – 后测实验，然后把它们的前后差距进行比较，从中发现项目所起的作用。如图 9 – 11 所示，即比较（B – A）和（D – C）的差距，｜B – A｜＞｜D – C｜则活动产生了影响，如果差距与目标或预期相符，则项目产生了预期的效果。

	项目前	项目后
项目组	A	B
控制组	C	D

图 9 – 11　跨组比较的前测 – 后测法

以上几种方法，各有长处和特点。其中，跨组比较的前测 – 后测法测量到的信息相对准确，但程序相对繁琐。以前面提到大学生艾滋病宣教项目为例：

某疾控组织在甲大学的大学生中试点实施了一个大学生艾滋病知识宣教项目，以测试一种针对青少年的以校园为主要场所的宣教模式是否有利于在大学生中普及艾滋病关键知识。项目开展了一段时间，使用简单的前测 – 后测法能够测量到知晓率和知识得分的增加，但会不会是因为针对社会总体的艾滋病宣教也覆盖了该校学生，使其评估指标产生变化？怎样才能说明这种增加就是项目导致的呢？

于是评估方选取了没有实施项目的乙大学与甲大学采取后测跨组比较法，发现项目实施一段时间后，甲大学学生的知晓率和得分显著高于乙大学。但又有人提出质疑，会不会是乙大学学生在项目开始之前的知晓率和得分就低于甲大学，由于基础不同而导致了最后的结果差异？

因此，较稳妥的方法是采取跨组比较的前测 – 后测法，在项目开始之前发现甲、乙两所大学学生的知晓率和得分相当，确认两者有可比性。通过项目之后，发现两所大学学生的艾滋病知识的知晓率和得分都有所提高，但甲大学的提高量显著高于乙大学，则说明项目确实起了作用。

但值得注意的是，即使是跨组比较的前测 – 后测法，在社会环境中进行评估时也很难做到精确，因为社会环境永远不可能实现实验室环境下对各种条件的严格控制，"控制组"也只是大致特征和项目对象起始指标相当的另一个群体。因此，定量评估的结果还需要定性资料和数据的佐证与补充，以增加科学性和有效性。

本章小结

本章讲述了项目、项目管理、项目生命周期、项目干系人等概念，介绍了项目管理九大知识领域：整合、范围、时间、成本、质量、人力资源、沟通、风险、采购，着重描述了卫生项目管理的启动、组织计划、执行、收尾评估四个阶段的主要工作内容。

（王志远　高一飞　陈曦）

第十章 医政管理

> **+ 学习目标**
>
> （1）掌握：医政管理的概念，医政管理的基本职能；医疗机构准入管理的基本内容；医师准入管理的内容；医疗质量的概念；护理管理的组织体系；医疗事故、医疗安全的概念。
>
> （2）熟悉：医疗急救机构管理的基本内容，安全血液、采供血服务体系以及采供血管理，医疗事故防范的方法。
>
> （3）了解：医疗质量评价的基本方法，护理质量管理的特点与措施。

第一节 概 述

一、医政管理的概念

医政管理（medical administration）是指政府卫生行政部门依照法律法规及有关规定对医疗机构、医疗技术人员、医疗服务及其相关领域实施行政管理活动的过程。医政管理的对象包括：①医疗机构。从事疾病诊断和治疗活动的所有各级各类医疗及其相关机构，包括政府办和非政府办、民营、私营、中外合资合作医疗机构以及急救、康复、疗养、采供血等机构。②从业人员。执业医师（含执业助理医师）、执业护士等卫生技术人员。③医疗活动。医疗技术活动、职业道德行为、医疗环境秩序、规章制度、标准规范及医疗广告等。④医疗市场。全行业管理、医疗市场环境和条件、利用医疗市场调节供求关系等。

医政管理属国家公共行政管理，是卫生事业管理的重要组成部分。其主要任务是为群众提供质量优良、价格合理的医疗预防保健服务。医政管理工作涉及领域广，工作任务重，法律法规多，专业性和政策性强，事关医疗卫生人才素质和医疗质量与安全，其工作的成效直接关系到群众的切身利益，关系到社会对卫生工作的整体评价，历来都是卫生行政管理的基础性工作。

二、医政管理的组织设置

医政管理组织是各级政府卫生行政机构中管理医疗机构及医疗活动的职能部门。在我国现行的各级卫生行政机关组织机构中均有独立设置的医政管理职能部门。中华人民共和国卫生部设医政司，各省、市、自治区、计划单列市卫生厅（局）设医政处，各行署、市、州、盟卫生局设医政处（科），各县（市、区、旗）卫生局（科）设医政科（股），各乡（镇）政府设有专人（卫生助理或文卫助理）负责卫生行政和医政工作。

三、医政管理的基本职能

（1）规划职能。研究并拟定医疗卫生发展战略，制订医疗卫生事业发展目标和规划、实施步骤和措施。

（2）组织职能。建立和审定医疗机构，配备合格人员，规定管理体制，创造必需的工作条件，明确责权利关系等。

（3）规范职能。规定各项医疗活动的允许范围和标准，强化法制建设。

（4）协调职能。根据区域卫生规划和医疗分析管理，对各级医疗机构及医疗活动进行协调，以发挥整体综合效能。

（5）指挥职能。根据国家方针、政策和规划，按照管理体制和领导关系，对所属的医疗机构发出指令，影响其行为，以达到预期目的。

（6）控制职能。对各种医疗活动进行必要的检查、监督、指导、控制和奖惩，使其符合规划目标、规范要求和控制标准，以保证医疗活动健康运行，全面提高医疗质量和社会效益。

四、医政管理的基本原则

（1）依法行政的原则。各级政府及卫生行政部门依照国家卫生工作及有关的方针、政策和法规开展医政管理工作，所作出的任何文件、决议、规定和制定出的任何计划、目标以及采取的行动都必须符合国家的法律法规。任何有违背国家宪法和法律、法规的医政管理行为都是无效和违法的。

（2）社会公正的原则。从当地的医疗供需实际出发，面向全社会，充分发挥现有医疗资源的作用。以农村、基层为重点，严格控制城市医疗机构的发展规模，以保证全体居民特别是广大农民公平地享有基本医疗服务。

（3）以社会效益为最高准则。坚持医疗卫生事业的公益性，把社会效益放在首位，防止片面追求经济效益而忽视社会效益的倾向。

（4）深入实践的原则。医政管理属于政府行政管理，直接涉及个人和社会团体的利益，具有很强的社会实践性。要求各级医政管理公务人员在掌握相关法律政策的同时，还必须深入基层，接近群众，开展深入细致的调查研究工作，掌握第一手资料，确保各项医政行政决策符合客观实际，各种医政管理措施切实有效。

（5）突出专业指导。医政管理是国家行政管理的分支，属于公共行政管理中医疗卫生事业管理范畴，从事医政管理的公务人员需要具备丰富的医疗专业技术知识，同时又要熟悉行政管理、法律、社会科学等多方面的知识。只有熟悉和掌握专业知识，才能正确地理解医政管理的法律、法规和政策，提高医政管理的能力和水平，更好地维护人民健康和医患双方权益。

第二节　医疗机构管理

医疗机构是以保护和促进人民健康为宗旨，从事疾病诊断、治疗、康复活动的组织。为了加强对医疗机构的管理，稳定正常医院工作秩序，保证医疗质量，保障公民健康，国务院于 1994 年 2 月 26 日，发布了《医疗机构管理条例》，此后，卫生部陆续颁布了《医疗机构管理条例实施细则》、《医疗机构设置规划指导原则》等配套的法规和文件。《医疗机构管理条例》是规划、设置和管理医疗机构及其执业的法律依据，明确了医疗机构的各种行为规范，使政府对医疗机构的管理纳入了依法行政的轨道，使医疗机构的准入、运行和管理有了法律依据。

一、医疗机构的概念

医疗机构是依照法定程序设立的，以救死扶伤、防病治病、为公众的健康服务为宗旨，从事疾病诊断和治疗的卫生服务机构。按照开展的业务分类，医疗机构可分为：

（1）医院，包括综合医院、中医医院、中西医结合医院、民族医院、专科医院、康复医院。

（2）妇幼保健院（所、站）。

（3）卫生院，包括中心卫生院、乡（镇）卫生院、街道卫生院。

（4）疗养院。

（5）门诊部，包括综合门诊部、专科门诊部、中医门诊部、中西医结合门诊部、民族医门诊部。

（6）诊所（室），包括诊所、中医诊所、民族医诊所、卫生所、医务室、卫生保健所、卫生站。

（7）村卫生室（所）。

（8）急救中心、急救站。

（9）临床检验中心。

（10）专科疾病防治院（所、站）。

（11）护理院（站）。

（12）其他诊疗机构。

按照是否以经营为目的，可以将城镇医疗机构划分为非营利性和营利性医疗机构。非营利性医疗机构是指为社会公众利益服务而设立和运营的医疗机构，该类医疗机构不以营利为目的，其收入用于弥补医疗服务成本，实际运营中的收支结余只能用于自身的发展，如改善医疗条件、引进技术、开展新的医疗服务项目等。营利性医疗机构是指医疗服务所得收益可用于投资者经济回报的医疗机构。政府不举办营利性医疗机构。

二、医疗机构的准入管理

(一) 医疗机构的设置规划

《医疗机构管理条例》规定，县级以上地方人民政府卫生行政部门应当根据本行政区域内的人口、医疗资源、医疗需求和现有医疗机构的分布状况制订医疗机构的设置规划，并报同级人民政府批准后实施。其目的是统筹规划医疗机构的数量、规模和分布，合理配置卫生资源，提高卫生资源的使用效益。

为制订好医疗机构设置规划，卫生部于 2009 年 8 月 26 日颁发了《医疗机构设置规划指导原则》，明确了医疗机构设置规划的含义，指出应当以卫生区域内居民的实际医疗服务需求为依据，以合理配置利用医疗卫生资源、公平地向全体居民提供高质量的基本医疗服务为目的；通过实施属地化和全行业管理，将各种所有制、投资主体、隶属关系和经营性质的医疗机构均纳入所在地卫生行政部门的统一规划、设置和布局，实行统一准入、统一监管。

坚持以人为本、以人人享有基本医疗卫生服务为根本出发点和落脚点，坚持统筹兼顾、协调发展的科学发展观，建立健全覆盖城乡居民的医疗服务体系，为群众提供安全、有效、方便、价廉的医疗服务。根据《医疗机构设置规划指导原则》，医疗机构设置应当遵循：公平性原则、整体效益原则、可及性原则、分级医疗原则、公有制主导原则、中西医并重原则。

(二) 医疗机构的设置申请与审批

任何单位和个人设置医疗机构，必须经县级以上地方人民政府卫生行政部门的审查批准，并取得设置医疗机构批准书，方可向有关部门办理其他手续。不设床位或者床位不满 100 张的医疗机构，向所在地的县级人民政府卫生行政部门申请；床位在 100 张以上的医疗机构和专科医院按照省级人民政府卫生行政部门的规定申请。国家统一规划的医疗机构，由国务院卫生行政部门决定。卫生行政部门对设置医疗机构的申请，在受理之日起 45 日内进行审查，对符合条件的，发给设置医疗机构的批准证书；对不符合要求的要以书面形式告知。

(三) 医疗机构的登记与校验

医疗机构执业，必须进行登记，领取《医疗机构执业许可证》。申请医疗机构执业登记，应当具备下列条件：①有设置医疗机构的批准书；②符合医疗机构的基本标准；③有适合的名称、组织机构和场所；④有与其开展的业务相适应的经费、设施、设备和专业卫生技术人员；⑤有相应的规章制度；⑥能够独立承担民事责任。

医疗机构的执业登记，由批准其设置的人民政府卫生行政部门办理。医疗机构执业登记的主要事项包括名称、地址、主要负责人、所有制形式、诊疗科目、床位、注册资金等。床位不满 100 张的医疗机构，其《医疗机构执业许可证》每年校验 1 次；床位在 100 张以上的医疗机构，其《医疗机构执业许可证》每 3 年校验 1 次。校验由原登记机关办理。

三、医疗机构的分级管理

医疗机构等级评审制度是卫生主管部门对医疗机构实施宏观监督管理的重要方式，是国内外普遍采用的、已被证实了的有效方法。卫生部于1989年正式颁发了我国实行医院分级管理的通知和办法。对医院分级管理的依据是医院的功能、任务、设施条件、技术建设、医疗服务质量和科学管理的综合水平。医院分级管理的实质是按照现代医院管理的原理，遵照医疗卫生服务工作的科学规律与特点所实行的医院标准化管理和目标管理。卫生部于1995年发布的《医疗机构评审办法》对医疗机构评审的机构、评审的程序等做出了原则性的规定。2011年1月卫生部又制定了《医疗机构评审办法（修订稿）》，进一步规范了医疗机构的评审工作。

医院的分级：医院按其功能、任务不同划分为一、二、三级。一级医院是直接向一定人口的社区提供预防，医疗、保健、康复服务的基层医院、卫生院。二级医院是向多个社区提供综合医疗卫生服务和承担一定教学、科研任务的地区性医院。三级医院是向几个地区提供高水平专科性医疗卫生服务和执行高等教育、科研任务的区域性以上的医院。各级医院经过评审，按照《医院分级管理标准》确定为甲、乙、丙三等，其中三级医院增设特等，医院共分三级十等。各级医院之间应建立与完善双向转诊制度和逐级技术指导关系。

评审机构：县级以上卫生行政部门负责医疗机构评审工作的组织与领导；医院评审委员会负责医院评审的具体实施，并向被评审的医院提出改进工作的指导意见。医院评审委员会是由专家组成的，在同级政府卫生行政部门组织领导下开展医院评审工作的专业性组织，分为部、省（自治区、直辖市）和地（市）三级。

评审程序：各级医院根据医院分级管理标准先行自查，认为符合某一级某一等的标准后，向相应的评审委员会提出申请。评审委员会根据申请书对医院的申请及时进行初审，确认参加评审的资格。通过对医院实行平时有重点的抽查和周期评审相结合的考核检查，评审委员会对被评审的医院作出级别和等次的结论，并提出正式报告呈报同级卫生行政部门审定批准。

四、医疗机构的执业管理

医疗机构执业应当取得《医疗机构执业许可证》，任何单位或者个人，未取得《医疗机构执业许可证》，不得开展诊疗活动。医疗机构执业，必须遵守有关法律、法规和医疗技术规范。

医疗机构在执业过程中，对危重患者应当立即抢救，对限于设备或者技术条件不能诊治的患者，应当及时转诊；未经医师（士）亲自诊查患者，医疗机构不得出具疾病诊断书、健康证明书或者死亡证明书等证明文件；未经医师（士）、助产人员亲自接产，医疗机构不得出具出生证明书或者死产报告书；发生医疗事故，按照国家有关规定处理；对传染病、精神病、职业病等患者的特殊诊治和处理，应当按照国家有关法律、法规的规定办理。

五、急救医疗机构的管理

（一）急救医疗机构的概念

急救是对生命危急患者，立即组织抢救治疗，制止可能发生的死亡，保证生命器官维持有效的功能，为继续治疗创造条件。急救医疗包括现场急救、转运途中救护和医疗机构救治。

急救医疗机构是在各级医疗卫生行政部门统一领导下实施急诊抢救工作的医疗组织。包括大中城市的各级急救中心（站）和医院的急诊科（室），前者主要负责院前急救，后者主要负责院内急救。

（二）城乡急救医疗网

卫生部于1980年制发了《关于加强城市急救工作的意见》，1984颁布了《医院急诊科（室）建设方案（试行)》，从而推动了我国大中城市医疗急救体系及综合医院急诊科（室）的建立和发展，部分城市和地区建立了急救中心、急救站，形成了适合我国国情的城乡急救组织和网络。

（1）城市医疗急救服务组织。省市综合性中心医院、专科医院的急诊科和急救中心为三级，区级综合医院、专科医院急诊室和急救分站为二级，街道医疗卫生机构为一级。

（2）农村医疗急救服务组织。县级综合医院为二级急救机构，是县城内的医疗急救中心，承担全县城乡的现场急救和院内急救任务，乡镇卫生院为一级急救机构，村卫生室为群众互救组织。

（三）急救中心的类型

（1）独立型的急救中心。我国一些城市建立了通讯灵敏、指挥有效、技术先进、抢救及时的省、市急救中心。它是专门从事急救工作的专业机构。急救中心有相应的建筑设施（包括门诊、病房）、急救设备和专业医务人员，具备完整的急救三阶段功能并建有监护系统。

（2）附设型急救中心。是一种附设在城市一所较大型的综合医院或医学院校的一种急救中心。这种急救中心一般学科齐全，设备配套，技术力量雄厚，经费节约，在人力、物力上具有很大的机动性，有利于提高急救医疗质量和教学科研。

（3）管理型急救中心。是省、市卫生行政部门设立的，以组织、调度、控制等管理为主的急救中心。其具体的急救医疗工作由指定的各个医院承担。

（四）急救医疗的管理

为充分发挥急救网的作用，使急救工作做到迅速、准确、有效、合理，应切实加强急救医疗的管理工作。急救医疗管理是通过对医疗急救志愿的科学规划配置，建立医疗急救组织网络体系，有效地组织、指挥和调度医疗急救力量，对危重患者进行医疗救治，最大限度地降低伤亡残废率，提高治愈率和生存率，保障人民的身心健康。

急救医疗的管理要突出一个"急"字，强调一个"救"字，急取一个"快"字，达到一个"效"字（高效率）。任何急救医疗体系必须最低限度满足以下要求：患者有地方呼救、急救系统有能力急救、有条件安全运送和有效地连续抢救；建立并完善急救质量标准化，急救工作制度化，急救医疗程序化和急救设施规格化；加强急救专业人才队伍建设，强化急救技术培训，重视急救医学研究；经常或定期地进行急救医疗工作的质量分析和评价。

第三节　执业医师管理

一、医师的概念

医师是指依法取得执业医师资格或者执业助理医师资格，经注册在医疗、预防、保健机构中执业的专业医务人员，包括执业医师和执业助理医师。

为了加强医师队伍的建设，提高医师的执业道德和业务素质，保障医师的合法权益，保护人民健康，我国于1999年5月1日起施行《中华人民共和国执业医师法》，对执业（助理）医师的考试、医师资格认定、执业注册等作出了明确的法律规定。此后，卫生部相继颁布实施了《医师执业注册暂行办法》、《医师资格考试暂行办法》、《传统医学师承和确有专长人员医师资格考核考试暂行办法》、《乡村医生从业管理条例》等配套的法规和文件，使我国的医师执业管理逐步趋于完善。

二、医师的准入管理

（一）医师资格考试

国家实行医师资格考试制度，医师资格考试是评价申请医师资格者是否具备执业所必需的专业知识与技能的考试，是一个执业资格和行业准入性质的考试，是具有执法性质的考试，是医师执业注册的先决条件之一，也是卫生行政部门依法管理医师行业的重要措施。

医师资格考试实行国家统一考试，省级以上人民政府卫生行政部门组织实施，每年举行1次。考试分为执业医师资格考试和执业助理医师资格考试两个级别。每级考试分为临床、中医（包括中医、民族医、中西医结合）、口腔、公共卫生四个类别。考试方式分为实践技能考试和医学综合考试，实践技能考试合格者方能参加医学综合考试。医师资格考试成绩合格，取得相应的执业医师资格或者执业助理医师资格。

（二）医师执业注册

国家实行医师执业注册制度。取得医师资格的，可以向所在地县级以上人民政府卫生行政部门申请注册。卫生行政部门审核后准予注册的，颁发由国务院卫生行政部门统一印制的《医师执业证书》。医疗、预防、保健机构可以为本机构中的医师集体办理注册手续。医师经注册后，可以在医疗、预防、保健机构中按照注册的执业地点、执业类别、执业范围执业,从事相应的医疗、预防、保健业务。未经医师注册取得执业证书,不得从事医师执业活动。

三、医师的执业管理

（一）医师在执业活动中享有的权利

（1）在注册的执业范围内,进行医学诊查、疾病调查、医学处置,出具相应的医学证明文件,选择合理的医疗、预防、保健方案。

（2）按照国务院卫生行政部门规定的标准,获得与本人执业活动相当的医疗设备基本条件。

（3）从事医学研究、学术交流,参加专业学术团体。

（4）参加专业培训,接受继续医学教育。

（5）在执业活动中,人格尊严、人身安全不受侵犯。

（6）获取工资报酬和津贴,享受国家规定的福利待遇。

（7）对所在机构的医疗、预防、保健工作和卫生行政部门的工作提出意见和建议,依法参与所在机构的民主管理。

（二）医师在执业活动中应履行的义务

（1）遵守法律、法规,遵守技术操作规范。

（2）树立敬业精神,遵守职业道德,履行医师职责,尽职尽责为患者服务。

（3）关心、爱护、尊重患者,保护患者的隐私。

（4）努力钻研业务,更新知识,提高专业技术水平。

（5）宣传卫生保健知识,对患者进行健康教育。

（三）医师在执业活动中应遵守的行为规范

（1）医师实施医疗、预防、保健措施,签署有关医学证明文件,必须亲自诊查、调查,并按照规定及时填写医学文书,不得隐匿、伪造或者销毁医学文书及有关资料。医师不得出具与自己执业范围无关或者与执业类别不相符的医学证明文件。

（2）对急危患者,医师应当采取紧急措施进行诊治;不得拒绝急救处置。

（3）医师应当使用经国家有关部门批准使用的药品、消毒药剂和医疗器械。除正当诊断治疗外,不得使用麻醉药品、医疗用毒性药品、精神药品和放射性药品。

（4）医师应当如实向患者或者其家属介绍病情,但应注意避免对患者产生不利后果。医师进行实验性临床医疗,应当经医院批准并征得患者本人或者其家属同意。

（5）医师不得利用职务之便,索取、非法收受患者财物或者牟取其他不正当利益。

（6）遇有自然灾害、传染病流行、突发重大伤亡事故及其他严重威胁人民生命健康的紧急情况时,医师应当服从县级以上人民政府卫生行政部门的调遣。

（7）医师发生医疗事故或者发现传染病疫情、患者涉嫌伤害事件或者非正常死亡时应当按照有关规定及时向所在机构或者卫生行政部门报告。

四、注册医师多点执业

根据《中共中央、国务院关于深化医药卫生体制改革的意见》中"稳步推动医务人员的合理流动，促进不同医疗机构之间人才的纵向和横向交流，研究探索注册医师多点执业"的要求，卫生部于2009年9月发布了《关于医师多点执业有关问题的通知》（以下简称《通知》），对医师多点执业的有关问题给出了规范性要求。

（一）注册医师多点执业的概念

注册医师多点执业是指获得执业（助理）医师资格的人员，注册2个及以上的执业地点，并在上述执业地点按照所注册的执业类别和执业范围从事执业活动。

规范管理医师多点执业行为，有利于推动医务人员的合理流动，有利于促进不同医疗机构之间人才的纵向和横向交流，有利于患者就近就医。但由于医师多点执业行为涉及医师执业管理和人事管理制度的重大调整，所以一直是卫生行政管理的一道难题。

（二）医师多点执业管理

卫生部《关于医师多点执业有关问题的通知》指出，医师多点执业管理分为三类。第一类是政府指令。医师执行卫生支农、支援社区和急救中心（站）、医疗机构对口支援等政府指令任务，只需由所在医疗机构批准。第二类是医疗合作。多个医院（社区卫生服务中心）开展横向或纵向医疗合作的，相关医院（社区卫生服务中心）要经"医疗机构执业许可证"登记机关审核，并向其备案。第三类是主动受聘。医师受聘在2个以上医疗机构执业的，应当向卫生行政部门申请增加注册的执业地点。

《通知》要求，开展以医师主动受聘为主要内容的多点执业应先行试点，并规定了试点应遵循的原则：医师原则上应当在同一省、自治区、直辖市内执业，地点不超过3个；医师在执业前，应当与受聘的各医疗机构就发生医疗事故或者民事纠纷时的法律责任分担及其他相关事宜签订协议；省级卫生行政部门应规定医师受聘在两个以上医疗机构执业应当符合的条件，如专业技术任职资格、身体健康状况、工作任务完成情况等；卫生行政部门应当及时发布医师需求信息，引导医师合理流动，并鼓励医师主动到基层和农村多点执业；试点必须保证医疗质量和医疗安全；医师应当加强自律；医疗机构应当做好人员和工作安排，并采取相关医疗质量保障措施；卫生行政部门应当做好指导和监督检查。

第四节　医疗质量评价管理

医疗工作是医疗机构的根本工作，提高医疗质量是医疗机构永恒的主题，是医疗机构生存和发展的基本点和生命线，是医疗机构管理水平的主要标志和工作效果的最终体现，因此，医疗质量管理是医政管理工作的重中之重。

一、医疗质量的概念

医疗质量通常是指医疗机构诊疗、护理及其他各项医疗技术工作等作用于患者机体所反映出来的质量特性总和。

从狭义的角度，医疗质量是指一个具体病例的医疗质量，也称为传统的医疗质量，包含四个方面的含义：①诊断是否正确、及时、全面，特别是对危重、疑难患者的诊断；②治疗是否有效、及时、彻底，特别是对常见危重患者的及时抢救；③治疗时间的长短；④有无由于医疗护理不当而给患者增加不必要的痛苦、损害和感染。

从广义的角度，医疗质量不仅涵盖诊疗质量的内容，还强调患者的满意度、医疗工作效率、医疗技术经济效果以及医疗的连续性和系统性，包括工作效率、医疗费用、社会对医院整体服务功能的满意程度。

二、影响医疗质量的因素

（1）人。人在医疗质量管理中占首要地位，战斗在医疗第一线的医、护、技专业人员的思想状况和技术水平对医疗质量起着主导作用。

（2）物资。包括药品、医疗器材、生活物资等，不但应有较高的质量，而且还应有一定的数量。

（3）仪器设备。医院的仪器设备要立足国内，不断更新，统一配套，集中管理，既要有一般常用设备，也应拥有一定数量的先进设备，才能提高医疗水平。同时，要提高仪器设备的完好率，搞好维修和保养工作，才能使医院的医疗质量不受影响。

（4）制度。良好的制度是各项质量控制工作得以贯彻落实的基础。医院系统中的各种基本要素如人员、经费、物资、设备、信息系统都涉及基础医疗质量，但在上述要素相对一定的情况下，各种规章制度是基础医疗质量最重要的保障。

（5）时间。及时性、适时性和准时性在医疗工作中，尤其是在抢救危重患者的过程中是非常重要的。

三、医疗质量评价的概念和意义

医疗质量评价是指为了提高医疗质量，以医疗目标为依据，制定科学的指标体系和标准，运用有效的技术手段和方法，对医疗活动的全过程及其结果进行测定、衡量，并给予价值判断。

随着我国社会主义市场经济机制逐步进入卫生领域，不少医疗机构存在着重经济创收、轻质量管理的倾向，更由于医疗本身的"黑箱"和垄断特性，使得医疗质量问题已经变得相当严重。一些医疗机构对医疗质量疏于管理，事故隐患和苗头较多，院内感染、医疗差错屡屡发生，严重危及患者的安全。同时，一些医疗机构还存在服务态度问题，导致医患之间关系紧张，医疗纠纷频发。相关资料表明，80%以上的医疗投诉都与医疗机构医疗质量有关。医疗质量的评价有利于医务人员医疗技术的发挥；有利于降低成本、提高效益；有利于充分发挥现有卫生资源；有利于提高人民群众健康水平，促进社会生产力的发展。通过质量评价，激发质量第一、患者至上的强烈愿望，努力提高自身的医疗服务质量，以期达到更高层次的要求，实现患者满意的目标。

四、医疗质量评价的基本方法

医疗质量评价是医疗质量管理的重要一环，也是一项复杂的工作。美国学者 Avedis Donabedian 于 1968 年首次提出质量评价三层次理论，即结构、过程、结果。之后，在医疗质量研究和实践领域，基本上采用了这一评价框架，即将医疗质量分解为基础条件质量、工作环节质量和服务终末质量三个部分：①基础条件质量，也称为要素质量，包括人员、药品、器材、设备、仪器和时限质量等；②环节质量，包括诊断、治疗、护理、医技工作、药剂工作、科研、教学、后勤供应、生活服务、经济管理质量等；③终末质量，主要是指医疗服务的终末效果，主要包含患者治愈好转率、病床工作日、周转率等。要素质量是医疗质量的基础。如果每个工作人员都认真负责、技术熟练，物资和药品的质量可靠、数量充足，仪器设备先进完好，并且合理组合这些要素，进而保证环节质量，才能得到较理想的终末质量。忽视要素质量，或者只强调要素质量，而忽视对环节质量与终末质量的科学管理，都难以取得良好的医疗质量结果。

医疗质量评价的基本方法包括：

（1）过程评价。即"规范性行为"，指行医者内部、医务人员和患者之间的一系列活动，该评价可通过直接观察或所记录信息的分析完成。从质量保证的观点，过程质量的高低直接影响结果质量，单纯针对结果的测量是传统事后质量检验的手段。

（2）结构评价。指服务提供者所使用的工具与资源以及工作的物质和组织环境的相对稳定的特征。包含医疗服务所需的人力、物力、财力资源等。但是，结构不但包括生产要素，还包括医疗服务的组织形式，如健康保险、收费方式、行医方式等。

（3）结果评价。指的是由于先前的健康服务导致的患者目前和未来健康状况的变化。它反映的是健康状况因医疗保健而发生的净变化。健康结果测量由原来的临床结果测量（中间指标）发展到包括最终结果测量（结果指标）。

五、医疗质量评价管理的发展趋势

（一）ISO 9000 标准质量体系认证

ISO 9000 族标准是国际标准化组织发布的质量标准，其特点是建立一套科学的质量管理体系，以顾客为中心，强调预防为主、过程控制和持续的质量改进。继以色列 Western Galilee 医院成为世界上第一个通过 ISO 9000 标准质量体系认证的医院后，美国、新加坡等国家，以及我国台湾地区的各大医院也都陆续引进 ISO 9000 族质量体系，目前我国内地也有多家医院导入 ISO 9000 族标准并通过了认证，在提高医院管理水平方面带来了一定实效。但是，ISO 9000 族标准缺少对医院的针对性，无法对临床上的医疗护理服务给予具体的标准规范，在医疗机构的应用过程中也产生了诸多的不适应。

（二）联合委员会国际部（JCI）医院评审标准

医疗机构联合评审委员会下属的 JCI 召集来自包括亚洲在内的 6 个地区的医师、护士、管理专家及公共政策专家组成国际工作小组，制定并完善了 JCI《医院评审标准》。该标准针对医疗机构管理质量制定了包括质量改进、医疗安全、院感控制、设施管理、部门管理、信息管理、员工教育等方面标准。标准强调，必须由合格的医务人员为患者提供医疗护理服务，对患者医疗信息的交流、实验室检查处置、医疗护理服务、手术、外科服务等。与 ISO 9000 族标准相比较，JCI《医院评审标准》针对医疗机构制定，充分考虑了医疗服务的特殊性、患者病情的易变性及特殊的医院后勤系统。因此，有专家认为，JCI《医院评审标准》比 ISO 9000 族标准更适用于医院。

（三）持续质量改进

持续质量改进是 20 世纪 20 年代由美国学者 Shewhart 提出，80 年代初被应用于医疗服务质量管理，是在全面质量管理基础上发展起来，更注重过程管理和环节质量控制的一种新的质量管理理论。主要针对具体过程问题的资料收集、质量评估方法进行质量改进，从而提高质量。目前用于医疗质量管理、护理质量管理、科室质量管理。全面质量管理主要强调内部顾客（医生和管理者）参与管理，而持续质量改进则要求外部顾客和内部顾客（医生、管理者、患者及其家属乃至社会）共同参与。来自于患者、社会公众、国家政府、医疗保险部门和医院自身的高质量需求都要求医院必须持续不断地进行质量改进和质量管理创新。

（四）临床路径管理

临床路径（CP）管理是一种为适应医疗费用不断增长、规范医疗行为迫切需要的形势应运而生的新兴的临床诊疗规范化管理方式。20 世纪 90 年代由美国波士顿新英格兰医疗中心提出。CP 是一种综合性的主要临床干预措施的医疗服务计划标准，以时间为序的表格式诊疗或路径图。有严格工作顺序、有准确时间要求的照顾计划，以减少康复的延迟及资源的浪费，使服务对象获得最佳的医疗护理服务。它融入了质量保证、循证医学、质量改进等先进管理思想。目前，美国约 60% 的医院已经应用，正在从急性病向慢性病、从外科向内科扩展（肿瘤、糖尿病）。

第五节　血　液　管　理

输血可拯救生命和改善健康，在临床被广泛运用，血液是一种特殊的生命物质，现阶段还没有功能完全相同的替代产品，只能从人体采集。目前，全球每年采集血液超过 1 亿单位。血液质量和血液安全关系到人民群众身体健康，关系到社会的和谐稳定，保障临床用血和采供血安全是医政管理的重要内容之一。

一、血液安全

安全的血液是指不含有任何病毒、寄生虫、药物、酒精、化学物质或其他能给受血者带来损害、危险或疾病的外来物质。献血者必须身体健康，没有也未曾得过任何严重的疾病。受血者不应因受血而受到损害，献血者也不应因献血而招致风险。

献血和输血在当今社会是一个很普通的事情，每天都有数以千计的人在献血和接受输血，但是，每天都有人在献血和输血过程中受到了感染。世界人口的 80% 生活在发展中国家，但发展中国家的输血量仅占世界的 20%。引起艾滋病的人类免疫缺陷病毒（HIV）容易通过输血传播。事实上，接受 HIV 感染者的血液后感染 HIV 的机会超过 90%。每年通过输血挽救了数百万人的生命，但在一些国家血液安全没有保证，受血者感染 HIV 的风险正在上升。其他疾病如乙肝、丙肝、梅毒和疟疾也容易通过输血传播。

为确保血液安全，世界卫生组织提出了四大战略措施：①在所有地区建立良好的、受国家控制的、具有质量管理体系的输血服务机构，围绕安全输血逐步完善了采供血、输血法规；②只从低危人群的志愿无偿献血者中采集血液；③对所有捐献的血液进行输血传播疾病的筛查；④通过临床上血液的合理使用，减少不必要的输血，真正做到只给需要输血的患者输需要的血液成分。

《中华人民共和国献血法》实施 10 年来，在各级卫生行政部门、采供血机构和医疗机构共同努力和社会各界广泛参与下，我国无偿献血和血液管理工作取得了长足的进步。血液管理法律体系进一步健全；公民自愿无偿献血意识不断增强，临床用血中自愿无偿献血比例达到 99% 以上；采供血机构基础建设进一步加强，设置规划更加合理，全国采供血服务体系初步建立；人力资源结构进一步优化，从业人员素质、工作能力和服务水平明显提升，血液全面质量管理体系进一步完善；临床科学、合理用血水平也有所提高。

二、采供血机构

1. 血站

血站是采集、制备、储存血液，并向临床提供血液的采供血机构的总称。血站按照其设置的行政区划和规模可分为三类：①血液中心，是所在省、自治区、直辖市采供血工作的业务、教学和科研中心，负责直辖市、省会市和自治区首府市的采供血工作。②中心血站，是设区的市的血站，负责所在市的采供血工作。③基层血站，是县级市的血站，负责所在市的采供血工作。

血液中心的设置由国务院卫生行政部门审核批准，其他血站设置由省、自治区、直辖市卫生行政部门批准。

2. 血库

血库是医院储存血液和参与临床有关疾病诊断治疗的业务科室，分为中心血库和医院输血科（血库）。

县或县级市的医院血库经卫生行政部门批准，可以成立中心血库，负责所在县及未设血站的县级市的采供血工作。在没有血站和中心血库的地区，经卫生行政部门批准，医院输血科（血库）可以采血，供本医院临床使用。

3. 单采血浆站

单采血浆站是采集血液制品生产用原料血浆的采供血机构，负责向血液制品生产单位提供生产用原料血浆。

单采血浆站由血液制品生产单位设置或者由县级人民政府卫生行政部门设置，省级卫生行政部门批准。

三、采供血管理

（1）未取得采供血许可的单位和个人，不得开展采供血业务。

（2）采供血机构必须按照许可的项目范围开展采供血业务。

（3）采供血机构应当根据医疗机构临床用血需求，制定血液采集、制备、供应计划，保障临床用血安全、及时、有效。

（4）采供血机构在采血前，必须按有关规定对献血者和供血者进行验证和健康检查，严禁采集验证或健康检查不合格者的血液。

（5）单采血浆站只能向一个血液制品单位供应原料血浆，并受该血液制品生产单位的业务技术指导和质量监督。

（6）除急救外，医院输血科（血库）采集的血液只能供本单位临床使用。

（7）采供血机构必须严格执行血液价格，不得自行调价。

四、临床用血管理

（1）医疗机构临床用血，由县级以上人民政府卫生行政部门指定的血站供给。

（2）医疗机构应当设立临床输血管理委员会，负责临床用血的规范管理和技术指导，开展临床合理用血、科学用血的教育和培训。

（3）二级以上医疗机构设立输血科（血库），负责本单位临床用血的计划申报，储存血液，并检查用血制度执行情况。

（4）医疗机构的医务人员应当严格执行《临床输血技术规范》。

第六节 护 理 管 理

护理管理是卫生事业管理的重要组成部分。它的任务是研究护理工作的特点，找出其规律性，对护理工作的诸要素（人员、技术、信息等）进行科学的计划、组织、控制和协调，以提高护理工作的效率和效果，提高护理工作质量。

一、护理管理的概念与意义

WHO 对护理管理的定义为：护理管理是为了提高人们的健康水平，系统地利用护士的潜在能力和有关的其他人员或设备、环境，以及社会活动的过程。

现代医院是个复杂的系统，护理工作在医院中占有较大的比重，在医疗、教学、科研及预防保健工作中，护理人员担负着重要任务，是一支重要力量。护理工作的优劣将直接影响到整个医院的医疗质量和工作效率。管理工作贯串在护理工作的整个过程和护理工作涉及的各个方面，护理管理的水平间接反映了医院管理的水平。因此，护理管理的科学化、现代化不仅有利于护理学科本身的发展，而且对于促进医院建设和推动医学科学的发展都起到了不可低估的作用。护理管理在医院工作中的重要作用反映在以下几方面：

（1）保证高质量医疗任务的完成。

（2）保持医院环境井然有序、整洁、安静。

（3）保持医院各种设备物资处于备用和性能良好状态。

（4）保证患者身心处于最佳状态接受治疗护理。

（5）促进医护、护护、护患之间良好的人际关系。

（6）保证医院内医疗、教学、科研、预防、保健等各项工作的正常开展。

二、护理管理的特点与内容

护理管理是护理工作中重要而基本的工作内容，具有以下三个特点：

1. 广泛性

主要体现在护理管理对象的范围广，参加管理的人员众多这两个方面。护理工作要与医师、医技、后勤、行政管理及患者、家属、单位等多方面发生联系，形成以患者为中心、以护理工作为主体的工作关系。

2. 实践性

护理管理活动广泛存在于护理实践过程中，十分重视人的因素和团队的作用，注重与人的沟通和交流，并在实践中广泛、及时及准确地收集、传递、储存、反馈、分析和使用管理信息，用科学的方法预测未来，并对意外事件进行前瞻性控制，创造性地开展工作。

3. 专业性

护理管理要与护理专业的特点相适应，由于护理是诊断和处理人类对现存的或潜在的健康问题反应的一门学科，它有自身的理论知识和技术规范。

护理管理的内容可以分为行政管理、业务管理和教育管理三部分。护理行政管理主要是遵循国家的方针政策和医院有关的规章制度，对护理工作进行组织管理、物资管理、经济管理。护理业务管理是对各项护理业务工作进行协调控制，以保证护理工作质量，提高护理人员的业务能力，提高工作效率。护理教育管理主要是为了培养高水平的护理人才，提高护理队伍的素质而进行的管理活动。

三、护理管理的组织体系

1. 各级卫生行政部门的护理管理体系

卫生部医政司护理管理处是卫生部内主管护理工作的职能部门，负责全国城乡医疗机构有关护理工作的管理，负责拟定护理管理的法规、规章、标准、政策并指导实施，配合教育、人事部门对护理教育、人事进行管理，通过卫生部护理中心及指定的高等医学院校进行专业骨干培训、质量控制技术指导和国际交流合作。

各省（市、区）卫生厅（局）均有 1 名厅（局）长分管医疗护理工作。地（市）以上卫生局在医政处（科）配备 1 名专职护理人员全面负责本地区的护理管理工作，并根据需要和条件，适当配备助手。

2. 医院护理管理组织机构

根据卫生部《关于加强护理工作领导，理顺管理体制的意见》的规定，县和县以上医院要设护理部，实行院长领导下的护理部主任负责制，300 张床位以下的县和县以上医院，设总护士长，实行护理部主任、科护士长、护士长三级负责制，或总护士长、护士长两级负责制。护理部的职权范围是，负责全院护理人员的培训、院内调配、考核、奖惩等。100 张床以上或 3 个护理单元以上的大科，以及任务繁重的手术室、急诊科、门诊部，设科护士长 1 名，由护理部主任聘任，在护理部主任领导和科主任业务指导与配合下全面负责本科的护理管理。

病房护理管理实行护士长负责制，在科护士长领导下，与病房科主任、医师共同配合做好病房管理工作。病房护士长应选拔具备专科业务知识，熟悉护理技术，有一定教学、管理能力，有临床护理经验的护师或护士担任。

四、护理质量管理

（一）护理质量管理的概念

护理质量管理就是要求医院护理系统中各级护理人员层层负责，用现代科学管理方法，建立完整的质量管理体系，满足以护理质量为中心的护理要求，一切从患者出发，保证质量的服务过程和工作过程。

对护理质量实行控制的目的，旨在使护理人员的业务行为活动、职业道德规范各方面都符合质量的客观要求和患者的合理需要。通过质量控制，阻断和改变某些不良状态，使其始终能处于对工作、对患者有利的、良好的符合质量标准要求的状态，用最佳参数、最短时间、最好的技术、最低的成本，达到最优化的合理效果，使患者得到康复。

（二）护理质量管理的特点

护理质量管理作为医院质量管理的一个重要组成部分，具有以下三个特点：

（1）护理质量管理的广泛性和综合性。护理质量管理具有有效服务工作量、技术质量、心理护理质量、生活服务质量及环境管理、生活管理、协调管理等各类管理质量的综合性，其质量管理的范围是相当广泛的。因此，不应使护理质量管理局限在临床护理质量管理范围内，更不应该仅是执行医嘱的技术质量管理。在整个医院的服务质量管理中，几乎处处都有护理质量问题，事事都离不开护理质量管理。

（2）护理质量管理的协同性与独立性。护理工作与各级医师的诊断、治疗、手术、抢救等医疗工作密切不可分；同时与各医技科室、后勤服务部门的工作也有密切的联系。大量的护理质量问题，都是从它与其他部门的协调服务和协同操作中表现出来。与各部门协同得好不好，是护理质量的主要表现。因此，护理质量管理必须加强协同质量管理。但是，护理质量不只是辅助性的质量问题，而有其相对独立性，护理质量必须形成一个独立的质量管理系统。

（3）护理质量管理的程序性与联系性。护理工作是整个医院工作中的一个大的环节。在这个大环节中，又有若干工作。例如，中心供应室的工作就是一道完整的工作程序；手术患者的术前护理和术前准备工作是手术工作的一道工作程序。工作程序质量的管理特点，就是在质量管理中承上启下，其基本要求就是为确保每一道工作程序的质量进行质量把关。不论护理部门各道护理工作程序之间或护理部门与其他部门之间，都有工作程序质量的连续性，都必须加强连续的、全过程的质量管理。

（三）护理质量管理的措施

（1）护理质量管理的组织。一个合理、完整的护理质量管理组织体系应包括院内质量控制管理委员会、职能管理部门、科室领导以及护理人员个体管理等多层组织和网络。影响护理质量的主体是护士，应重视护士的数量、队伍的结构、资质、能力、事业心和积极性等要素。并将人人参与质量控制，承担质量责任纳入质量管理体系。

（2）护理质量管理的标准。护理质量管理标准应以医学科学理论和护理实践经验为依据，对护理过程及护理活动中的事、物和概念所做的统一规定，包括各项工作制度、各级护理人员评审制度、各项技术参数和考核标准等。一套完整的质量标准化体系，应包括基础质量标准、环节质量标准、终末质量标准和总体质量标准。

（3）护理质量的监控与考评。根据护理质量形成的特点、规律和护理质量管理组织层次，对质量的控制，不仅要个别质量控制、科室质量控制、院级及职能科室多级网络控制，而且要做好全程性控制与重点性控制相结合、个体控制与组织控制相结合、科内控制与科间横向控制相结合等，做到全程动态管理，使基础质量、环节质量、终末质量得到切实有效的控制，实现质量管理的最佳目标。

（4）护理质量的评价与结果。考评结果要公正、公平，避免人为因素，确保考评工作的严肃性、权威性；及时公布考评结果，切实制定解决问题的对策和措施；兑现激励政策，做到奖惩严明；建立好考评档案，定期进行考评结果的纵横向比较和分析，切实用好考评结果，不断提高护理质量。

第七节　医疗安全管理

随着医学的发展，医学的分工越来越细，复杂的医疗行为过程与各个专业和个人相关，医疗技术的发展使侵袭性的检查和治疗越来越多，加上各个患者的机体反应也多种多样，造成医疗不安全的可能性增大，因此医疗安全管理成为医院管理的一个热点问题。

一、医疗安全

1. 医疗安全的概念

医疗安全是指患者在医院实施医疗保健过程中，不发生法律和法规允许范围以外的心理、机体结构或功能上的障碍、缺陷或死亡。医疗不安全是指患者在医院医疗过程中，凡是由于医疗系统的低能状态、医疗管理过失或医务人员医疗不当等原因，而给患者造成允许范畴以外的心理、机体结构或功能上的障碍、缺陷或死亡，均属医疗不安全的范畴。

医疗安全或不安全是相对的，不同时期、不同的主客观条件下有不同的标准。在评价医疗安全与不安全时，不能超越当时所允许的范围和限度。在制定医疗安全标准时，应以时代所允许的范围和限度为依据，如限于当时的医疗技术水平和客观条件，发生难以预料的意外或难以避免的后遗症时，不能认为是医疗不安全。

2. 医疗安全管理的意义

医疗安全是医院管理工作者、广大医务人员、患者以及家属共同的心愿，也是标志医疗质量高的体现；医疗不安全则是管理工作水平低下的一个重要特征。因此，加强医疗安全管理工作，是全面提升医疗质量的关键，其意义重大。主要体现在三个方面：

（1）医疗安全能产生高质量的医疗效果。医疗保健活动可能产生正反两方面截然不同的效果，无论哪种结果均是多因素作用于医疗活动的效果。而医疗不安全因素可使治疗效果向反方向发展，也可终止正方向的发展。医疗安全和医疗效果是并存于医疗活动中的因果关系，没有完善的医疗安全措施，就无法获得良好的医疗效果。

（2）医疗安全直接影响社会效益和经济效益。由于医疗不安全带来延长病程和治疗方法复杂化等后果，不仅增加医疗成本和经济负担，有时还发生医疗事故引发医疗纠纷，承担经济和法律责任，影响医院的社会信誉和形象。

（3）完善的医疗安全管理直接影响医院内部保健管理。医疗安全除保障患者的人身安全外，还包括医院从事医疗护理及医学工程技术等人员的健康与安全。医疗场所的各种污染、放射性危害、物理化学有毒制剂等也会对院内工作人员和社会群体构成危害。只有健全完善的医疗安全管理，才能保证工作人员健康，更有效地发挥医院的功能。

3. 影响医疗安全的因素

（1）医源性因素。主要是指医务人员的言语和行为不当或过失造成了不安全感或不安全结果。

（2）医疗技术因素。包括医疗技术人员水平低下、经验不足或集体协作技术能力不高而对患者安全构成威胁因素等。

（3）药源性因素。是指由于使用药物而引起不良后果的因素，包括用药不当、用药过失或无效用药等原因形成药源性疾病，造成患者不安全后果。

（4）院内因素。院内感染，特别是医院外源性感染、环境污染、食品污染、放射损伤等均属于直接影响医疗安全的因素。

（5）设备器材因素。医疗设备器材品种不全、性能不良、规格不符不配套，供应数量不足够不及时、质量不好，均会降低技术能力，影响医疗技术效果，有的直接危害患者机体，影响医疗不安全因素。

（6）组织管理因素。医院内部纪律松散，管理约束机制不健全，要求不严格，工作责任心不强，思想觉悟低，规章制度不落实，业务技术素质不高，设备物资管理不善，院内感染措施不到位，都可以成为影响医疗安全的组织管理因素。

二、医患关系

1. 医患关系的概念

医患关系是医务人员与患者在医疗过程中产生的特定医治关系，是医疗人际关系中的关键。现代医学的高度发展扩充了这一概念，"医"已由单纯医学团体扩展为参与医疗活动的医院全体职工；"患"也由单纯求医者扩展为与相关的每一种社会关系。医患关系有三种基本模式：

（1）主动与被动型。医师完全主动，患者完全被动；医师的权威性不受任何怀疑，患者不会提出任何异议。

（2）引导与合作型。医师和患者都具有主动性。医师的意见受到尊重，但患者可有疑问和寻求解释。

（3）共同参与型。医师与患者的主动性等同，共同参与医疗的决定与实施。医师此时的意见常常涉及患者的生活习惯、方式及人际关系调整，患者的配合和自行完成治疗显得尤为重要。

2. 医患关系紧张的原因

医患关系贯串于医疗的全过程，它是随着医疗事件的发生而形成的，是一对既对立又统一的矛盾。近年来，日趋紧张的医患关系不仅正在严重冲击着医疗服务市场，而且已成为社会不和谐的因素，究其原因，主要有以下几个方面：

（1）解决医疗纠纷适用的法律不健全。医疗卫生事业有其自身的特殊性，而针对特殊性建立起来的社会主义卫生法律体系，在很大程度上未能真正起效于解决现实中的医患纠纷。目前对卫生立法的更高要求必须适应社会主义市场经济体制的建立。但在当前建立或健全的真空期，造成了有些纠纷在处理上无法可依、无的放矢。

（2）医学的复杂性。医学领域充满未知和变数，针对复杂的患者个体，医务人员对疾病的认识和医疗技术的运用会存在或多或少的差异，疾病治疗过程始终存在着成功与失败两种可能。患者对医疗效果的过高期望，是造成医患关系紧张的重要原因之一。

（3）少部分医务人员的职业素养欠佳。少数医疗机构和少数医务人员中存在着不正之风、服务态度差和职业道德水平低下等问题。

（4）部分群众对医疗制度的改革不适应。医患之间的关系因医疗保险的实施而呈现多元化，部分群众尚不能适应医、患和第三方之间的关系。

（5）医疗卫生体制不健全。在对旧体制进行改革的过程中，不适应时代的旧体制成分，在束缚改革进程的同时，也成为医患关系紧张的隐患。

3. 改善医患关系的措施

（1）积极稳妥地推进医疗保障体制改革。

（2）加强医德教育，完善制约机制。

（3）转变医务人员的服务观念，增强服务意识。

（4）规范卫生法律法规。

（5）尊重患者的各种权利。

三、医疗事故

医疗事故是最严重的医疗不安全，发生医疗事故，从客观上讲是医生和患者都不愿意接受的现实，但又是很难避免的，因为医疗服务行业是高技术、高风险的行业。2002年2月，国务院发布了《医疗事故处理条例》（以下简称《条例》），为医疗事故的界定、处理提供了依据。

（一）医疗事故的界定

《条例》对于医疗事故的定义：医疗事故是指医疗机构及其医务人员在医疗活动中，违反医疗卫生管理法律、行政法规、部门规章和诊疗护理规范、常规，过失造成患者人身损害的事故。根据该条例规定，符合以下五个标准的构成医疗事故：

（1）医疗事故的主体是合法的医疗机构及其医务人员。医疗机构是指按照国务院1994年2月发布的《医疗机构管理条例》取得"医疗机构执业资格许可证"的机构。医务人员是指依法取得执业资格的医疗卫生专业技术人员，他们必须在医疗机构执业。医疗事故只发生在医疗机构及其医疗人员的医疗活动中。

（2）医疗机构及其医务人员违反了医疗卫生管理法律、法规。

（3）医疗事故的直接行为人在诊疗护理中存在主观过失。过失是指对于可能给患者造成的损害应当预见而没有预见或者虽然预见了但轻信能够避免的。排除了医疗机构和医护人员的故意行为，主观故意行为造成的后果属于刑法处理的范围。

（4）患者存在人身损害后果。

（5）医疗行为与损害后果之间存在因果关系。

根据《条例》的规定，只有符合上述五个方面才能够构成医疗事故。同时，该《条例》规定下列情形之一的，不属于医疗事故：

（1）在紧急情况下为抢救垂危患者生命而采取紧急医学措施造成不良后果的。

（2）在医疗活动中由于患者病情异常或者患者体质特殊而发生医疗意外的。

（3）在现有医学科学技术条件下，发生无法预料或者不能防范的不良后果的。

（4）无过错输血感染造成不良后果的。

（5）因患方原因延误诊疗导致不良后果的。

（6）因不可抗力造成不良后果的。

（二）医疗事故的分级

《条例》规定，根据对患者人身造成的损害程度，医疗事故分为四级：

一级医疗事故：造成患者死亡、重度残疾的。

二级医疗事故：造成患者中度残疾、器官组织损伤导致严重功能障碍的。

三级医疗事故：造成患者轻度残疾、器官组织损伤导致一般功能障碍的。

四级医疗事故：造成患者明显人身损害的其他后果的。

（三）医疗事故的处理程序

凡发生医疗事故或事件，当事的医务人员立即向本医疗机构的科室负责人报告，科室负责人应立即向本医疗机构负责人报告。个体开业的医务人员应立即向当地的卫生行政部门报告。发生医疗事故或事件的医疗机构，应指派专人妥善保管有关的各种原始资料，严禁涂改、伪造、隐匿、销毁。因输液、输血、注射、服药等引起的不良后果，要对现场实物暂时封存保留，以备检验。医疗机构对发生的医疗事故或事件，应立即进行调查、处理并报告上级卫生行政部门。个体开业的医务人员发生的医疗事故或事件，由当地卫生行政部门组织调查、处理。

患者及其家属也可以向医疗机构提出查处要求。凡发生医疗事故或事件，临床诊断不能明确残废原因的，在有条件的地方必须进行尸检。尸检应在 48 小时以内，由卫生行政部门指定医院病理解剖技术人员进行，有条件的应当请当地法医参加。医疗机构或者病员家属拒绝进行尸检，或者拖延尸检时间超过 48 小时，影响对死因的判定的，由拒绝或拖延的一方负责。

患者及其家属和医疗机构对医疗事故或事件的确认和处理有争议时，可提请当地医疗事故技术鉴定委员会进行鉴定，由卫生行政部门处理。对医疗事故技术鉴定委员会所作的结论或者对卫生行政部门所作的处理不服的，患者均可在接到结论或者处理通知书之日起 15 日内，向上一级医疗事故技术鉴定委员会申请重新鉴定或者向上一级卫生行政部门申请复议；也可以直接向当地人民法院起诉。

（四）医疗事故技术鉴定程序

技术鉴定实行首次鉴定和再次鉴定的两级鉴定制。首次鉴定由设区的市级地方医学会和省、自治区、直辖市直接管辖的县（市）地方医学会组织，再次鉴定由省、自治区、直辖市地方医学会负责组织。鉴定程序如下：

（1）当事人自知道或者应当知道身体健康受到损害之日起 1 年内，可以提出医疗事故技术鉴定申请。

（2）鉴定一旦受理，当事人应按规定向医学会缴纳鉴定费。双方共同委托的，由双方当事人协商预先缴纳鉴定费；卫生行政部门移交进行鉴定的，由提出医疗事故争议处理的当事人预先缴纳鉴定费。经鉴定属于医疗事故的，鉴定费由医疗机构支付；不属于医疗事故的，鉴定费由提出医疗事故争议处理申请的当事人支付。

（3）医学会自受理技术鉴定之日起 5 日内，通知双方当事人按规定提交鉴定所需的材料。

（4）当事人自受到医学会的通知之日起 10 日内提交有关技术鉴定的材料、书面陈述及答辩。

（5）医学会在鉴定 7 日前将鉴定时间、地点、要求等书面通知双方当事人，双方当事人及医学会随机抽取鉴定组专家。

（6）医学会自接到双方当事人提交有关鉴定材料、书面陈述、答辩之日起 45 日内出具医疗事故技术鉴定书。

（7）任何一方当事人对首次鉴定结论不服，可以自收到首次鉴定书之日起 15 日内，向原受理医疗事故争议处理申请的卫生行政部门提出再次鉴定申请，或由双方当事人共同委托省、自治区、直辖市医学会组织再次鉴定。

（8）患者死亡，医患双方不能确定死因或对死因有异议，应当在死者死亡之后 48 小时内进行尸检；具备尸体冻存条件的可以延长至 7 日，尸检应当经死者近亲属同意并签字。超过规定时间，影响对死因判断的，由拒绝或者拖延的一方承担责任。

（五）医疗事故争议解决途径

发生医疗事故争议时，医患双方当事人可以通过下列途径解决：

（1）双方协商解决，需进行医疗事故技术鉴定的，应共同书面委托医疗机构所在地负责首次技术鉴定工作的医学会进行鉴定。

（2）向卫生行政部门申请要求处理争议。卫生行政部门接到申请后对需进行医疗事故技术鉴定的，交由医学会组织鉴定。

（3）向法院提起诉讼。

（六）医疗事故的防范

医疗事故的发生，不仅严重损害患者的健康和生命安全，而且影响医疗机构的医疗秩序及社会声誉，影响医院的正常发展。因此，采取有效的措施防范医疗事故的发生具有十分重要的意义。

（1）医疗机构及其医务人员在医疗活动中，必须严格遵守医疗卫生管理法律、行政法规，部门规章和诊疗护理规范、常规，恪守医疗服务职业道德。

（2）医疗机构应当对其医务人员进行医疗卫生管理法律、行政规范、部门规章和诊疗护理规范，常规的培训和医疗服务职业道德教育。

（3）医疗机构应当设置医疗服务质量监控部门或者配备专（兼）职人员，具体负责监督本医疗机构的医务人员的医疗服务工作，检查医务人员执业情况，接受患者对医疗服务的投诉，向其提供咨询服务。

（4）医疗机构应当按照国务院卫生行政部门规定的要求，书写并妥善保管病历资料。

（5）严禁涂改、伪造、隐匿、销毁或者抢夺病历资料。

（6）在医疗活动中，医疗机构及其医务人员应当将患者的病情、医疗措施、医疗风险等如实告知患者，及时解答其咨询，但是，应当避免对患者产生不利后果。

（7）医疗机构应当制定防范处理医疗事故的预案，预防医疗事故的发生，减轻医疗事故的损害。

✎ 本章小结

医政管理是卫生事业管理的重要组成部分，是卫生行政管理的基础性工作。医政管理工作的成效直接关系到医疗服务的可及性和公平性，直接关系到卫生资源的利用效率和人民群众的健康水平。本章在介绍医政管理、医疗机构、执业医师、医疗质量、血液安全、医疗安全和医疗事故等概念的基础上，详细阐述了其管理的相关规定。通过本章学习，能够认识到医政管理的主要任务和产出效果是为群众提供质量优良、价格合理的医疗预防保健服务。能够掌握医疗机构的准入管理、医师的准入管理、医疗质量的评价管理以及医疗事故的概念与预防等内容，对卫生行政管理的基础工作有一个基本的了解。

（姚卫光）

第十一章 健康管理

✚ 学习目标

（1）掌握：健康管理的基本策略，慢性疾病的防治策略和措施。

（2）熟悉：健康管理和健康管理学的概念和内涵，健康管理的基本步骤和常用服务流程，慢性病的概念，健康管理在健康保险、企业和社区卫生服务中的应用。

（3）了解：我国健康管理的发展和现状，我国健康管理的目标和任务。

第一节 概　　述

一、健康管理的理论起源

2000 多年前的中国古代医学已经孕育了"预防为主"的健康管理思想。《黄帝内经·素问·四季调神大论》有述："神人不治已病治未病，不治已乱治未乱，此之谓也。夫病已成而后药之，乱已成而后治之，譬犹渴而穿井，斗而铸锥，不亦晚乎。"中医养生十分重视饮食补益和锻炼健身防病，《黄帝内经》指出："毒药攻邪，五谷为养，五畜为益，五果为助，五菜为充，气味合而服之，以补精益气。"而"上医治未病，中医治欲病，下医治已病"是指不仅仅要治疗已经发生的疾病，还要重视预防将要发生的疾病，这在医学上有两方面的意义，即治病和防病，又进一步地强调了防病的重要性，其基本思想与健康风险评估和控制的理念不谋而合。

西方古代医学文献中也蕴涵着健康管理的思想。医学家希波克拉底指出："能理解生命的人同样理解健康对人来说具有最高的价值。"《罗马大百科全书》载，医学实践由三部分组成，即通过生活方式治疗、通过药物治疗和通过手术治疗。生活方式治疗就是在营养、穿着和对身体的护理、进行锻炼和锻炼的时间长度、按摩和洗澡、睡眠、合理限度内的性生活等方面提供健康方式的处方和建议。

现代健康管理的出现是时代发展的需要，与生产力和人力资源观念的演变密切相关。前工业化时代，判断生产力的指标是劳动力，"我的人比你的人劳动更卖力"；工业化时代判断生产力的指标是机器，"我的机器比你的机器更大、更快、更有威力"；后工业化时代判断生产力的指标是员工的工作效率，"我的员工比你的员工更有创造力，工作效率更高"。要提高生产力就必须关注员工的工作效率，而研究发现，员工的工作效率和健康密切相关。

二、国外健康管理的发展和现状

早在 20 世纪 60 ～ 70 年代，美国保险业最先提出"健康管理"的概念，健康管理伴随着保险业的发展应运而生。保险公司将客户依据健康状况进行分类，那些可能患高血压、糖尿病等疾病的人群被分别交给不同专业的健康或疾病管理中心，他们采用健康评估手段来指导患者进行自我保健，并对其进行日常后续管理以促进健康，大大降低医疗费用和减少赔付，从而为保险公司控制风险，为健康管理事业的发展奠定基础。进入 90 年代，德国、英国、芬兰、日本等国家逐步建立了不同形式的健康管理组织。

美国密执安大学健康管理研究中心经过 20 多年的研究得出以下结论，健康管理对于任何企业及个人都有这样一个秘密：90% 和 10%。具体来说就是，90% 的个人和企业通过健康管理后，医疗费用降到原来的 10%；10% 的个人和企业没有进行健康管理，医疗费用比原来上升 90%。日本是众所周知的长寿之国，目前日本的平均寿命已经接近 90 岁，居世界第一位。他们之所以长寿，是因为许多日本人一生都在进行健康投资，日本家庭普遍都享有健康管理机构的保健医生长期跟踪服务，为家庭建立健康档案，负责家庭的健康管理。

由此可见，健康管理不仅是一个概念，也是一种方法，更是一套完善、周密的服务程序，其目的在于使患者以及健康人更好地拥有健康、恢复健康、促进健康，有效地降低医疗支出。今天，美国健康管理服务的队伍规模庞大，包括医疗集团/医疗机构、健康促进中心、大中型企业、社区服务组织等，为大众提供形式、内容多样的健康管理项目及相关服务，成为美国医疗保健系统中的一支重要力量。

三、我国健康管理的发展和现状

健康管理在我国的兴起与快速发展，一方面是国际健康产业和健康管理行业迅速发展影响的结果；另一方面是中国改革开放 30 年来，社会经济持续发展、国民物质与精神生活不断改善与提高，健康物质文化与精神需求增加的结果。目前，健康管理已成为我国提高国民健康水平、扩大内需、拉动消费、促进社会经济可持续发展的重大举措和有效途径。

健康管理在我国最早出现于 20 世纪 90 年代后期。1994 年，中国科学技术出版社出版的《健康医学》将"健康管理"作为一个完整章节，比较系统地表述了健康管理的初步概念与分类原则、实施方法与具体措施等，这是国内有关健康管理概念的最早文献。而健康管理在我国真正兴起是自 2000 年以来，受发达国家，特别是美国、英国、芬兰、日本等国家发展健康产业及开展健康管理的影响，以健康体检为主要形式的健康管理行业开始兴起，同时发达国家健康管理的理念、模式、技术与手段开始传播及引入，相关产品技术开始研发和应用（如体检软件等）；特别是 2003 年抗 SARS 战役胜利之后，随着国民的健康意识和健康需求的进一步提高，健康管理（体检）及相关服务机构明显增多，行业及市场化推进速度明显加快，并逐步成为健康服务领域的一个新兴朝阳产业。

健康管理行业的快速兴起与发展，催生并推动了健康管理这一新的医学学科与相关学术机构或平台的建立。国家在 2005 年设立健康管理师职业，并于 2006 年成立健康管理师专家委员会，以规范健康管理队伍的建设。自 2005 年以来，有关学会、协会相继申请成立了健康管理相关学术机构，如中华医学会健康管理学分会、中华预防医学会健康风险评估与控制专业委员会等，北京、广东、福建、山东、海南、湖北、浙江、天津、四川、上海、重庆、辽宁等省、直辖市相继成立了中华医学会省级健康管理学分会或协会，《中华健康管理学杂志》也于 2007 年创刊发行。截至 2008 年年底，国内健康体检与健康管理相关机构已发展到 4 000 余家，从事健康体检及相关服务人员达到数十万人。2008 年中国科技部公布并组织实施第一个健康管理国家支撑计划课题——"中国人个人健康管理信息系统的构建与应用"。这些发展充分表明健康管理学作为一个新兴学科受到政府和学术界的关注与认同。

由于健康管理在中国发展的时间不长，学科理论体系与相关技术方法不够完善，完整的健康管理医学服务模式还没有形成，相关产业规模也比较小，主要以健康体检及相关服务为主，缺乏系统的技术标准和行业规范，总体处在初始发展阶段。健康管理及相关产业正在成为中国现代医学创新体系的重要组成部分和国民经济新的支柱产业之一，相比之下健康管理的学术理论研究和学科体系建设明显滞后，从而制约了健康管理产业或行业规范、协调、可持续发展的步伐。统一健康管理定义、概念和研究构建中国特色的健康管理学科体系和创新健康管理医学服务模式，已成为健康管理理论与实践工作者的紧迫任务。

四、健康管理概念、学科体系及范畴

（一）健康管理的概念和内涵

目前，国内外有关健康管理的定义或概念，均存在不同的专业视角的局限性。如从公共卫生角度认为，健康管理就是找出健康的危险因素，然后进行连续监测和有效控制；从预防保健角度认为，健康管理就是通过体检早期发现疾病，并做到早诊断及早治疗；从健康体检角度认为，健康管理是健康体检的延伸与扩展，健康体检加检后服务就等于健康管理；从疾病健康管理角度认为，健康管理说到底就是更加积极主动的疾病筛查与及时诊治。这些表述、概念及内涵的界定上均存在明显的不足或不完整性，没有一个定义、概念能被普遍接受。但是"健康管理是对健康风险的检测、评估与干预控制过程"，以及通过管理学方法和手段"调动社会每个成员的积极性，以最小的投入获取最大的健康回报"是国内外专家的共识。

健康管理的概念：以现代健康概念（生理、心理和社会适应能力）和新的医学模式（生理—心理—社会）以及中医治未病为指导，通过采用现代医学和现代管理学的理论、技术、方法和手段，对个体或群体整体健康状况及其影响健康的危险因素进行全面检测、评估、有效干预与连续跟踪服务的医学行为及过程。其目的是以最小的投入获取最大的健康效益。

健康管理的内涵：健康管理是在健康管理医学理论指导下的医学服务，健康管理的主体是经过系统医学教育或培训并取得相应资质的医务工作者。健康管理的客体是健康人群、亚健康人群（亚临床人群、慢性非传染性疾病风险人群）以及慢性非传染性疾病早期或康复期人群。健康管理的重点是健康风险因素的干预和慢性非传染性疾病的管理。健康管理服务的两大支撑点是信息技术和健康保险。健康管理的大众理念是"病前主动防，病后科学管，跟踪服务不间断"。健康体检是基础、健康评估是手段、健康干预是关键、健康促进是目的。

（二）健康管理学的概念及学科范畴

1. 健康管理学的概念

健康管理学是研究人的健康与影响健康的因素、健康管理相关理论、方法和技术的新兴医学学科，是对健康管理医学服务实践的概括和总结。

2. 健康管理学科的范畴

健康管理学集医学科学、管理科学与信息科学于一体，重点研究健康的概念、内涵与评价标准、健康风险因素监测与控制、健康干预方法与手段、健康管理服务模式与实施路径、健康信息技术以及与健康保险的结合等一系列理论和实践问题。

3. 健康管理学与相关学科的关系

健康管理学是一门新兴的医学学科，它依赖于基础医学、临床医学、预防医学的理论与技术。它不同于传统的医学，研究的主要内容、服务对象、服务范围与服务模式，从理论到实践都具有很大的创新性。因此，它已经成为医学科技创新体系之一。现代医学科技创新体系主要包括基础医学创新体系、预防医学创新体系、临床医学创新体系、特种医学创新体系、健康管理学创新体系。

（三）中国特色健康管理学科体系构架

宏观健康管理学科与服务体系：主要研究国家政府和社会层面的宏观健康促进与健康管理问题。包括国家健康立法、公共健康促进与健康管理政策及策略、公共或/和公益性健康管理与卫生服务机构、机制与模式以及相关法律法规及规范的研究制定等。微观健康管理学科与服务体系：主要研究个体或群体（包括家庭）的健康促进与健康维护、改善与管理问题。主要包括健康行为与生活方式管理，健康素质与能力管理，健康体适能监测与促进管理，健康与劳动力资源管理，营养、运动与健康管理，主动性整体心理、生理及社会适应性健康管理等。

健康风险控制管理学科与服务体系：主要研究引起慢性非传染性疾病的各种风险因子的检测、评估与风险控制管理问题。健康信息技术学科体系：主要研究现代信息技术在健康管理与健康保险服务中的实际应用，以及健康保险险种设立与应用问题。健康教育培训学科体系：主要研究针对健康管理者的理论、技术与技能等方面的专业培训和面向广大健康管理需求者的健康教育与健康自我管理知识及技能培训等。中医治未病与特色养生保健学科与服务体系：主要研究如何将祖国传统医学治未病和养生保健的理论、技术及特色产品适时应用到现代健康管理学科与服务体系中，并在健康管理理论研究与实践中得到传承及发展。

（四）中国特色健康管理学学科分类

（1）按研究维度分，包括生理健康管理学、心理健康管理学、社会适应性健康管理学。

（2）按研究层次分，包括宏观健康管理、微观健康管理。

（3）按研究内容分，包括生活方式及慢性非传染性疾病风险管理、健康保险、社区健康管理及劳动生产力管理。

（4）按研究对象分，包括健康人群、亚健康人群（亚临床人群、慢性非传染性疾病风险人群）、慢性非传染性疾病人群。

五、中国健康管理的目标和任务

（一）我国开展健康管理的主要目标

在新的医疗体制改革方案和"健康中国2020战略"总体框架下，紧紧围绕我国政府建设高水平小康型社会的总体要求，创立现代健康管理创新体系，创新服务模式与技术手段，使慢性非传染性疾病得到有效控制，在实现大幅度提高国民健康素质与健康人口构成比例，国民平均期望值寿命和健康寿命中发挥重要作用，使健康管理相关产业成为国家拉动内需、扩大消费的民生工程和新的支柱产业之一，成为引领和推动中国科技与产业发展的重要领域，最终实现健康管理与健康服务大国的目标。

（二）我国开展健康管理的主要任务

建立一个新的医学学科——即在逐步统一和完善健康管理相关概念（定义）的基础上，建立起一个与现代医学创新体系相匹配、能够适应和满足我国健康管理及相关产业发展需求的新的医学学科。

构建一个新的医学体系——即研究构建中国特色的健康管理学科与产业体系，包括国家健康研究体系、健康管理学科体系、健康管理信息化服务体系、产品与技术研发体系、教育培训体系、慢性非传染性疾病风险监测评估与管理控制体系、国人健康/亚健康评价指标与评估模型体系、中医治未病与养生保健体系。

创建一批新的科研平台——即研究构建一批中国特色的健康管理科技研发创新平台，包括健康管理学科与理论研究平台、健康管理关键技术与特色产品研发平台、健康管理信息技术与网络服务支持平台、健康管理社区服务模式创新示范平台。

研发一套新的技术标准——即研制并颁发一套健康管理相关技术标准与规范，包括健康体检技术标准与规范、健康评估技术标准与规范、健康风险预测预警技术标准与规范、特殊职业/环境医学适应性选拔评定技术标准与规范、国人健康/亚健康评价标准与实施规范、健康管理和干预效果评价标准与规范、健康管理相关仪器设备与干预产品的技术标准与规范、健康信息技术与网络化服务标准与规范。

创建健康管理医学服务新模式——包括医院/疗养院健康管理新模式、社区健康管理医学服务新模式、新农合健康管理医学服务新模式、健康保险与健康管理服务新模式等。

打造一批健康管理示范基地——包括科研与培训基地、预防性体检与健康管理示范基地、产品研发与转化基地、社区健康管理与健康促进基地、疗养院与中医治未病健康管理基地、健康保险与健康管理示范基地、健康信息技术应用示范基地等。

培训一支健康管理专业队伍——包括科研、教学、产品研发、技术服务等专家或专业团队。

形成一个大的健康服务产业——即健康管理服务与相关产业规模空前壮大，成为新的支柱产业。

第二节　健康管理的原理和技术

一、健康管理的科学基础

健康和疾病的动态平衡关系，疾病的发生、发展过程及预防医学的干预策略是健康管理的科学基础（图 11-1），也是健康管理的原理模型。个体从健康到疾病要经历一个完整的发生和发展过程。一般来说，是从处于低危险状态到高危险状态，再到发生早期改变，出现临床症状。在被诊断为疾病之前往往有一个时间过程。在急性传染病，这个过程可以很短；在慢性病，这个过程可以很长，往往需要几年甚至十几年，乃至几十年的时间，其间的变化多数并不被轻易地察觉，各阶段之间也并无截然的界线。在被诊断为疾病之前，进行有针对性的预防干预，有可能成功地阻断、延缓甚至逆转疾病的发生和发展进程，从而实现维护健康的目的，这就是健康管理的原理。例如，我们可以通过健康风险分析和评估的方法确定冠心病、脑卒中、癌症、糖尿病等慢性病的高危人群，通过有效的干预手段控制健康危险因素，减少发病风险，可以在这些疾病发展的早期、尚未发展成为不可逆转之势前阻止或延缓疾病的进程。

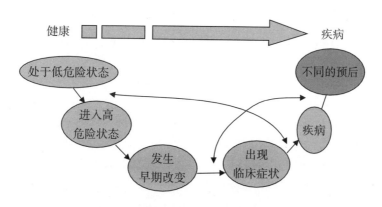

图 11-1　疾病的发生、发展过程及干预策略

二、健康管理的基本步骤和常用服务流程

健康管理服务是一种前瞻性的卫生服务模式，它以较少的投入获得较大的健康效

果，从而增加医疗服务的效益，提高医疗保险的覆盖面和承受力。一般来说，健康管理有以下三个基本步骤：

第一步是采集服务对象的个人健康信息。了解个人的健康状况才能有效地维护个人的健康，个人健康信息包括个人一般情况（性别、年龄等）、目前健康状况和疾病家族史、生活方式（膳食、体力活动、吸烟、饮酒等）、体格检查（身高、体重、血压等）和血、尿实验室检查（血脂、血糖等）。

第二步是健康及疾病风险性评估。健康风险评估指运用预防医学、循证医学、流行病学、统计学等原理和技术，建立一系列评估工具和量表，以所采集的个人健康信息为基础，对个人的健康状况及未来患病的危险性进行的量化评估。健康风险评估的目的在于：帮助客户综合认识健康危险因素，鼓励和帮助客户修正不健康行为，制定个体化的健康干预措施，评价干预措施的有效性。

第三步是进行健康干预。在前两步的基础上，通过多种形式来帮助个人采取行动，纠正不良的生活方式和习惯，控制健康危险因素，实现个人健康管理计划的目标。与一般健康教育促进不同的是，健康管理过程中的健康干预是个性化的，即根据个体的健康危险因素，由健康管理专业人员进行个体指导，设定个体目标，并动态追踪效果。例如，体重管理、糖尿病管理等，通过个人健康管理日记、参加专项健康维护课程及跟踪随访措施来达到健康改善效果。一位糖尿病高危个体，其除血糖偏高外，还有超重和吸烟等危险因素，因此除控制血糖外，对个体的指导还应包括减轻体重（膳食、体力活动）和戒烟等内容。

健康管理的这三个步骤可通过互联网的服务平台及相应的用户端计算机系统来帮助实施。应该强调的是，健康管理是一个长期的、连续不断的、周而复始的过程，即在实施健康干预措施一定时间后，需要评价效果、调整计划和干预措施。只有周而复始，长期坚持，才能达到健康管理的预期效果。

一般来说，健康管理的常用服务流程由以下五个部分组成。

（1）健康管理体检。健康管理体检是以人群的健康需求为基础，按照早发现、早干预的原则来选定体格检查的项目。检查的结果对后期的健康干预活动具有明确的指导意义。健康管理体检项目可以根据个人的年龄、性别、工作特点等进行调整。

（2）健康评估。通过分析个人健康史、家族史、生活方式和精神压力等方面问卷获取的资料，可以为服务对象提供一系列的评估报告，其中包括用来反映各项检查指标状况的个人健康体检报告、个人总体健康评估报告、精神压力评估报告等。

（3）个人健康管理咨询。在完成上述步骤后，个人可以得到不同层次的健康咨询服务，既可以去健康管理服务中心接受咨询，也可以由健康管理师通过电话与个人进行沟通。内容可以包括以下几方面：解释个人健康信息和健康评估结果及其对健康的影响，制订个人健康管理计划，提供健康指导，制订随访跟踪计划等。

（4）个人健康管理后续服务。个人健康管理的后续服务内容主要取决于被服务者（人群）的情况以及资源的多少，可以根据个人及人群的需求提供不同的服务。后续服务的形式可以是通过互联网查询个人健康信息和接受健康指导，定期寄送健康管理简讯以及提供个性化的健康提示和健康改善计划。监督随访是后续服务的一个常用手段，随访的主要内容是检查健康管理计划的实现状况，并检查（必要时测量）主要危险因素的变化情况。健康教育课堂也是后续服务的重要措施，在营养改善、生活方式改变与疾病控制方面有很好的效果。

（5）专项的健康及疾病管理服务。除了常规的健康管理服务外，还可以根据具体情况为个体和群体提供专项的健康管理服务。这些服务的设计通常会按患者及健康人来划分。对已患有慢性病的个体，可选择针对特定疾病或疾病危险因素的服务，如糖尿病管理、心血管疾病及相关危险因素管理、精神压力缓解、戒烟、运动、营养及膳食咨询等。对没有慢性病的个体，可选择的服务也很多，如个人健康教育、生活方式改善咨询、疾病高危人群的教育及维护项目等。

三、健康管理的基本策略

健康管理的基本策略是通过评估和控制健康风险，达到维护健康的目的。

在健康信息收集、健康风险评估和健康干预三部分中，前两者旨在提供有针对性的个性化健康信息来调动个体降低本身健康风险的积极性，而健康干预则是根据循证医学的研究结果指导个体维护自己的健康，降低已经出现的健康风险。健康管理的基本策略主要有六种，包括生活方式管理、需求管理、疾病管理、灾难性病伤管理、残疾管理和综合的群体健康管理。

1. 生活方式管理

生活方式与人们的健康和疾病息息相关，这一点对于已被医生诊断为"患者"的人和健康的人来说，都是真理。健康生活方式包括五项内容，即饮食合理、不吸烟、适量饮酒、保持健康体重和定期运动。研究发现，如果上述五项都能做到，则患病的风险指数较低。研究同时发现，即使被调查者从前的生活方式不健康，生活方式改变后所带来的好处也是显而易见的。改变生活方式永远不会晚，即使到中年或者晚年开始健康的生活方式，都能从中受益。

生活方式管理是其他健康管理策略的基础。生活方式的干预技术在生活方式管理中举足轻重，在实践中，四种主要技术常用于促进人们改变生活方式。

（1）教育。传递知识，确立态度，改变行为。

（2）激励。通过正面强化、反面强化、反馈促进、惩罚等措施进行行为矫正。

（3）训练。通过一系列的参与式训练与体验，培训个体掌握行为矫正的技术。

（4）营销。利用社会营销的技术推广健康行为，营造健康的大环境，促进个体改变不健康的行为。

单独应用或联合应用这些技术，可以帮助人们朝着有利于健康的方向改变生活方式。在实践应用中，生活方式管理可以以多种不同的形式出现，也可以融入健康管理的其他策略中去。例如，生活方式管理可以纳入疾病管理项目中，用于减少疾病的发生率或降低疾病的损害；可以在需求管理项目中出现，帮助人们更好地选择食物，提醒人们进行预防性的医学检查等。不管应用什么样的方式和技术，生活方式管理的目标都是相同的，即通过选择健康的生活方式，减少疾病的危害因素，预防疾病或伤害的发生。

2．需求管理

需求管理包括自我保健服务和人群就诊分流服务，帮助人们更好地使用医疗服务和管理自己的疾病。需求管理实质上是通过帮助健康消费者维护自身健康和寻求恰当的卫生服务，控制卫生成本，促进卫生服务的合理利用。需求管理的目标是减少昂贵的、临床并非必要的医疗服务，同时改善人群的健康状况。需求管理常用的手段包括寻找手术的替代疗法、帮助患者减少特定的危险因素并采纳健康的生活方式、鼓励自我保健/干预等。

需求管理通常通过一系列服务手段和工具去影响和指导人们的卫生保健需求。常见的方法有 24 小时电话就诊分流服务、转诊服务、基于互联网的卫生信息数据库、健康课堂、服务预约等。有的时候，需求管理还会以"守门人"的面目出现在疾病管理项目中。

3．疾病管理

疾病管理是健康管理的又一主要策略，其发展历史较长。美国疾病管理协会（Disease Management Association of America，DMAA）对疾病管理的定义是："疾病管理是一个协调医疗保健干预和与患者沟通的系统，它强调患者自我保健的重要性。疾病管理支撑医患关系和保健计划，强调运用循证医学和增强个人能力的策略来预防疾病的恶化，它以持续性地改善个体或群体健康为基准来评估临床、人文和经济方面的效果。"该协会进一步表示，疾病管理必须包含"人群识别、循证医学的指导、医生与服务提供者协调运作、患者自我管理教育、过程与结果的预测和管理以及定期的报告和反馈"。由此可以看出，疾病管理具有三个主要特点：

（1）目标人群是患有特定疾病的个体。例如，糖尿病管理项目的管理对象为已诊断患有 1 型或 2 型糖尿病的患者。

（2）不以单个病例或单次就诊事件为中心，而是关注个体或群体连续性的健康状况与生活质量，这也是疾病管理与传统的单个病例管理的区别。

（3）医疗卫生服务及干预措施的综合协调至关重要。疾病本身的特点使得疾病管理关注健康状况的持续性改善过程，而大多数国家卫生服务系统的多样性与复杂性，使得协调来自于多个服务提供者的医疗卫生服务与保证干预措施的一致性与有效性特别艰难。然而，正因为协调困难，也显示了疾病管理协调的重要性。

4．灾难性病伤管理

灾难性病伤管理是疾病管理的一个特殊类型，顾名思义，它关注的是"灾难性"的疾病或伤害。这里"灾难性"可以指对健康的危害十分严重，也可以指造成的医疗卫生花费巨大，常见于肿瘤、肾衰、严重外伤等情形。

疾病管理的特点对灾难性病伤管理同样适用。因为灾难性病伤本身所具有的一些特点，如发生率低，需要长期复杂的医疗卫生服务，服务的可及性受家庭、经济、保险等各方面的影响较大等，决定了灾难性病伤管理的复杂性和艰难性。一般来说，优秀的灾难性病伤管理项目有以下一些特性：

（1）转诊及时。

（2）综合考虑各方面因素，制订出适宜的医疗服务计划。

（3）具备一支包含多种医学专科及综合业务能力的服务队伍，能够有效应对可能出现的多种医疗服务需要。

（4）最大程度地帮助患者进行自我管理。

（5）患者及其家人满意。

5．残疾管理

残疾管理的目的是减少工作地点发生残疾事故的频率和费用代价。从雇主的角度出发，根据伤残程度分别处理，希望尽量减少因残疾造成的劳动和生活能力下降。对于雇主来说，残疾的真正代价包括失去生产力的损失。生产力的损失是以全部替代职员的所有花费来估算的，必须用这些职工替代那些由于短期残疾而缺勤的员工。

6．综合的群体健康管理

综合的群体健康管理通过协调上述不同的健康管理策略来对个体提供更为全面的健康和福利管理，这些策略都是以人的健康需要为中心发展起来的。健康管理实践中基本上应该都考虑采取综合的群体健康管理模式。

第三节　慢性病管理

一、慢性病的定义和范围

慢性病（慢性非传染性疾病，noninfectious chronic disease，NCD）是一组潜伏时间长，一旦发病不能自愈且很难治愈的非传染性疾病。从广义上讲，慢性病是指由于长期紧张疲劳、不良的生活习惯、有害的饮食习惯、环境污染物的暴露、忽视自我保健和心理应变平衡逐渐积累而发生的疾病。慢性病具有以下特点：常见病，多发病；发病隐匿，潜伏期长；多种因素共同致病，一果多因，个人生活方式对发病有重要影响；一因多果，相互关联，一体多病；增长速度加快，发病呈年轻化趋势。

目前，按照国际疾病系统分类法（ICD-10）标准将慢性病分为：

（1）精神和行为障碍。老年性痴呆、精神分裂症、神经衰弱、神经症（焦虑、强迫、抑郁）等。

（2）呼吸系统疾病。慢性支气管炎、肺气肿、慢性阻塞性肺部疾病等。

（3）循环系统疾病。高血压、动脉粥样硬化、冠心病、心肌梗死等。

（4）消化系统疾病。慢性胃炎、消化性溃疡、胰腺炎、胆石症等。

（5）内分泌、营养代谢疾病。血脂紊乱、痛风、糖尿病、肥胖、营养缺乏等。

（6）肌肉骨骼系统和结缔组织疾病。骨关节病、骨质疏松等。

（7）恶性肿瘤。肺癌、肝癌、胃癌、食管癌、结肠癌等。

二、主要慢性病的健康管理

随着人们生活水平的提高，生活方式、饮食习惯的改变以及人口老龄化，慢性病的患病率逐年上升，慢性病及其并发症已成为我国人群最主要的死亡原因，并消耗着大量的医疗资源，在给国家和个人带来沉重负担的同时，也导致了一系列的社会问题。2004年10月，中国国家统计局联合卫生部和科技部发布的《中国居民与营养健康现状》调查报告显示，中国慢性非传染性疾病发病率正在迅速上升：18岁以上居民高血压患病率达18.8%，人数达1.6亿；糖尿病患病率为2.6%，人数达2000多万；成人超重率为22.8%，肥胖率为7.1%；成人血脂异常患病率为18.6%。该报告指出不健康的行为生活方式是导致中国居民慢性非传染性疾病患病率迅速上升最主要的原因。因此，慢性病的健康管理从改变不健康、不文明的生活方式开始。

（一）高血压

高血压是引起心脑血管疾病最重要的危险因素，其并发症脑卒中、冠心病、心力衰竭、肾功能衰竭等疾患具有很高的致死率和致残率，严重危害人体健康。由高血压引起的心脑血管病在我国的疾病负担和死因顺位中均占首位。因此，高血压防治是当前我国慢性病尤其是心脑血管疾病综合防治的重要课题和中心环节。由于高血压患病率高、血压控制的方法确切而有效、预防带来的益处很大以及一般民众对高血压预防的重要性认识不足，因此，通过健康教育与健康管理，使民众养成健康的生活习惯，预防高血压的发生或控制延缓其并发症，对于心脑血管疾病的综合防治有着重要的意义。

1. 分类

高血压从病因上可分为两种：一种是由其他疾病引起的、有明确的起因，称之为继发性高血压，如肾实质性高血压、肾血管性高血压、内分泌性高血压、血管性高血压、药物诱发性高血压等；另一种是没有明确特定的原因、由于遗传或/和环境因素（生活习惯）等综合原因所致的高血压，称之为原发性高血压，占高血压患者的95%左右。在公共卫生和健康教育中通常所指的高血压就是原发性高血压，是预防和健康教育、健康管理的重点。

2. 危害

随着人口老龄化以及生活水平和膳食结构的改变，我国高血压病发病率将呈现持续上升的趋势。高血压一般在开始几年或十几年没有明显症状，但会使血管和心脏长期处于紧张和高负荷状态，由此引起全身血管的损伤（动脉硬化）及心室肥厚，导致脑卒中、冠心病（心绞痛、心肌梗死等）、肾病（肾功能衰竭）、末梢性动脉疾患、眼底动脉硬化等并发症，严重危害人们的健康和生命。

3. 危险因素

目前，比较公认的导致高血压的生活方式有高盐饮食、超重和肥胖、缺乏体力活动、过量饮酒、长期精神紧张等。所以，高血压的预防及健康管理应针对上述危险因素而展开。

4. 防治策略与措施

（1）防治策略。预防为主，三级预防并重，针对不同人群采取不同的预防措施。一级预防针对一般人群，二级预防针对高危人群，三级预防针对患者。以健康促进为手段，社区综合防治为原则，将高血压的防治与其他慢性病的防治相结合，在社区实现慢性病的三级预防。高血压患者的日常管理，应针对其危险分层情况实行分级管理。

（2）防治措施。

1）一级预防。针对一般人群采取预防措施，目的是减少危险因素的流行率，降低血压水平。减少高血压危险因素的措施包括戒烟、限盐、控制体重、适量饮酒、经常进行体力活动、多吃蔬菜和水果、减少脂肪摄入、保持心理健康等。

2）二级预防。二级预防就是针对高危人群采取措施，早发现、早诊断、早治疗，以延缓疾病发展。高危人群确定标准：具有以下 1 项及以上的危险因素，即可视为高危人群：①收缩压介于 120～139 mmHg 之间和/或舒张压介于 80～89 mmHg 之间。②超重或肥胖（BMI≥24）。③高血压家族史（一、二级亲属）。④长期过量饮酒（每日饮白酒多≥100 mL，且每周饮酒在 4 次以上）。⑤长期膳食高盐。

二级预防措施主要包括：定期的健康体检、"35 周岁以上人群首诊测量血压"等制度的建立，全人群普查。对筛选出的高血压患者及高血压的高危人群进行早期治疗，包括一些积极的非药物治疗和宣传教育。

3）三级预防。三级预防针对患者进行规范化治疗和随访，同时加强高血压患者的自我管理。其目的在于：树立患者对自己健康负责的信念，强调在高血压患者管理中，患者自我管理的作用；强调患者在高血压管理过程中的中心角色作用，实现医患双方共同设立优先问题，建立管理目标和治疗计划，获得最佳管理效果；通过培训、咨询、指导和健康教育等方式，促进患者高血压防治知识、技能和信念的提高；为患者提供自我管理技术支持和基本管理工具，提高患者的生活质量，延长寿命。

（二）糖尿病

糖尿病是遗传因素和环境因素共同作用所致的一种常见的全身性代谢性疾病，由于体内胰岛素分泌相对或绝对不足而引起的糖、脂肪、蛋白质以及水和电解质的代谢紊乱，主要特点是高血糖及尿糖。糖尿病所造成的高葡萄糖血症可危及多个系统，特别对血管系统和神经系统影响最大，易并发心脏、血管、肾脏、视网膜及神经等慢性疾病。

1. 流行特点和危险因素

近 20 年来，随着社会经济的发展，人口老龄化、肥胖、生活方式等危险因素的迅速增加，使糖尿病患病率无论在发达国家还是发展中国家都明显增长，发达国家糖尿病已高达 5%～10%。我国糖尿病具有以下流行特点：①糖尿病发病率呈上升趋势。②城市地区的糖尿病患病率比农村地区高，但增长幅度农村大于城市。③随着年龄增加患病率升高。40 岁以下患病率较低，40 岁以后急剧上升，但近年来有发病年轻化的趋势。④体力活动不足人群的患病率大于体力劳动者。

2 型糖尿病危险因素主要包括：

（1）遗传因素。不同国家和民族之间 2 型糖尿病患病率不同，如美国为 6%～8%，中国为 3.21%，而太平洋岛国瑙鲁高达 40%；同一国家内不同民族间的患病率也不一样，如美国白人为 6%～8%，美国土著 Pima Indian 人高达 50%；2 型糖尿病有家族聚集性，糖尿病亲属中的患病率比非糖尿病亲属高 4～8 倍。

（2）超重和肥胖。这是 2 型糖尿病重要的危险因素。世界各地的资料表明，不论地理、环境、经济发展程度及种族如何，2 型糖尿病发病率均与超重和肥胖有明确相关性。

（3）体力活动不足。体力活动不足会增加糖尿病发病的危险，活动最少的人与最爱活动的人相比，2 型糖尿病的患病率相差 2 ～6 倍。有规律的体育锻炼能增加胰岛素的敏感性和改善糖耐量。

（4）膳食不平衡。糖尿病患病率升高与生活方式，特别是饮食结构改变有明显关系。我国 1996 年比 1980 年糖尿病患病率增加约 5 倍，1978—1987 年，我国人均粮食消费只增加了 30%，而人均肉类、蛋、含糖饮料的消费增长了 200%，与此同时，人们的活动量反而减少了。目前认为，摄取高热量、高脂肪、高蛋白、高碳水化合物和缺乏纤维素的膳食容易发生 2 型糖尿病。

2. 临床分型和诊断标准

1999 年，WHO 公布新的分型标准，将糖尿病分为四种类型，分别是：①1 型糖尿病。约占全部糖尿病患者总数的 5%，多发生在儿童和青少年。患者的胰脏不能正常分泌胰岛素。②2 型糖尿病。由于人体对胰岛素的作用不能给予正常的反应而发病，约占糖尿病患者总数的 90%，多见于成人，发病年龄多数在 35 岁以后，但近年来有发病年轻化趋势。③妊娠糖尿病。指妊娠妇女原来未发现糖尿病，在妊娠期，通常在妊娠中期或后期才发现的糖尿病。④其他特殊类型的糖尿病。指除以上三种类型外的糖尿病，比较少见。此外，按照糖尿病的自然史，新的分型标准分出了空腹血糖受损（IFG）和糖耐量损伤（IGT），二者是介于血糖正常和糖尿病之间的过渡状态。

1999 年，WHO 新的诊断标准将符合下述标准之一并在次日复诊仍符合三条标准之一者，诊断为糖尿病：①有糖尿病症状，并且任意时间血浆葡萄糖水平≥11.1 mmol/L（200 mg/dL）。典型的糖尿病症状包括多尿、烦渴和无其他诱因的体重下降。②空腹血浆葡萄糖（FPG）水平≥7.0 mmol/L（126 mg/dL），空腹状态定义为至少 8 小时内无热量摄入。③口服葡萄糖耐量试验（OGTT）中，2 小时血糖（PG）水平≥11.1 mmol/L（200 mg/dL）。OGTT 仍然按 WHO 的要求进行。

IGT 的诊断标准为：OGTT 时 2 小时血糖≥7.8 mmol/L（140 mg/dL），但 <11.1 mmol/L（200 mg/dL）。IFG 诊断标准：为空腹血糖≥5.6 mmol/L（100 mg/dL），但 <7.0 mmol/L（126 mg/dL）。

3. 防治策略与措施

糖尿病是一种终身性疾病，但又是一种可以预防和控制的疾病。糖尿病的防治在重视一级预防的同时，也要重视二级、三级预防。

（1）一级预防。糖尿病的一级预防针对一般人群，以降低危险因素的流行率。主要措施包括：①健康教育，开展对公众，包括糖尿病患者及其家属的健康教育，提高全社会的糖尿病防治的知识和技能水平，以改变不良的生活方式，从而降低糖尿病发病率。②适当的体育锻炼和体力活动，经常性体力活动可以减轻体重，增强心血管系统的功能，预防糖尿病及其并发症。③提倡合理的膳食，如避免能量的过多摄入、增加膳食纤维摄入、改善脂蛋白构成、减少饱和脂肪酸的摄入。④戒烟、限酒。

（2）二级预防。目的是早发现、早诊断、早治疗，以减少并发症和残疾。主要措施是在高危人群中筛查糖尿病和糖耐量减低者。糖尿病的筛检不仅要查出隐性糖尿病患者、未引起注意的显性糖尿病患者，而且要查 IGT 者。IGT 是正常和糖尿病之间的过渡状态，其转归具有双向性，既可转为糖尿病，又可转为正常，一部分保持 IGT 状态（各约占 1/3）。因此，在此阶段采取措施具有重要的公共卫生学意义和临床意义。

（3）三级预防。对糖尿病患者进行规范化的治疗和管理，以控制病情、预防和延缓糖尿病并发症的发生、发展，防止伤残和死亡，提高患者的生活质量。三级预防强调对患者的定期随访。随访的目的在于：①监测血糖和血脂、血压等代谢控制情况。②评估治疗反应，及时调整治疗方案，使血糖等达到控制目标。③对患者的饮食、运动等行为变化进行指导，督促患者采取综合治疗措施。④对易出现并发症的眼、心脏、肾脏、足等器官进行定期检查，及时发现糖尿病并发症，以采取针对措施，阻止或延缓并发症的发生和发展，提高患者生活质量，延长寿命。要求对所有已确诊的糖尿病患者，都应进行有效管理和定期随访。

（三）肥胖

肥胖症是一种由多因素引起的慢性代谢性疾病，早在 1948 年 WHO 已将它列入疾病分类名单。肥胖症的一般特点为患者体内脂肪细胞的体积和细胞数增加，体脂占体重的百分比（体脂%）异常高，并在某些局部过多沉积脂肪。如果脂肪主要在腹壁和腹腔内蓄积过多，被称为"中心型"或"向心性"肥胖，对代谢影响很大。肥胖既是一种独立的疾病，又是多种慢性病的重要危险因素。肥胖，特别是中心性肥胖，是 2 型糖尿病、心血管病、高血压、中风和多种癌症的危险因素，被 WHO 列为导致疾病负担的10 大危险因素之一。无内分泌疾病或找不出可能引起肥胖特殊病因的肥胖症为单纯性肥胖。单纯性肥胖者占肥胖症总人数的 95% 以上。

1. 流行特点和危险因素

近几十年来，由于经济发展和生活方式现代化、膳食结构改变和体力活动减少，无论在发达国家或发展中国家，超重和肥胖症的患病率都在以惊人的速度增长。其中，经济发达国家和经济迅速增长的国家中的增长更为突出。我国人群超重和肥胖症患病率的总体规律是北方高于南方，大城市高于中小城市，中小城市高于农村，经济发达地区高于经济不发达地区。很显然，肥胖与经济发展密切相关。

超重和肥胖症是能量的摄入超过能量消耗以致体内脂肪过多蓄积的结果。科学研究发现，不同个体对能量摄入、食物的生热作用和体重调节反应不同，受遗传特点和生活方式的影响。即使存在遗传因素影响，肥胖的发生发展也是环境因素及生活方式等多种因素间相互作用的结果。遗传因素对肥胖形成的作用占 20%～40%。超重和肥胖的危险因素在行为方面主要包括：①进食过量，高蛋白质、高脂肪食物的过量摄入，使能量的总摄入往往超过能量消耗。此外，进食行为不良，如经常性的暴饮暴食、夜间加餐、喜欢吃零食，是许多人发生肥胖的重要原因。②体力活动过少，随着现代交通工具的日渐完善，职业性体力劳动和家务劳动量减轻，人们处于静态生活的时间增加。大多数肥胖者相对不爱活动，成为发生肥胖的主要原因之一。

2. 程度、评价和分类

在临床诊疗和流行病学调查中，评价肥胖程度最实用的人体测量学指标是体重指数（BMI）和腰围（WC）。BMI 和身体总脂肪密切相关，涉及身高和体重。BMI 不能说明脂肪分布，但研究表明，大多数个体的 BMI 与身体脂肪的百分含量有明显的相关性，能较好地反映机体的肥胖程度。BMI 的计算方法是以体重（公斤，kg）除以身高（米，m）的平方，即 BMI = 体重/身高^2（kg/m^2）。在判断肥胖程度时，使用这个指标的目的在于消除不同身高对体重指数的影响，以便于人群或个体间比较。

肥胖程度的分类以体重指数为指标：①WHO 肥胖程度分类标准是体重指数在 25.0～29.9 为超重，大于等于 30 为肥胖。②针对亚太地区人群体质及其与肥胖有关疾病的特点，WHO 西太区提出亚洲成年人肥胖分类标准为 BMI 在 23.0～24.9 为超重，≥25 为肥胖，并建议各国应收集本国居民肥胖的流行病学以及疾病危险数据，以确定本国人群的体重指数的分类标准。③我国卫生部发布的《中国成人超重和肥胖症预防与控制指南（试用）》中规定的中国的分类标准是 BMI ＜18.5 为体重过低，18.5～23.9 为体重正常，24.0～27.9 为超重，≥28.0 为肥胖。

腰围（WC）是指腰部周径的长度。目前，公认腰围是衡量脂肪在腹部蓄积（即中心性肥胖）程度的最简单、实用的指标。脂肪在身体内的分布，尤其是腹部脂肪堆积的程度，与肥胖相关性疾病有更强的关联。腹部脂肪增加（腰围大于界值）的中心型肥胖，是心脏病和脑卒中的独立的重要危险因素。同时，使用腰围和体重指数可以更好地估计与多种相关慢性疾病的关系。《中国成人超重和肥胖症预防与控制指南（试用）》指出，中国成年人男性腰围≥85 cm，女性≥80 cm 时，患高血压、糖尿血脂异常的危险性增加。

3. 防治原则和措施

肥胖症必须防治，它不仅损害身心健康，降低生活质量，而且与发生慢性病息息相关。对超重和肥胖症的普遍性干预是比较经济而有效的措施。

（1）防治原则。①必须坚持预防为主，从儿童、青少年开始，从预防超重入手，并须终身坚持。②采取综合措施预防和控制肥胖症，积极改变人们的生活方式。包括改变膳食、增加体力活动、矫正引起过度进食或活动不足的行为和习惯。③鼓励摄入低能量、低脂肪、含适量蛋白质和碳水化合物、富含微量元素和维生素的膳食。④控制膳食与增加运动相结合以克服因单纯减少膳食能量所产生的不利作用。二者相结合可使基础代谢率不致因摄入能量过低而下降，达到更好的减重效果。积极运动可防止体重反弹，还可改善心肺功能，产生更多、更全面的健康效益。⑤应长期坚持减体重计划，速度不宜过快，不可急于求成。⑥必须同时防治与肥胖相关的疾病，将防治肥胖作为防治相关慢性病的重要环节。⑦树立健康体重的概念，防止为美容而减肥的误区。

（2）防治措施。肥胖是危害人类健康的一个重要公共卫生问题。要从公共卫生的角度考虑，针对不同的目标人群采取不同的预防和控制措施，即三级预防措施。

一级预防：即针对一般人群的群体预防，以降低肥胖症患病率作为预防慢性病的重要措施之一，定期监测抽样人群的体重变化，了解其变化趋势。积极做好宣传教育，使人们更加注意膳食平衡，防止能量摄入超过能量消耗。膳食中蛋白质、脂肪和碳水化合物的摄入比例要合理，特别要减少脂肪摄入量，增加蔬菜和水果在食物中的比例。在工作和休闲时间，有意识地多进行中、低强度的体力活动。采取健康的生活方式，戒烟、限酒和限盐。经常注意自己的体重，预防体重增长过多、过快。成年后的体重增长最好控制在 5 kg 以内，超过 10 kg 则相关疾病危险将增加。要提醒有肥胖倾向的个体（特别是腰围超标者），定期检查与肥胖有关疾病危险的指标，尽早发现高血压、血脂异常、冠心病和糖尿病等隐患，并及时治疗。

二级预防：即针对高危人群的选择性干预，对有肥胖症高危险因素的个体和人群，应重点预防其肥胖程度进一步加重，并预防出现与肥胖相关的并发症。高危险因素包括存在肥胖家族史、有肥胖相关性疾病、膳食不平衡、体力活动少等。对高危个体和人群的预防控制超重肥胖的目标，是增加该群体的知识和技能，以减少或消除发生并发症的危险因素。其措施包括：①改变高危人群的知识、观念、态度和行为；②可以通过对学校、社团、工作场所人群的筛查发现高危个体；③强调对高危个体监测体重和对肥胖症患者进行管理的重要性和必要性。

三级预防：即对肥胖症和伴有并发症的患者的针对性干预，主要预防其体重进一步增长，最好使其体重有所降低，并对已出现并发症的患者进行疾病管理，如自我监测体重，制定减轻体重目标，以及指导相应的药物治疗方法；通过健康教育提高患者对肥胖可能进一步加重疾病危险性的认识，提高患者减肥的信心；在医疗单位的配合下，监测有关的危险因素；引导重点对象做好膳食、体力活动及体重变化等自我监测记录和实施减重计划的综合干预方法，并定期随访。

（四）恶性肿瘤

癌症是以细胞异常增殖及转移为特点的一大类疾病，其发病与有害环境因素、不良生活方式及遗传易患性密切相关。随着人口老龄化、环境污染和生活行为方式改变，我国肿瘤的发病率和死亡率呈上升趋势。肿瘤死亡约占全死因第三位，在城市中占第二位。根据全国疾病监测点资料，我国城市前五位癌症死亡率依次为支气管肺癌、肝癌、胃癌、食管癌和结肠癌；农村依次为肝癌、胃癌、支气管肺癌、食管癌和结肠癌。肿瘤严重威胁人民健康，在癌症防治中应立即采取行动，加强预防，减少肿瘤发病的危险因素；加强对患者的早期发现和及时治疗，挽救患者生命；对晚期患者治疗可减轻痛苦，提高生活质量。

1. 流行特点

2000 年，全球新发癌症病例约 1 000 万，死亡 620 万，现患病例 2 200 万。癌症正在成为新世纪人类的第一杀手。我国恶性肿瘤主要的流行特点是：

（1）时间分布。20 世纪 70 年代以来，我国癌症发病率及死亡率一直呈上升趋势，在 70 年代至 90 年代的 20 年间，癌症死亡率上升 29.42%。2000 年癌症患者数 180 万～200 万，死亡 140 万～150 万，居城镇居民死因的第一位。尽管社会经济在发展，但癌症的主要危险因素仍未得到控制。在我国当前肝癌、胃癌及食管癌等死亡率居高不下的同时，肺癌、结直肠癌及乳腺癌等又呈显著上升趋势，但宫颈癌、食管癌等患病率有所下降。

（2）死亡率地区分布。在我国，部分类型肿瘤有明显的地区分布特征，如肺癌，城市明显高于农村；上消化道癌，农村高于城市；食管癌在太行山地区发病明显高于其他地区。

（3）人群分布。肿瘤发病率一般随年龄增大而增高。发病率持续升高的肿瘤有胃癌、食管癌，这与致癌因素在人生过程中的持续存在有关。鼻咽癌死亡率在 20 岁开始迅速上升，50 岁以后保持在较稳定状态。肺癌是先上升后下降型，发病上升至一定年龄后下降，有的资料显示在 75 岁后有所下降。乳腺癌呈双峰型，其两个高峰在青春期和更年期。白血病、恶性淋巴瘤在儿童期较高。人群分布特点突出的还有广东人鼻咽癌较高，婚育、哺乳妇女乳癌发生率少于无哺乳者，宫颈癌与多育相关，石棉、放射性物质职业者肺癌发病率较高等。

2. 危险因素

虽然肿瘤病种较多，危险因素复杂，但是 1/3 以上甚至约 1/2 的癌症是可以预防的。我国癌症发生的主要危险因素归结为吸烟、不健康饮食和体力活动少、生物感染因素、遗传因素、职业危害、环境污染及精神因素等。

（1）吸烟。吸烟与 80% 以上的肺癌和 30% 的总癌死亡有关（包括口腔癌、喉癌、食管癌及胃癌等）。在过去的 30 年间，肺癌的死亡率由 7.17/10 万增至约 30/10 万。预测到 2025 年，每年新增肺癌病例将超过 100 万。

（2）不健康饮食和体力活动少。不健康饮食和体力活动少是仅次于吸烟的第二个重要的、可引起癌症发生的危险因素。人类癌症中有 1/3 与此有关，如超重和肥胖与结直肠癌、乳腺癌、子宫内膜癌及肾癌等有关。近 20 年来，随着经济发展和人民生活的改善，我国居民的膳食结构及生活方式发生了明显的西方化趋势。在城市和富裕农村中，超重和肥胖已成为重要的公共卫生问题，同时也是结直肠癌和乳腺癌上升的重要原因。而在贫困地区，低体重和营养素缺乏仍然是死亡的危险因素之一。同时，营养素缺乏也与某些癌症的高发密切相关，如硒的缺乏与食管癌的高发有关。

（3）生物感染因素。肿瘤的发生与某些生物因素的暴露有关。研究报道，我国约 1/3 的癌症发生与感染因素有关。EB 病毒感染与鼻咽癌有关，乙肝病毒（HBV）感染与肝癌有关，幽门螺杆菌（Hp）感染与胃癌有关，人乳头瘤病毒（HPV）感染与子宫内膜癌有关，日本血吸虫感染与直肠癌有关。我国乙肝病毒的感染率达 60%，乙肝病毒的携带率大于 10%，这是造成慢性肝炎、肝硬化及肝癌的主要原因。最有效的预防措施就是为新生儿接种乙肝病毒疫苗。目前，国家非常重视生物感染因素的预防，已将乙肝病毒疫苗接种纳入儿童免疫计划。

（4）遗传因素。肿瘤与遗传有密切关系，遗传性肿瘤占全部人类癌症的 1%～3%。遗传因素在儿童及青壮年癌症患者身上的作用显而易见，通常患癌症的危险性随年龄而增长，但在儿童患者中并非如此，后者通常是接受了前辈的突变基因而致病。另外，对欧美妇女乳腺癌的研究也表明有 10%～30% 的病例表现出遗传倾向。遗传流行病学研究结果表明，肿瘤遗传易患性的生物机制可能与抑癌基因、有 DNA 损失修复作用的基因和影响致癌剂代谢的基因缺陷有关。

（5）职业危害。随着经济的发展，我国职业危害及由此所致癌症呈严重态势。石棉可致肺癌，苯胺燃料可致膀胱癌，苯可致白血病等已为国内外公认。

（6）环境污染。通过流行病学调查，已证实对人有致癌作用的化学物质有 30 余种。

（7）精神因素。特殊的生活史引起的感情和精神状态与癌症的发生可能有关。例如，离婚、丧偶、分居等负性生活事件，过度紧张，人际关系不协调，心灵创伤等引起的长期持续紧张、绝望等，都是导致癌症的重要精神心理因素。个体的性格特征如忧郁、内向、易怒、孤僻等也与癌症的发生有一定的关联。

（8）其他。个体的年龄、性别、免疫和内分泌功能在癌症的发生中都有一定的意义。随着年龄增长，免疫功能降低，致癌因素作用时间的积累，恶性肿瘤的发病率也随之增高。内分泌异常与女性乳腺癌关系密切，乳腺癌患者在阻断卵巢功能后病情可缓解。

3. 预防控制策略和措施

（1）一级预防。即病因预防。要加强对恶性肿瘤的流行病学研究，查找恶性肿瘤的危险因素和病因，努力控制和消除其作用。在全人群开展有关防癌的健康教育，提高机体的防癌能力，防患于未然。常用的一级预防方法包括：

1）鉴定环境中的致癌和促癌剂。尤其应加强对已明确的致癌剂的检测、控制和消除，制定其环境浓度标准，保护和改善环境，防止环境污染。对于职业致癌因素，应尽力去除或取代，在不能去除这些因素时，应限定工作环境中这些化合物的浓度，提供良好的保护措施，尽力防止工人接触。对经常接触致癌因素的职工，要定期体检，及时诊治。

2）建立疫苗接种和化学预防方法。如接种乙肝疫苗对预防肝癌有积极作用。

3）改变不良生活方式。在全人群劝阻吸烟以预防肺癌；提倡性卫生以预防宫颈癌；去除紧张、情绪沮丧等精神心理因素的不良作用，注意口腔卫生以防止口腔癌、舌癌等；加强锻炼，增强机体抗癌能力。

4）合理营养膳食。日本、美国以及西欧一些国家胃癌死亡率下降，多数人认为与饮食改善、营养摄入量增加及适当的食物保存方法有关。要注意饮食、营养平衡，减少脂肪、胆固醇摄入量，多吃富含维生素 A、C、E 和纤维素的食物，不吃霉变、烧焦、过咸或过热的食物。

（2）二级预防。即早期发现、早期诊断和早期治疗，防患于开端。癌症的早期发现、早期诊断和早期治疗是降低死亡率及提高生存率的主要策略之一，癌症治疗 5 年生存率的改善主要归功于早诊早治。筛查是早期发现癌症的重要途径之一。

（3）三级预防。即尽量提高癌症患者的治愈率、生存率和延长生存时间，提高生命质量，注重康复、姑息和止痛治疗。要求对癌症患者提供规范化诊治方案和康复指导，要进行生理、心理、营养和锻炼指导。对慢性患者开展姑息镇痛疗法。注意临终关怀，提高晚期癌症患者的生存质量。

第四节　健康管理应用与前景

健康管理的新理念就是要变人类健康被动管理为主动管理，并帮助人们科学地恢复健康、维护健康、促进健康。面向 21 世纪，WHO 针对全人类的健康问题提出了响亮的口号："健康新地平线，从理想到实践。"它要求卫生工作由传统的以疾病治疗为中心转到以人为中心、以健康为中心、以人类发展为中心上来，其核心概念是健康管理，阐述了全民健康管理势在必行，也说明了健康管理具有广泛的应用前景，它能帮助医疗机构、企业、健康保险公司以及社区、集体单位采用一种有效的服务手段对个人的健康进行个性化管理，以达到有效预防疾病、节约医疗支出的良好效果。

（一）健康管理在健康保险中的应用

健康保险/医疗保险是健康管理在国外应用的一个主要方面。事实上，在美国，首先广泛应用健康管理体制服务的正是保险行业。控制投保人群的健康风险、预测投保人群的健康费用，是健康管理在其保险业中的主要用武之地。

在我国，为实质性推动健康保险专业化经营的发展，2004年，中国保监会连续颁发了人保健康、平安健康、正华健康、昆仑健康、阳光健康5家专业健康保险公司的筹建批文。其中，人保健康于2005年率先获准开业，成为我国第一家专业健康保险公司，其业务内容和服务模式也在一定的时间内起到了"范板"的作用。

随着人保健康业务的不断展开和逐渐深入，该公司提出：从健康保险的经营目标看，健康管理通过提供专业化、个性化的健康管理服务，可以满足客户健康服务的需求；通过实施专业化的健康诊疗风险控制，可以降低保险公司的赔付率，扩大利润空间。从健康保险的现实需要看，健康管理涉及医疗服务全过程的管理，风险控制效果理想，是在保险经营各环节中实现费用保障与服务保障相结合的有效手段。高水平的健康管理服务能体现健康保险专业化经营的水准，是体现健康保险专业化经营效益和水平的重要标志。由此不难预计，不久的将来，健康管理在健康保险中将扮演越来越重要的角色。

（二）健康管理在企业中的应用

企业人群是健康管理的又一重要目标人群。根据国外的实践经验，健康管理在企业的应用主要在企业人群健康状况评价、企业人群医疗费用分析与控制、企业人力资源分析等三个方面，其出发点及归宿点都是为了企业生产效率和经济效益的提高以及竞争力的增强。因此，除了健康效益（员工健康结果的改善和医疗费用的节约），企业的其他效益，如出勤率的提高、工作绩效的提高、士气/凝聚力的增强，以及员工流失率的降低等，都是企业健康管理项目期望和关注的重要结果。美国健康与生产效率管理学会（Institute for Health and Productivity Management，IHPM）对此进行了精辟的论述："健康与生产效率管理整合与员工健康有关、从而影响其工作绩效的所有数据和服务，他不仅测量健康干预措施对员工健康的影响，还测量干预措施对企业生产效率的影响。"

目前，越来越多的国内企业认识到员工健康对于企业的重要性，疾病预防而非治疗获得了企业广泛的关注和认同。不少企业已将员工定期体检作为保障员工健康的一项重要举措。部分企业引入了员工健康风险评估项目。随着健康管理服务的不断深入和规范，针对企业自身的特点和需求，开展体检后的健康干预与促进，实施工作场所的健康管理项目将是健康管理在企业中应用的主要方向。

（三）健康管理在社区卫生服务中的应用

社区卫生服务在我国的医疗卫生体系建设中扮演着重要角色，是人民群众接受医疗卫生服务的"守门人"，是二级医疗卫生体系的网底，也是社区发展建设的重要组成部分。社区卫生服务以全科医生为骨干，合理使用社区资源和适宜技术，以妇女、儿童、老年人和慢性病患者、残疾人等为重点，以解决社区主要问题，满足基本医疗卫生服务需求为目的，融预防、医疗、保健、康复、健康教育、计划生育技术服务六位为一体，旨在提供有效、经济、方便、综合连续的基层卫生服务。

综合社区卫生服务的特点和需要，健康管理可在以下三个方面提供帮助：①识别、控制健康危险因素，实施个性化健康教育；②指导医疗需求和医疗服务，辅助临床决策；③实现全程健康信息管理。健康管理个性化的健康评估体系和完善的信息管理系统，有望成为社区利用健康管理服务的突破点和启动点。

📌 本 章 小 结

健康管理是以现代健康概念和新的医学模式以及中医治未病为指导，通过采用现代医学和现代管理学的理论、技术、方法和手段，对个体或群体整体健康状况及其影响健康的危险因素进行全面检测、评估、有效干预与连续跟踪服务的医学行为及过程。其目的是以最小的投入获取最大的健康效益。

健康管理学是研究人的健康与影响健康的因素，健康管理相关理论、方法和技术的新兴医学学科，是对健康管理医学服务实践的概括和总结。它集医学科学、管理科学与信息科学于一体，重点研究健康的概念、内涵与评价标准、健康风险因素监测与控制、健康干预方法与手段、健康管理服务模式与实施路径、健康信息技术以及与健康保险的结合等。

健康管理有三个基本步骤：采集服务对象的个人健康信息，健康及疾病风险性评估，进行健康干预及跟踪。健康管理是一个长期的、连续不断的、周而复始的过程，在实施健康干预措施一定时间后，需要评价效果、调整计划和干预措施。

健康管理的服务流程包括健康管理体检，健康评估，个人健康管理咨询，个人健康管理后续服务，专项健康及疾病管理服务。

健康管理的基本策略主要包括生活方式管理、需求管理、疾病管理、灾难性病伤管理、残疾管理和综合的群体健康管理。

慢性病是指由于长期紧张疲劳、不良的生活习惯、有害的饮食习惯、环境污染物的暴露、忽视自我保健和心理应变平衡逐渐积累而发生的疾病。对高血压、糖尿病、肥胖和肿瘤等慢性疾病，应注意针对其流行特点和危险因素采取防治措施，以预防为主，三级预防并重。

健康管理具有广泛的应用前景，能帮助医疗机构、企业、健康保险公司以及社区、集体单位采用一种有效的服务手段对个人的健康进行个性化的管理，以达到有效预防疾病、节约医疗支出的良好效果。

（周光清　李文源　戴萌）

第十二章 基层卫生与社区卫生服务管理

第一节 人人享有卫生保健目标

一、人人享有卫生保健概述

(一) 人人享有卫生保健目标

1977 年 5 月，WHO 第 30 届世界卫生大会经过讨论，决定各国政府和世界卫生组织在未来 20 多年中的主要目标是"2000 年人人享有卫生保健"（health for all by the year 2000），其含义是"到 2000 年所有的国家的所有人，都应达到在社会和经济两方面都享有卓有成效的生活水平"。当然，其含义并不意味医护人员能治愈所有疾病，或不再有人患病或成残疾。它是指：①人们在工作和生活场所都能保持健康；②人们将运用更有用的办法来预防疾病，减轻疾病或伤残带来的痛苦，并且通过更好的途径进入成年、老年，健康地度过一生；③实现卫生资源分配的公平性；④所有个人和家庭，通过自身充分地参与，将享有到初级卫生保健；⑤人们将懂得疾病不是不可预防的，通过自我的健康管理，人类有力量摆脱可以避免的疾病。

WHO 的目标是"使全世界人民达到最高可能的健康水平"（highest possible level of health）。"最高可能"是要求各国根据其社会和经济发展水平不同，卫生状况和经济结构，以及卫生系统的发展状况也不同，对"人人享有卫生保健"这一目标，应根据本国的具体状况提出要求。但对国际社会来说，应该有一个能为各国都能接受，并为之而奋斗的共同目标，在任何一个国家，任何个人应达到基线，具体目标共有以下十条：①每个国家的全体居民都至少能获得基本卫生保健和第一级转诊设施；②所有的人在其可能的范围内，开展自我保健和家庭保健，并积极参与社会卫生活动；③全世界的居民团体都能同政府共同承担对其成员的卫生保健责任；④所有政府对人民的健康都担负起全部责任；⑤人民都有安全的饮水和环境卫生设备；⑥人民都能得到足够的营养；⑦所有儿童都得到主要传染病的免疫接种；⑧发展中国家的传染病在公共卫生学上的重要程度，到 2000 年不超过发达国家 1980 年的程度；⑨使用一切可能的方法，通过影响生活的方式和控制自然、社会、心理环境，来预防和控制非传染性疾病和促进精神卫生；⑩人人都可得到基本药物。

WHO 确立的"2000 年人人享有卫生保健"的战略目标，也适合我国卫生事业发展的目标，几十年来，我国一直积极支持 WHO 为此所做的一切努力，积极促进这一目标在我国的实现。

1991 年，卫生部和中国农村卫生协会接受国际农村医学会的委托，在我国举办了第 11 届国际农村医学会议。会议的主题是就"2000 年人人享有卫生保健"的对策进行研讨。参加会议的有来自 30 多个国家的 400 多位专家，对造福于人类伟大事业的农村医学如何为实现"2000 年人人享有卫生保健"作了详尽的讨论，并对中国农村卫生和初级卫生保健作了实地考察，给予高度评价。

（二）21 世纪人人享有卫生保健目标

21 世纪人人享有卫生保健是 20 世纪提出的人人享有卫生保健目标的继续和发展。1998 年，第 51 届世界卫生大会上，WHO 发表了《21 世纪人人享有卫生保健》宣言，该宣言认为：人人享有卫生保健是一个理想，是一个导致人民健康逐步改善的过程，而不是一个单纯的时限目标，它是一项正在发展的计划进程的一部分。该宣言还提出了 21 世纪人人享有卫生保健的全球总目标和具体目标。

总目标是：①使全体人民增加期望寿命和提高生活质量；②在国家间和内部促进卫生水平；③使全体人民获得可持续的卫生系统和服务。

具体目标是：①到 2005 年，在各国和国家间确定并实施健康公平性评估；各成员国制定具体的行动计划，并开始实施和评估。②到 2010 年，消灭麻风病，恰加斯病的传播被阻断；全体居民获得终身的综合、基本、优质的卫生服务；建立适宜的卫生信息系统；实施政策研究和体制研究的机制。③到 2020 年，确定孕产妇死亡率、婴儿死亡率、5 岁以下儿童死亡率和平均期望寿命的具体目标；与结核、艾滋病、疟疾、烟草相关发病、暴力、损伤引起的发病率和残疾上升的趋势得到控制；消灭麻疹、丝虫病和沙眼，维生素 A 和碘缺乏症也被消灭；部门间行动的协调加强，重点在安全饮用水、环境卫生、营养和食品卫生以及住房环境方面；社区建立综合健康行为促进计划并予以实施。目标的实施策略是：将与贫困作斗争作为工作的重点，全方位促进健康，动员各部门合作。

二、初级卫生保健概述

初级卫生保健（primary health care，PHC）的理念可以追溯到 19 世纪，病理学家 Rudolf Vichow 提出大多数人类的疾病问题的解决不仅仅依靠现有的最好科学手段，而且依靠伸张社会正义及改善穷人生活的勇敢的政治倡议。从这个观点来看，卫生问题不仅仅是社会变革的副产品而且是促进这些变革的工具——卫生工作者是社会变革的先锋。总之，实施初级卫生保健是实现"人人享有卫生保健"目标的基本途径和基本策略。

(一) 初级卫生保健策略的含义

初级卫生保健是 WHO 于 1978 年 9 月在苏联的阿拉木图召开的国际初级卫生保健大会上提出的概念。《阿拉木图宣言》给初级卫生保健下的定义是：初级卫生保健是依靠切实可行，学术上可靠又受社会欢迎的方法和技术，通过社区的个人和家庭的积极参与普遍能享受的，并在本着自力更生及自觉精神，在发展的各个时期群众及国家能够负担得起的一种基本的卫生保健。

其含义至少包括下面四个方面：①从居民的需要和利益来看是：居民最基本的必不可少的，居民团体、家庭、个人均能获得的，费用低廉、群众乐于接受的卫生保健。②从它在卫生工作中的地位和作用来看是：应用切实可行、学术上可靠的方法和技术；最基层的第一线卫生保健工作；国家卫生体制的一个重要组成部分和基础；以大卫生观念为基础，工作领域更宽，内容上更加广泛。③从政府职责和任务来看是：各级政府及有关部门的共同职责，各级人民政府全心全意为人民服务、关心群众疾苦的重要体现，各级政府组织有关部门和社会各界参与卫生保健活动的有效形式。④从社会和经济发展来看是：社会经济总体布局的成果组成部分，必须与社会经济同步发展；社会主义精神文明建设的重要标志和具体体现；农村社会保障体系的重要组成部分。

(二) 初级卫生保健策略的基本内容

根据《阿拉木图宣言》，初级卫生保健工作可分为四个方面、八项内容。

四个方面：①促进健康。包括健康教育、保护环境、合理营养、饮用安全卫生水，改善卫生设施，开展体育锻炼，促进心理卫生、养成良好生活方式等。②预防保健。在研究社会人群健康和疾病的客观规律及它们和人群所处的内外环境、人类社会活动的相互关系的基础上，采取积极有效的措施，预防各种疾病的发生、发展和流行。③合理治疗。及时发现疾病，及时提供医疗服务和有效药品，以避免疾病的发展与恶化，促使早日好转痊愈，防止向慢性病发展。④社区康复。对丧失了正常功能或功能上有缺陷的残疾者，通过医学的、教育的、职业的和社会的措施，尽量恢复其功能，使他们重新获得生活、学习和参加社会活动的能力。

八项内容：①对当前主要卫生问题及其预防和控制方法的健康教育；②改善食品供应和合理营养；③供应足够的安全卫生水和基本环境卫生设施；④妇幼保健和计划生育；⑤主要传染病的预防接种；⑥预防和控制地方病；⑦常见病和外伤的合理治疗；⑧提供基本药物。

1981 年，第 34 届世界卫生大会上，除上述八项内容外，又增加了"使用一切可能的方法，通过影响生活方式、控制自然和社会心理环境来预防和控制非传染疾病和促进精神卫生"一项内容。

三、我国农村初级卫生保健的规划目标与基本策略

农村初级卫生保健是农村居民应该人人享有的，与农村经济社会发展相适应的基本

卫生保健服务。实施农村初级卫生保健是我国社会经济发展总体目标的组成部分，是各级政府的重要职责。1990 年，国家制定了第一个农村初级卫生保健发展十年规划（1991—2001 年），标志着中国农村初级卫生保健工作进入了科学化目标管理阶段。经过努力，我国农村已基本实现了 1990—2000 年初级卫生保健阶段性目标。

为了不断提高初级卫生保健水平，开创新世纪初级卫生保健工作的新局面，2002 年，国家制定了第二个农村初级卫生保健发展 10 年规划（2001—2010 年），标志着中国农村初级卫生保健进入新的发展阶段。

（一）第一个 10 年初级卫生保健规划目标

"2000 年人人享有卫生保健"是 1977 年 WHO 提出的全球战略目标。1986 年我国政府明确表示了对这一目标的承诺。1988 年 10 月，我国进一步阐明实现人人享有卫生保健是 2000 年我国社会经济发展总体目标的组成部分。

我国农村实现人人享有卫生保健的基本途径和基本策略是在全体农村居民中实施初级卫生保健。初级卫生保健是指最基本的、人人都能得到的、体现社会平等权利的、人民群众和政府都能负担得起的卫生保健服务。实施初级卫生保健是全社会的事业。就国家而言，实施初级卫生保健是政府的职责，社会的职责。就人民群众而言，人人都有权享受初级卫生保健，人人又都有义务参与初级卫生保健并为初级卫生保健作贡献，就卫生工作而言，实施初级卫生保健是为全体居民提供最基本的卫生保健服务，以保障与增进人民健康，提高全民族的身体素质。实施初级卫生保健是体现为人民服务宗旨的重要方面。

全国农村实现"2000 年人人享有卫生保健"规划目标大致分两步走：第一步，1995 年以前 50% 的县达标；第二步，到 2000 年再有 50% 的县达标。具体又分为 3 个实施阶段：

第一阶段（1989—1990），即规划试点阶段。主要任务是：①全面进行初级卫生保健的宣传教育，重点是开发领导层，培训管理干部、技术队伍和群众卫生骨干；②健全农村三级医疗卫生网，改革与完善医疗保健制度，完成实施初级卫生保健的组织准备；③通过调查研究，在搞清各项规划指标本底情况基础上，以《最低限标准》为依据，提出本县预定值，制定相应的实施办法；④选择条件适宜的县实施初级卫生保健的试点，建立在本地区具有典型意义的示范县。力争全国有 10% 的县首先达到规划目标的最低限标准（其中，婴儿死亡率、孕产妇死亡率和法定报告传染病发病率 1990 年应比 1988 年分别降低 5%、4%、15%）。

第二阶段（1991—1995），即全面普及阶段。主要任务是在当地政府的领导下，通过政府各职能部门的协同，群众的充分参与，全面实施"人人享有卫生保健"发展规划。各省、自治区、直辖市至少有 50% 的县达到《最低限标准》。

第三阶段（1996—2000），即加速发展、全面达标阶段。主要任务是：①在社会经济条件进一步发展的基础上，完善发展初级卫生保健的内部机制，加快步伐，使所有的县都能达到初级卫生保健最低限标准，完成第二个 50%；②第二阶段已达标的县，要在新的基础上继续努力，以更丰富的内涵和更高的标准，向新的目标前进；③全国范围的检查考核，总结验收。

（二）第二个 10 年初级卫生保健发展纲要

2002 年 6 月，卫生部、国家计委、财政部等 8 部委联合颁布了《中国农村初级卫生保健发展纲要（2001—2010 年)》（以下简称《纲要》）。《纲要》认为：农村初级卫生保健是农村居民应该人人享有的，与农村经济社会发展相适应的基本卫生保健服务。实施农村初级卫生保健是我国经济建设总体目标的组成部分，是各级政府的重要职责。

1. 总目标

通过深化改革，健全农村卫生服务体系，完善服务功能，实行多种形式的农民医疗保障制度，解决农民基本医疗和预防保健问题，努力控制危害严重的传染病、地方病，使广大农村居民享受到与经济社会发展相适应的基本卫生保健服务，不断提高农民的健康水平和生活质量。到 2010 年，孕产妇死亡率、婴儿死亡率以 2000 年为基数分别下降 1/4 和 1/5，平均期望寿命在 2000 年基础上增加 1～2 岁。

2. 主要任务

（1）落实疾病预防控制措施，重点控制传染病、地方病、寄生虫病、职业病和其他重大疾病，加强精神卫生工作，防止各种意外伤害。稳定计划免疫接种率，提高现代结核病控制策略的人口覆盖率。预防、管理慢性非传染性疾病，做好老年保健。

（2）提高乡、村卫生机构常见病、多发病的诊疗水平，规范医疗服务行为，为农村居民提供安全有效的基本医疗服务。

（3）加强对孕产妇和儿童的管理，提高农村孕产妇住院分娩率，稳步降低孕产妇死亡率和婴儿死亡率，改善儿童营养状况，不断提高妇女儿童健康水平。

（4）加大农村改水、改厕力度，提高农村自来水及农村卫生厕所普及率，结合小城镇和文明乡（镇）建设，创建卫生乡（镇），改善农村居民的劳动和生活环境。

（5）开展健康教育和健康促进，积极推进"全国亿万农民健康促进行动"（原"全国 9 亿农民健康教育行动"），提高农村居民基本卫生知识知晓率和中小学健康教育开课率，倡导文明健康的生活方式，增强农村居民的健康意识和自我保健能力，促进人群健康相关行为的形成。

（6）依法加大对公共卫生、药品和健康相关产品的监督力度，控制危害农村居民健康的主要公共卫生问题，努力抓好食品卫生、公共场所卫生和劳动卫生。

（7）充分利用中医药资源，发挥中医药的特点与优势，不断提高农村中医药服务水平。

（8）完善和发展农村合作医疗，探索实行区域性大病统筹，逐步建立贫困家庭医疗救助制度，积极实行多种形式的农民医疗保障制度。

3. 政府职责

各级政府将农村初保工作纳入政府工作目标，制定实施方案。建立健全政府领导、部门协作的初保工作机制，明确相关部门职责，每年至少召开 1 次协调会议，研究解决初保工作中的重点、难点问题。各有关部门按照部门职责，明确分工，各负其责，密切协作，确保各项任务的完成。

发展计划部门将初保纳入国民经济和社会发展规划，加强农村基础卫生设施建设，会同卫生部门制定并实施区域卫生规划，优化卫生资源配置。

财政部门随着经济增长和财政收入的增加，调整卫生支出结构，加大对农村卫生的投入力度，切实落实各项财政补助政策，促进初级卫生保健目标的实现。

卫生部门做好初级卫生保健工作的综合管理、业务指导和质量监督。加强农村卫生网络建设，加大卫生监督监管力度，提高卫生服务质量和服务效率。

农业部门加强对人畜共患病的预防控制，配合做好农民医疗保障制度的实施。

环境保护部门加强对农村环境的监测和监管，严格监控污染物的排放，加强对饮用水源的监督管理，推进农村环境综合整治，努力提高农村环境质量。

爱国卫生运动委员会负责改水、改厕的规划实施，组织改水、改厕新技术的交流、推广，负责农村环境卫生的综合监督指导。

中医药部门制定切实发挥中医药在农村的优势与作用的具体政策措施，在农村卫生技术人员中加强中医药知识和技能的培训，在农村广大地区大力推广农村中医药适宜技术，规范中医药服务。

教育、民政、人事、人力资源和社会保障、建设、水利、文化、计划生育、广播电影电视、药品监督、扶贫办等部门机构也应根据职责，落实有关措施，支持做好农村初保工作。

4. 实施策略

（1）分级管理。国务院有关部门负责制定农村初级卫生保健发展纲要，进行宏观调控和指导，组织全国性的督导和经验交流，并对全国农村初级卫生保健工作先进单位和个人进行表彰。各省、自治区、直辖市政府应按照纲要要求，结合本地实际，制定本地区农村初级卫生保健实施方案并报国务院有关部门备案，负责组织本地区初级卫生保健的具体实施和监督评估工作。

（2）分步实施。各省、自治区、直辖市根据本地实际，明确 2001—2010 年分阶段实施的进度和要求，在巩固已有成果的基础上，科学规划，整体推进，全面落实。

（3）分类指导。经济发达地区要不断深化初级卫生保健工作的内涵，进一步提高初级卫生保健服务水平；经济欠发达地区要结合西部大开发和扶贫攻坚计划，扶持西部及贫困地区农村卫生事业的发展，使危害严重的主要地方病、传染病和寄生虫病得到基本控制。

（4）社会参与。鼓励和动员社会各界和农村经济组织继续关注和参与农村初级卫生保健工作，并在人力、物力、财力等方面提供支持和帮助。广大农村居民也要承担起保护自身健康的责任，移风易俗，摈弃陋习，加大对自身健康消费的投入，积极参与初级卫生保健活动。

（5）协调发展。实施初级卫生保健要坚持增进农村居民身体健康、提高生活质量与促进社会文明建设相结合，保护农村生产力与经济发展相结合，做到政府领导，部门协作，社会和个人广泛参与，在全社会树立起大卫生的观念。

5. 保障措施

（1）建立初级卫生保健工作督导制度，加强对初级卫生保健工作的监督与指导。各级政府要主动向人大、政协汇报并接受其对初级卫生保健工作的监督和建议，同时要充分发挥社会团体、新闻媒介、社会舆论和农村居民在初级卫生保健实施中的监督作用。

（2）继续深化农村卫生机构改革，引入竞争机制，转变服务观念和模式，全面提高人员素质，以比较低廉的费用为农村居民提供比较优质的基本医疗卫生服务。

（3）推进初级卫生保健的法制化进程。各地要积极创造条件，做好初级卫生保健立法工作，逐步将农村初级卫生保健纳入法制化管理轨道。已经制定地方性法规的地区要严格依法监督管理。

（4）建立分级监测和评估制度。应将初级卫生保健有关统计指标纳入常规统计和调查，及时、准确地反映实施情况，为决策提供科学依据。国务院有关部门对全国农村初级卫生保健实施实行定期和不定期的监测评估。

另外，《纲要》还提出了 10 类 29 项指标以及按照我国东部、中部和西部不同经济地区提出了标准或要求。

2007 年 11 月，卫生部联合 WHO 在北京召开中国农村初级卫生保健发展国际研讨会，WHO 总干事陈冯富珍表示，世界卫生组织将重振初级卫生保健。中国政府发出了优先解决农民健康问题的《北京倡议》，并在国际上率先作出 5 项承诺。

（三）新医改对农村卫生保健的规划

2009 年 1 月，国务院常务会议通过《关于深化医药卫生体制改革的意见》和《2009—2011 年深化医药卫生体制改革实施方案》，新一轮医改方案正式出台。这是一部为了建立中国特色的医药卫生体制，逐步实现人人享有基本医疗卫生服务远大目标的纲领性文件。

1. 新医改的基本框架

新医改的总体目标是建立覆盖城乡居民的基本医疗卫生服务制度，为群众提供安全、有效、方便、价廉的医疗卫生服务，让百姓无病防病，有病能看得上病，看得起病，看得好病。

我国社会主义初级阶段的基本国情、医疗卫生领域本身的复杂性，以及医疗卫生关系到所有人的切身利益，决定了医改的长期性和渐进性。医改明确了两个阶段：第一阶段用 3 年时间，到 2011 年在全国初步建立基本医疗卫生制度框架，也就是近期确定重点抓好的五项改革；第二阶段是到 2020 年基本建立覆盖城乡居民的基本医疗卫生制度。

"基本医疗卫生制度"的含义是我国关于医疗卫生的基本制度。基本医疗卫生制度包括医药卫生四大体系的建设：公共卫生体系，医疗服务体系，医疗保障体系，即筹资体系或者保险体系，以及药品保障供应体系等，还要建立与之相对应的管理、运行、投入、价格、监管机制，以及科技、人才、信息和法制建设等在内的医药卫生配套体系。新医改是一个综合、配套的社会系统工程。近期内有五项重点的改革内容是：

（1）加快推进医疗保障制度的建设。加快推进医疗保障制度的建设，要使三大保险目标人口覆盖率达到 90% 以上，各项制度能够协调发展。对人民群众的医疗保险要做到应保尽保，要覆盖尽可能多的人群。

（2）建立国家基本药物制度。要从药品的选择、生产、报销、使用建立一整套制度，使得老百姓得了常见疾病的时候，随时可以以个人、社会可承受的费用，得到所需药品。基本药物制度并不是中国首创的，大部分发达国家和主要发展中国家，都有基本药物制度。这是行之有效地保障老百姓用药安全廉价的制度。

（3）健全医疗卫生服务体系。目前，"看病难"、"看病贵"的问题，在很大程度上是出在我们基层医疗体系的薄弱。为什么资源都走向大医院和大城市？其实一个重要原因是市场力量的带动，因为市场是逐利的，市场力量使资源流向了有购买力的地方，走向大城市、大医院。健全基层医疗卫生服务体系建设，仅仅靠市场是解决不了问题的，要靠一系列的机制设置，逐步建立分级诊疗的制度。要有好的政策吸引有水平的医务人员到基层社区工作、到农村工作。医疗卫生服务体系的建设应该是整体连贯的，从一级到三级，形成一个全程的健康保障，要使一级机构到三级机构围绕着成本控制形成一个共同体，才能真正实现内部人才的流动、医疗资源的流动、患者的流动，这样才能真正地用最少的成本替老百姓保障健康。要使得医院能够变成一个成本的中心，而不是利润的中心，最终才能使医疗的费用降低。

（4）促进基本公共卫生服务均等化。这是新医改面临的非常突出的问题。目前无论是农村医保和城市医保，还是城市中的职工医保和居民医保，福利的差别比较大。如何才能缩小城乡的差别？公共卫生服务是一个非常好的切入点，让老百姓得到相同的基本公共卫生服务，无论是城市居民还是农村居民，这样才能逐步缩小城乡的差别。

（5）推进公立医院改革的试点。其他四个近期的工作都非常确定，只有公立医院改革是试点。试点就是说还不明确彼岸在哪里。公立医院的定位到底是什么，在新医改方案里面也没有明确。目前在推进公立医院试点改革，强调的是规范管理体制和运行机制，加大政府投入，改善治理等。公立医院的改革是最难的，但是公立医院改革是医改能否成功的一个关键点。

2. 新医改对农村卫生保健的影响

新医改指出，8 500 亿元重点投向新农合与城镇居民医疗保障，可以说新医改的最大受益者是农村居民。基层卫生建设被列为新增千亿元中央投资的重要领域，安排专项投资48 亿元，重点加强县级医院、乡（镇）卫生院的建设，3 年内使城镇职工和居民基本医疗保险及新型农村合作医疗参保率提高到90% 以上。

过去农村居民看大病首选城市大医院，现在有所不同，遍布全国的5 689 个县级医院等于把大医院搬到了家门口，足不出县也可以看大病了，另外全国还有8 万多个乡（镇）卫生院和村卫生室，不出远门即可解决普通病的就医问题。

2010 年，对城镇居民医保和新农合的补助标准提高到每人每年120 元，提高报销比例和支付限额，各种形式的医保覆盖的人群更广了。例如新农合，让每一个参合居民都深为受益。过去在农村有一种现象，就是"因病致贫，因病返贫"，之所以会出现这种现象，很大原因是因为农村居民缺少医保，看病没有保障造成的。而现在，新农合已经覆盖了几乎整个农村地区，截至2009 年年底，全国已有8 亿多农民参加了新农合，参合率达94% 。新型农村合作医疗制度的医改政策让整个农村居民受益，特别是这种针对农村群众的医保有个显著特点，就是参保费用低但报销比例高，几十元钱就可参保1 年，这是新农合受到农村群众欢迎的重要原因，而极高的参合率从整体上缓解了农村居民的看病问题。相信随着各种新医改措施的落实，农村地区看病问题会继续得到缓解。

与以往历次医改方案相比，新医改方案把加强基层医疗卫生队伍建设列为一大工作重点。按照计划，中国政府将制定并实施免费为农村定向培养全科医生和招聘执业医师计划。用 3 年时间，分别为乡（镇）卫生院、城市社区卫生服务机构和村卫生室培训医疗卫生人员 36 万人次、16 万人次和 137 万人次。

为了解《纲要》实施 10 年以来各地的进展情况，特别是医改实施近 2 年来各地取得的成效及存在的问题，进一步推动医改任务在农村的贯彻落实，2010 年 11 月 26 日，卫生部办公厅下发《关于开展农村基本医疗卫生工作综合评估的通知》（以下简称《通知》），定于 2010 年 11 至 12 月开展农村基本医疗卫生工作综合评估工作。《通知》提出，各省（区、市）均抽取 20% 的县（市）参加评估。各省（区、市）卫生厅局按照卫生部要求，结合本省（区、市）初级卫生保健规划，负责组织实施。参评县（市）填报数据，省级卫生行政部门汇集参评县（市）数据并审核后报卫生部。11 月 10 日农卫司印发《关于开展农村基本医疗卫生工作综合评估抽样复核工作的通知》，委托北京大学公共卫生学院于 2010 年 11 月 22 日至 12 月 5 日对河北等 9 个省和新疆生产建设兵团开展农村基本医疗卫生工作综合评估抽样复核工作。每省份抽样复核 3 个参评县（市），其中每个县（市）抽样复核 2 个乡（镇）卫生院和 2 个村卫生室。通过听取复核县（市）工作汇报、核查资料、现场调查等方式对评估指标进行复核。

第二节　社区卫生服务管理

一、社区与社区卫生服务概述

社区（community）一词在不同的领域有不同的定义，它作为社会的一个基本组织单位和基本研究单位，引起社会学、人类学学者的普遍关注和高度重视。1881 年，德国学者托尼斯（F. Tonnies）在 1887 年的《社区与社会》一书中曾定义社区是以家庭为基础的历史共同体，是血缘共同体和地缘共同体的结合。

WHO 于 1974 年集合社区卫生护理界的专家，共同界定适用于社区卫生作用的社区定义："社区是指一固定的地理区域范围内的社会团体，其成员有着共同的兴趣，彼此认识且互相来往，行使社会功能，创造社会规范，形成特有的价值体系和社会福利事业。每个成员均经由家庭、近邻、社区而融入更大的社区。"

在我国，社区是一个比较新的概念。我国民政部门对社区的定义是：社区是指聚居在一定地域范围内的人们所组成的社会生活共同体。目前，城市社区的范围，一般指经过社区体制改革后做了规模调整的居民委员会辖区，农村一般一个村是一个社区。在卫生政策上，政府对社区卫生服务中社区的定义强调"行政隶属性"，政府原则上按照 3 万～10 万居民或街道办事处所辖范围，规划设置一所社区卫生服务中心。

社区卫生服务（community health services）是社区服务中的一种最基本的、普遍的服务，是政府的一项公共服务职能，具有公益性质，不以营利为目的。它以基层卫生机构为主体，全科医师为骨干，以人的健康为中心、家庭为单位、社区为范围、需求为导向，以妇女、儿童、老年人、慢性病患者、残疾人为重点服务对象，以解决社区主要卫生问题、满足基本卫生服务需求为目的，融预防、医疗、保健、康复、健康教育、计划生育技术服务等为一体的，有效、经济、方便、综合、连续的基层卫生服务。

总之，社区卫生服务是社区发展的重要组成部分和必要条件，两者类似手足与躯干的关系，一荣俱荣，一损俱损。社区卫生服务是社区发展的"具体而微"，所有社区发展的理念和原则均适用于社区卫生服务的规划和管理。没有完善和健康的社区卫生服务，就不能认为这个社区得到了健康发展。

二、社区卫生服务的特征

1. 社区卫生服务的连续性

所有的社区卫生服务都可以划分为技术服务和人际服务两个方面。技术服务是为解决患者健康问题而采取的标准化的临床、预防、康复或其他辅助技术的过程。服务的技术质量主要取决于医学教育、临床治理、监测和评价，以及其他涉及医学服务安全和质量的法律和政策。人际服务是医务人员与居民和患者之间的社会学和心理学互动。人际服务质量主要取决于员工的沟通能力、理解并与患者共处的能力、人道主义精神、敏感力和反应能力。

社区卫生服务与医院临床服务的主要区别在于，医院临床的技术服务质量主要涉及住院服务和急诊服务的医学专业技术质量，而社区卫生服务质量主要涉及全科医学质量；医院临床的人际服务质量限制在患者入院到出院这段时间的医患交流，而社区卫生服务的人际服务质量是持续性服务是从生前到死后的全过程服务。其持续性可包括以下三个方面：①人生的各个阶段的服务；②健康—疾病—康复的各个阶段的服务；③在任何时间地点、对各种健康问题的服务。这种持续性照顾使全科医生可以利用时间作为诊断工具以鉴别严重疾病和一般问题，同时由于其诊断和治疗能得到全程反馈，使全科医生可以谨慎地、批判性地应用现代医学成果。

2. 社区卫生服务的可及性

社区卫生服务是可及的、方便的基层医疗照顾，它对其服务对象应体现出地理上的接近、使用上的方便、关系上的亲切、结果上的有效，以及价格上的合理等一系列使人易于利用的特点。优秀的社区卫生服务，是"需要的时候能够得到，使用之后能够获益"，也就是说，可及性和有效性是社区卫生服务质量的两个最根本的方面。

好的服务，首先必须是可以得到的可及的服务。例如，某医院设备硬件设施高档、专家技术精湛、学术地位很高、远近闻名，但人们很难得到它的服务（排队时间长、路途遥远、价格昂贵、服务态度差等），这个医院提供的服务就不能称之为"好的"服务，或者说这个医院的服务"不可及"。

阻碍居民得到社区卫生服务的主要因素包括交通、经济、制度、人员等方面。如在步行的范围内没有社区卫生服务机构，交通拥挤使患者很困难到达社区卫生服务机构，缺乏老年人或残障认识的辅助设施，患者没有足够的钱去看全科医师，医疗保险范围不覆盖居民需要的服务，全科医师技术不过关，社区工作人员态度不好，社区卫生服务机构的开门时间不方便居民或患者来访等。

近几年，我国城市（包括某些农村地区）相继建立起了社区卫生服务机构，首先达到了硬件到位，初步建立了社区卫生服务的结构基础。然而，人员、经济、管理等方面仍然是可及性的主要障碍。

3. 社区卫生服务的有效性

有效性就是说，当人们来社区卫生服务中心或服务站后，在多大程度上满足了躯体、心理和社会的需要。众所周知，人们对有效性的评价与期望值的设定很有关系。而且，各个利益相关者的期望值是不一样的，因此不同评价者的有效性结果也不一样。如果政府的期望值是社区卫生服务机构遍布城市各个街区，那么机构覆盖率成为政府认为的有效性的指标。如果社区卫生服务机构希望与社区居民建立长期的服务有关系，那么服务连续性就是医师的有效性指标。如果社区居民希望社区医师随叫随到，那么反应性就成为居民的有效性指标。如果患者希望全科医师能解决常见病，而且在不能诊治的情况下恰当地转诊，那么诊治行为适宜性就是患者的有效性指标。那么在社区卫生服务管理上应该遵循哪个群组的期望呢？我们应该考虑到居民或患者的期望和社区以及全科医师的期望。因此，要请居民或患者和社区或全科医师对有效性进行评价。

社区和全科医师对有效性的评价主要侧重于技术质量。社区卫生工作的有效性取决于是否能够有效地利用全科医学和社区卫生的知识给居民提供服务，这种以知识为基础的服务包括了循证医学服务和合理性服务，以知识为基础的服务要保证治疗和服务过程中患者的合理期望与现代卫生服务专业标准相一致，也就是说不仅仅服务要符合循证医学的原则，也要符合居民的愿望。

4. 社区卫生服务的协调性

社区卫生服务可以为居民提供广泛而综合的卫生服务，但并不能代替各部门专科医疗服务。要实现对服务对象的全方位、全过程服务，全科医生要成为协调人，成为动员各级各类资源服务与患者及其家庭的枢纽。

双向转诊制度是社区服务的一个关键，中国城市卫生服务系统长期以来把门诊服务机构化，形成庞大的医院门诊部。发展社区卫生服务的一个策略是把主要集中在医院的卫生资源（特别是门诊服务资源）下放到社区，使卫生服务变得更加容易得到（提高可及性）、变得不那么昂贵（提高可负担性），并实现"大病进医院，小病到社区"。因此，社区卫生服务功能的"放大"与医院门诊服务功能的"缩小"必须同步进行，如果在发展社区的同时没有相应的医院门诊改革，则会出现竞争门诊的局面，转诊也不可能真正实施。

全科医生需要掌握各级各类专科医疗的信息和转会诊专家的名单，需要及时为患者提供转会诊服务；需要了解社区的健康资源，患者需要时刻为其联系有效的社区支持；他还需要熟悉患者及其家庭情况，一旦患者需要，全科医生将调动医疗保健体系和社会力量，为患者提供医疗、护理、精神等多方面的援助。

5. 社区卫生服务的公平性

社区卫生服务过程的公平性体现在每个居民都可以获得同样的第一接触（水平上），并可以按照需要得到服务，或及时转诊到城市医疗中心（垂直上）。例如，居民应该有资格在任何时间获得全科医师的服务，不受诊所开门时间的限制；居民应该得到同样的服务态度和交流机会，不因性别、文化程度、职业和其他社会人口学背景而受到冷落；居民应该同样地受到尊重和隐私保护。

社区卫生服务结果的公平性是政府和服务机构坚持不懈的努力方向，但同时注意到结果公平并非结构和过程公平的必然结果。因为健康结果往往受到其他更宏观因素的影响，这一点在评价社区卫生服务的时候尤为重要，社区卫生服务不能保证"每个人都健康"，也不是解决"看病难"、"看病贵"的灵丹妙药。我们既不能把居民健康的改善和患者满意程度的提高都归功于社区卫生服务，也不能指望社区卫生服务解决区域卫生系统的所有问题。

6. 社区卫生服务的综合性

社区卫生服务的综合性体现在社区全科医生提供的"全方位"或"立体性"服务，即：就服务对象而言，不分性别、年龄和疾患类型；就服务内容而言，包括医疗、预防、康复和健康促进；就服务层面而言，涉及生理、心理和社会文化各个方面；服务范围涵盖个人、家庭和社区，要照顾社区中所有的单位、家庭与个人；就服务手段而言，可以利用一切对服务对象有利的方式与工具。因此，社区卫生服务的综合性又被称为一体化服务。

7. 社区卫生服务的合作性

社区卫生服务的团队合作性与医院临床服务的团队合作是不同的两种工作方式。医院临床团队是临床服务以及辅助医学技术之间的合作和配合，如手术室团队、院内医疗应急小组团队、院内感染预防团队、医护团队等。社区卫生服务合作团队是全科医学与其他卫生服务和社会服务之间的合作和配合，如全科医生与社区护士的团队、社区卫生与预防保健和健康教育的合作团队、社区卫生与自我健康管理的合作、社区卫生与社区发展的合作等。如果说医院团队是机构内的"局网"，那么社区团队则是社区范围的"外网"。社区卫生服务的合作形式常见的有社区医疗小组或社区卫生服务中心，一般由2～4名社区全科医生、社区护士以及其他人员组成。

8. 社区卫生服务以家庭为服务单位

家庭是全科医生的服务对象，又是其诊疗工作的重要场所和可利用的有效资源。"以家庭为单位的服务"主要涉及两个方面的内容：①个人和其家庭成员之间存在着相互作用。家庭的结构和功能会直接或间接影响家庭成员的健康，也可以受到家庭成员健康或疾病状况的影响。②家庭生活周期理论（family life cycle）是家庭医学观念最基本的构架，家庭生活周期的不同阶段存在不同的重要事件和压力，若处理不当而产生危机，则可能在家庭成员中产生相应的健康问题，对家庭成员造成健康损害。

9. 社区卫生服务以健康为中心

健康是指整个身体、精神和社会生活的完好状态，而不仅仅是没有疾病或虚弱。在社会、经济快速发展的今天，如何确保每个人的身心健康是政府、社会、家庭以及卫生部门所面临的新问题，因为许多互相关联的因素影响着人们的健康，如环境污染、不良的生活方式和行为、社会文化因素、医疗保健制度、疾病等。如何鼓励和帮助人们预防疾病和残疾，建立有助于健康的生活方式，维护最佳的生活环境，是对政府、社会以及卫生部门的新挑战，卫生部门必须将工作的重点从治疗疾病转移到预防和控制导致疾病的各种危险因素上，转移到保护和促进健康上。

社区卫生服务必须是以人为中心，以健康为中心，而不是以患者为中心，更不是以疾病为中心。这种变化需要大幅度地改变我们的工作方式，仅仅靠治疗个体疾病的医疗工作是远远不够的，要求社区卫生服务走进社会和家庭，动员每个人主动地改变社会环境，建立健康的生活方式，预防疾病和残疾，促进健康。所以，全科医生要能将预防和医疗有机结合起来，承担起一、二、三级预防保健工作，成为基层预防医学工作的最佳执行者。

三、社区卫生服务的方式

社区卫生服务是有别于综合性大医院、专科医院以及专业预防保健机构的基层卫生服务。它的特点是贴近居民、就医可及、综合服务，充分体现全科医生积极主动、从医院转向家庭的服务模式。社区卫生服务的主要方式有：

1. 主动上门服务

在做好健康教育宣传的基础上，与居民订立健康保健合同；在社区卫生调查与社区诊断的基础上，对重点患者开展生活方式、慢性病干预，及时定期上门巡诊，及时处理发现健康问题，为其提供保健服务。具体可以通过卫生服务小分队、医生联系卡、医生传呼机、24 小时电话预约等联系方式送药送医。

2. 开设家庭病床

可以根据居民的需求，选择适宜的地点，开设家庭病床，进行规范的管理和服务。

3. 医疗与预防健康结合

社区卫生服务机构除了为社区居民提供计划免疫接种、妇女保健、儿童保健等专项预防服务外，全科医生等社区卫生服务专业人员还应该就近为居民提供一般常见病、多发病的诊治服务，并且在诊治疾病中，建立并充分发挥居民健康档案的作用，向居民提供家庭保健指导、预约与家庭出诊服务；向居民讲解疾病的转归和发展趋势，如何进行日常预防和保健，耐心接受居民的健康咨询，帮助居民形成良好的卫生习惯和健康的生活方式。

4. 实施双向转诊

社区卫生服务机构与大型综合医院、专科医院建立双向转诊服务机制，向居民提供就业指导，及时把重症、疑难杂症患者转到合适的医院就诊，同时接受从综合性大医院和专科医院转回来的慢性病患者和康复患者，保证患者得到连续性医疗服务、双向转诊和会诊。

四、社区卫生服务的意义

（一）政治意义

1. 政府责任

政府对保护人民的健康负有不可推卸的政治责任。政治责任就是指政治官员制定符合民意的公共政策并且推动其实施的职责。例如，我国的老年健康问题，政府要创造各种条件，丰富非家庭养老方式，满足各个层次老年人的不同需求。目前，我国非家庭式养老方式多种多样，有养老院、老年公寓、护理院，以及社区聊天室、照料中心、医疗保健站、效率咨询室、家庭保姆、钟点工、志愿服务者等，这既体现了政府对老龄化人口基本社会福利所承担的政治责任，也是对西方某些国家别有用心地攻击中国人权问题的有力回击。

由于社会资源的有限性，我国医疗卫生资源区域性矛盾突出，布局不协调。医疗卫生资源配置在东中西部、在城乡间差异大，卫生服务的社会需求大部分在基层，即卫生服务的社会需求呈"正三角形"分布。但是，我国大部分的卫生资源却配置在城市和较大的医疗卫生机构，使卫生资源的配置呈"倒三角形"（图12－1）；城市内部20%的人员用了80%的卫生资源，显然，这是一种不合理的配置状态。开展社区卫生服务，可以引导卫生资源从上层向基层的流动，使卫生资源的配置与需求相对应，变"倒三角形"为"正三角形"（图12－2），改善卫生资源配置效益。

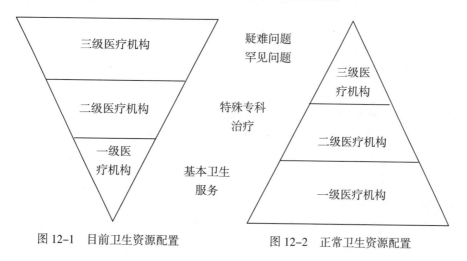

图12-1　目前卫生资源配置　　　　图12-2　正常卫生资源配置

2. 健康城区建设

1987年3月，WHO的"健康城市组织"研究组成员在巴塞罗那提出了健康城区的目标，该目标体系由7大类、26个单项指标组成，被认为是比较有代表性的指标体系。26个健康社区评价指标如下：

（1）年平均酸污染程度（NO%、SO_2%）超过WHO标准的天数。

（2）可感到的骚扰指标，指噪音、气味和清洁度方面。

（3）低于标准住宅水平的住宅百分比（标准住宅的概念由各城市制定）。

（4）暴力犯罪的百分比（根据警察的报告）。

（5）感到夜间在邻里之间步行有安全感的人的比例。

（6）居民生活垃圾的回收率。

（7）是否感到很容易到达附近的商店。

（8）经常或总是感到孤独的人的百分比。

（9）感到城市是"好"或"很好"的居住场所的人口百分比。

（10）人们参与健康组织、社会组织、和平组织和环保组织的百分比。

（11）工作的满意度。

（12）没有独立居所的家庭的百分比（独立居所的概念有各国或各城市制定）。

（13）失业的百分比，或者在贫困线以下的家庭百分比，或者得到福利救济或社会救济的人口百分比，或者收入低于平均工资一半的人口百分比（以上数据均由各国或各城市提供数据）。

（14）沙门氏菌的影响率（每年每千人）。

（15）城市用于公共健康方面的投资情况，推进健康运动发展的情况。

（16）人口中每天吸烟的人口百分比。

（17）感到在工作场所吸烟受到限制的人口百分比（仅涉及工作人口）。

（18）因酗酒造成机动车事故的人口百分比。

（19）机动车事故的影响度（18 岁以上人口）。

（20）每天使用镇静剂的人口百分比（或每位成人服用镇静剂药片的数量）。

（21）自尊心。

（22）感到身体"好"或"很好"的人口百分比。

（23）每年感到活动受健康限制的平均天数。

（24）围产期的健康：出生时体重低于 2 500 g 的婴儿百分比。

（25）70 岁以下因心血管疾病造成生命损失的百分比。

（26）因艾滋病而去世的死亡率或 HIV 检查中的阳性百分比。

以上 26 个指标中有 11 个与社区卫生服务有关。

（二）社会意义

1. 社区卫生服务是解决人口老龄化问题的重要基地

人口老龄化是指老年人口在总人口的比例增加的过程。其过程是动态变化的，其结果是形成老年性人口。国际上通行的标准界限为 60 岁老人及以上人口的比例超过 10% 和 7%，就是人口老龄化。我国老龄人口正以每年 3% 左右的速度发展。1979 年，上海市 60 岁以上老年人口占总人口的比例已经超过 10%，是我国最早进入老龄化行列的城市。据国家权威部门公布的资料，1999 年 10 月，我国 60 岁以上的老年人口已达 1.26 亿，占全国人口的 10%，提前迈入人口老龄化国家的行列。2000 年，老年人口达到 1.3 亿，到 2025 年，将达到 2.8 亿，占总人口的 18.4%，到 2050 年，将达到 4 亿左右，占总人口的 25%。

与老龄化趋势加剧相适应的是高龄人口中患有慢性非传染性疾病和残疾、失能的比例明显升高。恶性肿瘤、高血压、心脏病、脑血管疾病、白内障等常见病已经成为威胁老年人生活和生存的主要疾病。有资料表明，60 岁老人的残疾率为 16%。82 岁则增加到 50%。60～69 岁老年人的因病卧床率为 3.16%，80 岁以上则上升至 4.3%，目前，全国共有 140 万久病卧床的老年人，其中高龄老人就占 47.3 万。

老龄化给社区卫生服务带来了机遇和挑战。首先，社区卫生服务必然要在国家政策环境的支持下解决老年人的基本健康问题，为了适应经济的快速发展和人们对自身健康需求的日益增加，健康老龄化必将成为各方共同奋斗的目标。其次，国外的社区卫生服务发展比较早、比较快，有许多有益的经验值得我国借鉴，社区卫生服务日益受到老年人的欢迎和政府各界的重视。

2. 社区卫生服务是解决疾病谱变化带来问题的必由之路

中国预防医学科学院马林茂教授指出，目前世界上的疾病谱已发生变化，过去医学界重点防范的各类传染病已退居第二，心脑血管疾病和抑郁病等病症位居榜首。据有关统计资料表明，慢性非传染性疾病所引起的死亡已占我国人口死亡数的 2/3。也就是说，每 3 个死亡人口中，就有 2 人是死于癌症、脑中风、冠心病这一类非传染性疾病。

研究发现，饮食不节、睡眠不足、运动不足、吸烟、饮酒过度等不良的生活习惯与多种疾病的发生有关系。社区卫生服务强调采取预防、保健、医疗、康复等"上游策略"的综合服务，促进居民形成健康行为方式和饮食习惯，改善卫生环境，预防疾病发生，早期发现、早期治疗，可以减少传染病和慢性非传染病所带来的负担；强调政府、社区、家庭和个人共同为健康负责，建立多部门协作机制，更加有效地干预和控制影响健康的社会和环境危险因素。

3. 社区卫生服务是控制医疗费用过快增长的重要途径

医疗费用增长过快是世界问题。据《2010 世界卫生统计年鉴》分析，我国 2009 年我国人均卫生费用为 1 289 元，城镇居民人均医疗保健支出 856.4 元，农村居民人均医疗保健支出 287.5 元，分别占消费性支出 7.0% 和 7.2%。

综观我国目前医疗保健支出不合理上涨的重要原因之一是：本应在社区解决的医疗卫生问题，被吸引到了城市上层机构，特别是大医院，使大医院做了许多应是小医院或社区做的事情，技术效率不能充分发挥，同时造成了消费者直接费用和间接费用的增加。

社区卫生服务是卫生费用控制的重要环节，全科医生则是控制医疗费用的守门人，他们强调采用符合成本效益的适宜技术而不是昂贵技术，因此其预防疾病的成本远低于治疗成本。社区卫生服务还有利于患者合理分流，减少大医院高级人员处理简单疾病造成的人力、物力资源浪费，从一定程度上缓解"看病难、看病贵"的问题。

4. 社区卫生服务是转变医学模式的最佳途径

从生物医学模式转变为生物—心理—社会医学模式，是全球医学发展的大趋势，医生深入社区和家庭，一言一行都脱离不了群众和患者的生理和心理、家庭和社会的各种信息。全科医生不仅需要学习生物医学知识，还必须学习心理学、行为科学、社会医学、公共关系学、卫生经济学、医学法学、预防医学、健康教育学、康复医学等知识和技能，与医学模式转变是相一致的。

（三）预防功能

社区卫生服务的特点表明，预防工作是社区卫生服务的首要任务。"预防为主"是我国卫生工作方针的重要组成部分，是指导各项卫生工作的总方针，在社区卫生服务工作中必须体现这一方针。让生活在社区的人们"少生病，不生病"，从而达到"少花钱"。社区预防在不同人群、不同时期的主要工作内容：

1. 根据不同人群（儿童、妇女、老年人）的健康问题进行工作

儿童健康问题的预防首先是儿童计划免疫方面的工作，也就是常说的 5 种疫苗预防

6 种疾病，社区卫生服务组织把这项工作作为预防保健的重中之重，不仅在预防接种的组织方面发挥了积极的作用，同时在儿童健康体检、评价方面也进行了有益的探索，如系统保健、牙防、不良行为矫正等方面。

妇女健康问题的预防首先是妇女的系统预防和保健，重点开展生殖健康培训、新婚保健、倡导母婴喂养、更年期保健、妇科疾病普查普治等工作。其次是青春期和更年期问题的预防。目前，很多社区卫生服务组织进一步扩大预防保健工作，如女学生的青春保健教育和老年妇女更年期保健工作。

由于社区卫生接受的老年患者基本是心脑血管疾病，因此，老年人健康问题的预防主要就是这些疾病的治疗性预防。有资料表明，这些慢性病的成本效益分析是：同样的疾病同样的治疗效果，三级医院、二级医院、社区卫生服务机构费用比例为 14∶8∶1。这说明在治疗这些慢性病的同时关注预防工作，不仅可以减少并发症的发生，而且可以达到降低费用的目的。

2. 根据疾病的发生发展不同时期进行工作

在身体存在潜在危险因素时期，社区卫生服务人员主要以健康教育为突破口，在各个环节进行控制，如指导环境污染的治理、积极参与治理食品污染和水污染问题，并对社区患者进行心理调适和辅导。

在身体存在危险因素但还未造成人体的生物学病理反应时期，社区卫生工作人员主要是指导戒除主要危险因素，如吸烟、酗酒、高糖、高脂肪、高盐等，利用多种方式对危险人群进行健康教育与促进。

在临床预防时期，社区卫生服务人员主要是以临床筛检为突破口，从外表健康的人群中发现患有疾病的人、可疑患者或有缺陷的人，然后进一步确诊和治疗，以达到预防的成本效益；临床后期即康复期，社区卫生服务人员主要以社区和家庭为突破口，以健康教育和促进为手段，如脑卒中的康复预防和保健、长期卧床患者的护理与预防等。

3. 根据常规预防和应急预防进行工作

常规预防是社区卫生服务工作人员利用"四位一体"团队作战形式进行现场预防。"四位一体"是指由全科医生、预防保健医生、社区护士和社区志愿者共同组成团队，全面监护社区的公共卫生问题，如发热、腹泻等问题。

在应急预防方面，如防范传染性"非典"，其重要环节主要就是社区层面的网络，发现可疑患者、实施院前急救、采取消毒隔离措施、追踪接触者等；如防范禽流感，社区卫生工作人员通过健康教育和预防知识的普及，让居民群众了解禽流感流行、传染的途径、发病症状以及有关预防知识，以引起更多人的关注，增强预防知识，学会和掌握日常生活中预防禽流感的一般知识。

（四）预测评价功能

预测医学的主体内容，是通过用先进技术手段对个人的健康状况进行检测，揭示其个人的生理特征及发展趋向，从而可以有针对性地提出预防及医学干预的措施，可以改变目前疾病预防措施"千人一面"的状况，大大减少预防医学中的盲目性，也因此将大大降低预防费用的浪费。社区卫生服务在预测医学中发挥很大的作用。例如，对高血压、冠心病、糖尿病、精神分裂症和癌症等多基因病，可以从其先兆体征中总结出早预见的规律和经验，用以指导预防与治疗；再如，午后原因不明的头痛、头昏，往往是高血压病的早期征兆，应高度警惕；预测冠心病、心肌梗塞，关键在于掌握早期先兆信号，如气短、乏力、心慌、胸痛、头昏等，自觉运用自我调控优化调理身心，可促进疾病向健康转化。

健康危险因素评价（HRA）是研究危险因素与慢性病的发病率及死亡率之间的数量依存关系及其规律性的一种技术。它研究人们生活在有危险因素的环境中发生死亡的概率，以及当改变不良行为，消除或降低危险因素时，死亡及危险改变的情况、可能延长的寿命。利用健康危险因素评价可以对个体进行健康预测并为健康促进提供依据，指导个体改变不良的行为习惯和生活方式，控制并降低危险因素，减少疾病的发生和危害程度。这些都可以在社区卫生服务机构进行运作。

（五）社区卫生服务是实现"人人享有卫生保健"的基础

WHO 指出：21 世纪人人健康的总目的是提高卫生的公平性，确保所有人群利用可持续的卫生系统和服务，使所有人获得更长的期望寿命和提高生活质量。因此，开展社区卫生服务，提高人民群众的生活质量，实现人人享有与社会经济发展相适应的保健服务，是大势所趋。

五、社区卫生服务管理

（一）社区卫生服务组织机构设置

1. 社区卫生服务机构设置原则

（1）大力推进城市社区建设，改善社区居民的卫生条件，提高人民群众的生活水平和生活质量，促进城市经济和社会协调发展，构筑以社区卫生服务为基础的城市卫生服务体系新格局，必须把城市卫生工作的重点放到社区，积极发展社区卫生服务，不断丰富城市社区建设内涵。

（2）社区卫生服务是社区建设的重要组成部分。社区卫生服务机构的建设须纳入社区发展规划和区域卫生规划，要与城镇医药卫生体制改革、城镇职工基本医疗保险制度改革紧密结合，并充分利用中医和西医卫生资源。

（3）社区卫生服务机构属非营利性医疗机构，是为社区居民提供预防、保健、健康教育、计划生育和医疗、康复等服务的综合性基层卫生服务机构。

（4）设置社区卫生服务机构由地市级政府卫生行政部门审批。

（5）社区卫生服务机构以社区卫生服务中心为主体。社区卫生服务中心一般以街道办事处所辖范围设置，服务人口 3 万～5 万人。对社区卫生服务中心难以覆盖的区域，以社区卫生服务站作为补充。社区卫生服务机构设置应充分利用社区资源，避免重复建设，择优鼓励现有基层医疗机构经过结构和功能双重改造成为社区卫生服务机构。

（6）社区卫生服务机构业务用房、床位、基本设备、常用药品和急救药品应根据社区卫生服务的功能、居民需求配置，卫生人力应按适宜比例配置。

（7）社区卫生服务机构的建设要坚持社区参与的原则。

（8）社区卫生服务机构的设立、运行应引入竞争机制。

（9）社区卫生服务中心的命名原则是：区名＋所在街道名＋识别名（可选）＋社区卫生服务中心；社区卫生服务站的命名原则是：所在街道名＋所在居民小区名＋社区卫生服务站。

2. 社区卫生服务机构设置标准

社区卫生服务机构按街道办事处范围设置，以政府举办为主，属非营利性组织。设置社区卫生服务机构，须按照社区卫生服务机构设置规划，由区（市、县）级政府卫生行政部门根据《医疗机构管理条例》、《医疗机构管理条例实施细则》、《社区卫生服务中心基本标准》、《社区卫生服务站基本标准》进行设置审批和执业登记，同时报上一级政府卫生行政部门备案。

（1）社区卫生服务中心设置标准。

1）基本设施。①业务用房使用面积不应少于 400 m^2，布局合理，符合国家卫生学标准及体现无障碍设计要求；②根据社区卫生服务功能、居民需求、社区资源等可设置适宜种类与数量的床位；③具备开展社区预防、保健、健康教育、计划生育和医疗、康复等工作的基本设备以及必要的通讯、信息、交通设备，具体内容由省级卫生行政部门规定；④常用药品和急救药品的配备按省级卫生行政部门及药品监督管理部门的有关规定执行。

2）科室设置。设有开展全科诊疗、护理、康复、健康教育、免疫接种、妇幼保健和信息资料管理等工作的专门场所。

3）人员配备。①从事社区卫生服务的专业技术人员须具备法定执业资格。②根据功能、任务及服务人口需求，配备适宜类别、层次和数量的卫生技术人员。辖区人口每万人至少配备 2 名全科医师。在全科医师资格认可制度尚未普遍实施的情况下，暂由经过全科医师岗位培训合格、具有中级以上专业技术职称的临床执业医师承担。医护人员在上岗前须接受全科医学及社区护理等知识培训。③待国家有关部门颁布社区卫生服务机构人员编制标准后，按有关规定执行。

4）管理制度。建立健全各项规章制度：①各类人员职业道德规范与行为准则；②各类人员岗位责任制；③各类人员培训、管理、考核与奖惩制度；④社区预防、保健、健康教育、计划生育和医疗、康复等各项技术服务工作规范；⑤家庭卫生保健服务技术操作常规；⑥服务差错及事故防范制度；⑦会诊及双向转诊制度；⑧医疗废弃物管理制度；⑨财务、药品、设备管理制度；⑩档案、信息资料管理制度；⑪社区卫生服务质量管理与考核评价制度；⑫社会民主监督制度；⑬其他有关制度。

（2）社区卫生服务站的基本标准。

1）基本设施。业务用房使用面积不应少于 60 m^2，至少设诊断室、治疗室与预防保健室，有健康教育宣传栏等设施，符合国家卫生学标准及体现无障碍设计要求。

2）人员配备。①从事社区卫生服务的专业技术人员须具备法定执业资格。②根据功能、任务及服务人口需求，配备适宜类别、层次和数量的卫生技术人员。辖区人口每万人至少配备 2 名全科医师。在全科医师资格认可制度尚未普遍实施的情况下，暂由经过全科医学培训、具有中级专业技术职称的临床执业医师承担。医护人员在上岗前须接受全科医学及社区护理等知识培训。③待国家有关部门颁布社区卫生服务机构人员编制标准后，按有关规定执行。

3）管理制度。参照《城市社区卫生服务中心设置指导标准》。

（3）社区卫生服务机构服务功能与执业范围。

社区卫生服务机构服务对象为辖区内的常住居民、暂住居民及其他有关人员。

社区卫生服务机构提供以下公共卫生服务：

1）卫生信息管理。根据国家规定收集、报告辖区有关卫生信息，开展社区卫生诊断，建立和管理居民健康档案，向辖区街道办事处及有关单位和部门提出改进社区公共卫生状况的建议。

2）健康教育。普及卫生保健常识，实施重点人群及重点场所健康教育，帮助居民逐步形成有利于维护和增进健康的行为方式。

3）传染病、地方病、寄生虫病预防控制。负责疫情报告和监测，协助开展结核病、性病、艾滋病、其他常见传染病以及地方病、寄生虫病的预防控制，实施预防接种，配合开展爱国卫生工作。

4）慢性病预防控制。开展高危人群和重点慢性病筛查，实施高危人群和重点慢性病病例管理。

5）精神卫生服务。实施精神病社区管理，为社区居民提供心理健康指导。

6）妇女保健。提供婚前保健、孕前保健、孕产期保健、更年期保健，开展妇女常见病预防和筛查。

7）儿童保健。开展新生儿保健、婴幼儿及学龄前儿童保健，协助对辖区内托幼机构进行卫生保健指导。

8）老年保健。指导老年人进行疾病预防和自我保健，进行家庭访视，提供针对性的健康指导。

9）残疾康复指导和康复训练。

10）计划生育技术咨询指导，发放避孕药具。

11）协助处置辖区内的突发公共卫生事件。

12）政府卫生行政部门规定的其他公共卫生服务。

3. 社区卫生服务机构提供的基层卫生服务

（1）一般常见病、多发病诊疗、护理和诊断明确的慢性病治疗。

（2）社区现场应急救护。

（3）家庭出诊、家庭护理、家庭病床等家庭医疗服务。

（4）转诊服务。

（5）康复医疗服务。

（6）政府卫生行政部门批准的其他适宜医疗服务。

社区卫生服务机构应根据中医药的特色和优势，提供与上述公共卫生和基本医疗服务内容相关的中医药服务。

（二）社区卫生服务行业监管

（1）区（市、县）级政府卫生行政部门负责对社区卫生服务机构实施日常监督与管理，建立健全监督考核制度，实行信息公示和奖惩制度。

（2）疾病预防控制中心、妇幼保健院（所、站）、专科防治院（所）等预防保健机构在职能范围内，对社区卫生服务机构所承担的公共卫生服务工作进行业务评价与指导。

（3）政府卫生行政部门应建立社会民主监督制度，定期收集社区居民的意见和建议，将接受服务居民的满意度作为考核社区卫生服务机构和从业人员业绩的重要标准。

（4）政府卫生行政部门建立社区卫生服务机构评审制度，发挥行业组织作用，加强社区卫生服务机构的服务质量建设。

六、我国社区卫生服务的发展

社区卫生服务概念的正式引进可追溯到 1981 年中美两国专家在当时的上海所进行的卫生服务调查。但当时我国正处于改革初期，医疗制度改革尚未进行，因此，这一概念并未引起足够的重视。1988 年，Dr. Rajakumar 向我国政府提出建立全科医学的建议后，社区卫生服务工作才在我国得到重视，有了实质性的进展。

我国社区卫生服务工作起步于 1996 年的全国卫生工作会议。在这次会议上，国家领导人对社区卫生服务工作做了重要指示，并要求"社区卫生服务体系的建设，要纳入各级卫生行政部门的重要议事日程"。1997 年，以《中共中央、国务院关于卫生改革与发展的决定》的出台为标志，社区卫生服务工作正式被列为今后 15 年我国卫生改革的五项重大任务之一。这以后，全国有 12 个城市被列为社区卫生服务试点，虽然各试点城市的建设标准、服务内容和运作方式不尽相同，但为我国大规模的推广实施积累了宝贵的经验。

1999 年，在充分总结点经验的基础上，卫生部等 10 部委联合发布《关于发展城市社区卫生服务的若干意见》，明确提出了发展社区卫生服务的总体目标和基本原则，第一次提出了社区卫生服务"六位一体"的基本内涵，并就社区卫生服务的组织领导、服务体系、管理机制以及配套政策等提出了具体要求。由此，社区卫生服务在广度和深度上都取得了长足的进展。

2002 年，卫生部等 11 部委又联合下发了《关于加快发展城市社区卫生服务的意见》一文，就医疗资源的合理配置、社区卫生服务的主体地位、政府各有关部门的职责要求以及社区卫生服务队伍建设、监督管理等问题进行了进一步明确，在全国城市范围内全面建设社区卫生服务中心（站），并在部分大城市延伸至城镇。而且社区卫生体制在不断完善，社区卫生服务的公平性、社区卫生服务的可及性逐渐确立起来，使整个服务能够公正、平等地分配各种可利用的卫生资源，使所有人都能有相同的机会从中受益，尽可能满足受服务者各种基本卫生服务需求，如时间、地点、内容及价格等，从而真正达到促进和维护社区居民健康的目的。

2006 年 2 月，国务院颁发了《发展城市社区卫生服务指导意见》，在构建卫生工作模式方面提出了重大的改革意见；相继有 9 个部委办局配套文件出台，进一步明确了发展城市社区卫生服务的指导思想、基本原则和工作目标，提出了一系列行之有效的政策措施，各地按照《发展城市社区卫生服务指导意见》的要求，社区卫生服务工作得到进一步推进。例如，北京市以发展社区卫生服务为切入点，抓住运行机制改革，坚持政府主导，坚持城乡统筹，促进了社区卫生服务公益性质和功能定位回归；天津市强化政府职能加大政府投入创新机制，在为城市居民提供公共卫生服务保障方面做了积极实践和探索。

根据《2010 年中国卫生统计年鉴》显示，截至 2009 年年底，全国已设立社区卫生服务中心（站）27 308 个，其中，社区卫生服务中心 5 216 个，社区卫生服务站 22 092 个。社区卫生服务中心人员 20.6 万人，平均每个中心 39 人；社区卫生服务站人员 8.9 万人，平均每站 4 人。

✎ 本 章 小 结

发展农村与社区卫生服务是提供基本卫生服务、满足人民群众日益增长的卫生服务需求、提高人民健康水平的重要保障。农村与社区卫生服务坚持防治结合，公共卫生和基本医疗服务并重，为人民群众提供方便、快捷、经济、有效的卫生服务，是城乡卫生服务体系的基础。本章分两部分对农村和城市社区卫生服务进行阐述。第一部分主要阐述人人享有卫生保健目标，初级卫生保健的含义、基本内容、目标以及我国农村初级卫生保健的规划目标与基本策略；第二部分主要阐述社区卫生服务的基本概念、特征、功能、内容和组织管理以及我国社区卫生服务的意义和发展概况。

（王丽芝）

第十三章 疾病预防控制管理

✚ 学习目标

（1）掌握：卫生行政部门、疾控机构、基层医疗卫生机构、医院及专业防治机构的工作职责，疾病干预与管理的策略，妇幼卫生管理的组织及其职责。

（2）熟悉：疾病控制管理的内容与进展。

（3）了解：疾病控制管理的意义。

第一节 疾病预防控制管理概述

一、疾病控制管理的概念

疾病控制管理是指一个国家或地区通过法律法规和相关政策组织卫生资源，对影响人群健康的重大疾病采取有效措施，消除或减少其对居民健康的影响，提高人群健康水平的过程。

疾病控制历来是我国卫生工作的重要组成部分。1997年1月15日颁发的《中共中央、国务院关于卫生改革与发展的决定》就明确指出："要宣传动员群众，采取综合措施，集中力量消灭或控制一些严重威胁人民健康的传染病和地方病；加强对经血液途径传播的疾病的预防和控制；积极开展对心脑血管疾病、肿瘤等慢性非传染性疾病的防治工作。增强对突发性事件引发的伤病及疾病暴发流行的应急能力。重视对境内外传染病发生和传播动向的监测。"2000年，《卫生部关于卫生监督体制改革的意见》把我国卫生防疫工作中关于疾病预防与控制的工作和卫生监督分开，揭示了我国进入21世纪之后，疾病控制管理工作的新思路，表明疾病控制管理工作的重要性。这就为预防和控制疾病的发生与流行，保护公民的健康权益建立了新的保障体系。

疾病控制管理关乎国计民生。疾病控制管理工作做好了，可以确保人民群众身体健康、安居乐业；可以保护好劳动力，为国民经济发展作贡献；可以安定民心，维护社会稳定；可以创造良好的社会环境，吸引外资，发展工业；可以促进物质文明和精神文明建设。相反，疾病若失于控制，则会对国家财产、人民生命安全造成不可估量的损失。疾病控制管理工作，于国于民，意义重大。

二、疾病控制管理的内容与进展

近年来，党中央、国务院加强了对重大疾病的预防控制与管理工作，取得了巨大的成绩，主要表现在：

（一）疾病预防控制能力建设得到加强

中央财政支持和地方各级配套筹资 105 亿元，2 448 个疾病预防控制中心国债建设项目已经基本建成并投入使用，中国疾病预防控制中心一期项目建设工程接近完成。医疗救治体系建设项目总计投入 163.72 亿元，建设项目 2 668 个，主要用于加强传染病院和紧急救援中心基础设施建设。为加强医疗救治信息系统和化学中毒与核辐射基地建设，国家还投入 9 亿元，实施了 426 个项目建设。卫生部与国家发展和改革委员会联合下发了《省、地、县三级疾病预防控制中心实验室建设指导意见》，明确提出了疾病预防控制机构的实验室建设装备标准和检验人员的工作要求。国家财政投入 12.3 亿元，为中西部地区省、地两级疾病预防控制中心配备了部分实验室设备，配备了应急处置车辆。通过这些项目的实施，使得各级开展疾病预防控制工作的基础设施有了明显的改善和提高。2003—2006 年间，中央财政补助地方公共卫生专项资金总计 129.5 亿元。其中，用于疾病预防控制的项目经费 66.3 亿元，占总投入的 51.2%。2006 年，中央财政补助疾病预防控制专项资金 25.1 亿元，是 2002 年的 47.1 倍，体现了国家对重大疾病预防控制工作的高度重视。各地结合当地的实际情况，以维护人民群众的健康为中心，紧紧围绕实现党中央、国务院提出的加强公共卫生和重大疾病预防控制工作的要求，加强专项管理，合理安排使用，通过这些项目的实施，有力地推动和促进重大疾病预防控制工作的落实。围绕提高疾病预防控制机构现场流行病学调查与处置能力，组织编制现场流行病学教学案例，推进以案例教学为主的现场流行病学培训工作，共培训 13 700 余人。加强实验室建设和安全管理，开展了实验室科学建设与管理培训工作。连续举办全国疾病预防控制管理干部培训班，轮训省、地市级卫生行政主管领导和疾病预防控制中心领导共计 1 000 余人。结合中央专项转移支付项目，卫生部组织编写一系列培训教材发放各地，加强对各级疾病预防控制专业技术人员培训，有效地推动了重大疾病预防控制工作的开展。

（二）疾病预防控制工作机制逐步完善

2003 年以来，全国人大重新修订了《中华人民共和国传染病防治法》；国务院相继颁布了《突发公共卫生事件应急条例》、《疫苗流通和预防接种管理条例》、《艾滋病防治条例》、《血吸虫病防治条例》、《病原微生物实验室生物安全管理条例》等法律法规，为各级疾病预防控制机构依法开展工作、认真履行职责提供了法律依据。根据法律授权，卫生部制定了一系列的标准、规划、方案等，重大疾病预防控制法律法规体系逐步完善。国务院成立了防治艾滋病工作委员会、血吸虫防治工作领导小组，建立了"精神卫生工作部际联席会议制度"。卫生部成立了卫生应急办公室，与农业部、铁道部、交通部、质检总局、民航总局等 31 个中央和国家有关部门建立了突发公共卫生应急协调机制，并建立了多部门参与的传染病防控协作机制。按照党中央、国务院健全和完善疾病预防控制体系建设的要求，针对疾病预防控制体系暴露出的诸多问题，自 2003 年 9 月起，疾病预防控制局会同有关司局组成疾病预防控制体系建设课题组，就我国疾病预防控制机构公共职能缺位错位、机构人才配置现状、财政投入、疾病预防控制机构规范化建设、推进绩效评价以及与基层组织和医疗机构之间的职责关系等一系列重大问题进行了深入研究。在总结研究成果的基础上，经有关部门商定，发布了《关于疾病预防控制体系建设的若干规定》（40 号部长令），明确提出中央与地方各级人民政府负责疾病预防控制体系建设与管理工作的原则，规定了国家、地市、省、县四级疾病预防控制中心、基层预防保健组织和各级医疗机构的疾病预防控制职责、任务。经过几年的建设，各级疾病预防控制机构在科学、规范管理以及工作能力上有了显著提高。国家制定了城市社区和农村乡镇的公共卫生基本项目，城市社区卫生服务中心和乡村卫生组织在疾病预防控制等公共卫生领域的职责定位逐步明确，落实公共卫生任务成为城市与农村基层卫生服务体系的重要内容。政府领导、部门协作、社会参与的疾病预防控制工作运行机制进一步完善。

第二节　疾病控制管理机构的建立

由于当前我国慢性非传染性疾病的发病率很高，所以下面以慢性非传染性疾病为例来说明疾病干预的常见策略和措施。

慢性非传染性疾病（简称"慢性病"）是一组发病率、致残率和死亡率高，严重耗费社会资源，危害人类健康的疾病，也是可预防、可控制的疾病。当前，严重危害我国居民健康的慢性非传染性疾病主要包括心脑血管疾病、恶性肿瘤、慢性呼吸系统疾病和糖尿病等四类疾病。《中共中央国务院关于深化医药卫生体制改革的意见》（以下简称《医改意见》）明确提出完善重大疾病防控体系和突发公共卫生事件应急机制，加强对严重威胁人民健康的传染病、慢性病、地方病、职业病和出生缺陷等疾病的监测与预防控制。卫生行政部门、疾病预防控制机构（简称疾控机构）、基层医疗卫生机构、医院和专业防治机构应该充分发挥在慢性病预防控制（简称慢性病防控）工作中的作用，明确各自职责、任务和内容，规范慢性病防控工作流程和考核标准，提高慢性病防控效果；此外，还应将慢性病防控工作作为一个整体，有效衔接预防、治疗、康复等各环节，分工协作，各负其责，最大程度地提高慢性病防控效果。同时，卫生部门要与其他政府部门和非政府组织进行密切协作，创造有利于健康的社会、经济、生活方式和心理环境，采取综合预防措施，有效遏制慢性病的增长。

慢性病防控工作在卫生行政部门的组织协调下，由疾控机构、基层医疗卫生机构、医院及专业防治机构共同组成慢性病综合防控网络。各有关机构应当根据疾病预防控制有关文件精神，结合我国基本医疗卫生制度建设要求，内设相应的职能和业务部门，配备足够人员，履行慢性病防控工作职责。

一、疾病控制管理机构的职责

1. 卫生行政部门

卫生行政部门负责辖区慢性病防控工作的组织领导与协调。主要职责包括：

（1）制定国家、辖区慢性病防控工作有关的公共政策、规划和工作计划，并组织实施。

（2）建立完善慢性病防控工作联系机制，加强相关部门间的沟通与协作。

（3）建设国家、辖区慢性病防控网络，落实防控责任。

（4）组织、监督、管理慢性病防控的重大专项。

（5）组织推广成熟的慢性病防控措施。

（6）组织开展国家、辖区慢性病防控督导、绩效考核、评价。

各级卫生行政部门的职责各有侧重。卫生部侧重于制定国家慢性病防控规划，指导全国工作；省及地级侧重于慢性病防控规划的组织落实、监督、管理和评价；县级侧重于规划的实施、执行和评价。

2. 疾控机构

疾控机构负责国家、辖区慢性病防控工作的技术管理与指导。主要职责包括：

（1）协助卫生行政部门制订慢性病防控规划和工作计划，为制定和发展政策提供技术支持。

（2）负责执行国家、辖区慢性病防控规划和方案，制订本机构慢性病防控工作的年度计划和实施方案，指导实施慢性病综合防控干预策略与措施。

（3）组织并开展慢性病及其危险因素的监测和流行病学调查，分析预测慢性病流行形势、疾病负担、危险因素流行和发展趋势，提出慢性病防控对策。

（4）组织开展各类目标人群慢性病防控的健康促进活动。

（5）承担慢性病防控有关技术规范、指南、标准的制订及推广应用。

（6）负责下级疾控机构、基层医疗卫生机构和医院慢性病防控工作的技术指导和培训。

（7）承担慢性病防控工作的业务信息管理，防控效果的考核评价。

（8）开展慢性病防控相关的科学研究，推动学术交流和国际合作。

各级疾控机构的职责各有侧重。国家级重点负责全国慢性病监测、干预等的组织和实施；汇总分析相关信息，评估全国慢性病和相关危险因素的流行情况与变化趋势、防控能力与应对、防控效果等；发布国家慢性病综合评估报告；开展政策策略研究，为国家制定相关政策提供技术支持；研究制订和推广技术规范、指南和适宜技术；开展科学研究和国际合作。省级和地级重点负责辖区慢性病监测数据收集汇总，发布慢性病综合评估报告，为辖区相关政策的制定提供技术支持；组织辖区慢性病及相关危险因素的干预控制工作，开展常规督导和评估；结合辖区特点开展科学研究，推广技术规范和技术指南；培训辖区慢性病防控队伍，提高慢性病监测和干预工作的质量。县级重点负责完成上级下达的慢性病防控任务，负责辖区内慢性病防控具体工作的管理和落实；收集汇总辖区慢性病监测数据，完成综合评估报告；组织实施健康促进项目；制订辖区慢性病干预的工作计划；指导基层医疗卫生机构实施慢性病防控工作，并考核评估防控效果。

3. 基层医疗卫生机构

基层医疗卫生机构包括城市社区卫生服务中心和服务站、农村乡（镇）卫生院和村卫生室。主要职责包括：

（1）承担 35 岁以上患者首诊测血压工作，承担辖区慢性病高风险人群发现、登记、指导和管理工作。

（2）承担明确诊断的高血压、糖尿病等慢性病患者的建档、定期干预指导和随访管理。

（3）承担辖区居民慢性病及其所致并发症和残疾的康复工作，提供康复指导、随访、治疗、护理等服务。

（4）开展辖区健康促进工作，开设健康课堂，组织健康日宣传活动。

（5）建立居民健康档案，并根据其主要健康问题和服务提供情况填写相应记录。

（6）承担国家、辖区慢性病监测任务，有条件的地区开展死亡登记和死因调查、恶性肿瘤发病登记、新发脑卒中和心肌梗死病例报告等。

（7）与上级医院建立双向转诊机制。

（8）城市社区卫生服务中心和农村乡（镇）卫生院承担对社区卫生服务站和村卫生室慢性病防控的指导和管理。

4. 医院

医院包括城市二级及以上医院和县级医院，负责执行国家、辖区慢性病防控规划和方案要求的慢性病防控工作。主要职责包括：

（1）承担 35 岁以上患者首诊测血压工作。

（2）对有关慢性病病例进行登记和报告，包括死亡登记、恶性肿瘤发病登记、新发脑卒中和心肌梗死病例报告等。

（3）开展慢性病有关的健康咨询、健康教育和知识宣传，包括院内板报和宣传画张贴、宣传日活动、健康课堂、诊疗过程中的咨询教育等。

（4）承担对辖区基层医疗卫生机构的技术指导和培训。

（5）与基层医疗卫生机构建立双向转诊机制。

5. 专业防治机构

专业防治机构包括国家心血管病中心、国家癌症中心和各级各类防治办公室等专业机构，承担专病防治工作。主要职责包括：

（1）协助卫生行政部门制订相关疾病防治规划，参与有关政策的研究，编制防治指南、技术规范和有关标准。

（2）在国家或辖区疾病预防控制信息平台的基础上，构建相关慢性病信息管理系统，收集、分析、发布国家或辖区有关慢性病专病防治报告，评价防控效果和预测疾病发展趋势。

（3）构建全国或辖区慢性病综合防控网络，示范、推广适宜有效的防治技术和措施。

（4）开展慢性病专病基础、临床、预防及管理的培训活动。

（5）开展科学研究、学术交流和国际合作。

二、疾病控制管理机构的人员配备

各级卫生行政部门和各级各类慢性病防控相关机构应当根据《医改意见》及疾病预防控制有关文件精神，结合我国基本医疗卫生制度建设的要求，内设慢性病防控相应的职能和业务部门，按照职责设置岗位，配备足够人员从事慢性病防控工作。疾控机构依据其职责和工作任务，结合所在地域服务人口、服务半径、交通状况、慢性病流行情况等，按照职责设置岗位，根据工作需要配备专职人员，从事慢性病防控工作。慢性病防控专业技术人员应当具备履行岗位职责相应的专业资质和执业资格，并经过县级以上业务主管部门组织的专业技术和业务培训。

第三节　疾病干预与管理

慢性病的干预与管理需要疾控机构、基层医疗卫生机构、医院和专业防治机构的密切协作，需要卫生系统外其他部门或单位的支持，需要社会和民众的积极参与。干预工作要面向三类人群：一般人群、高风险人群和患者群。重点关注三个环节：危险因素控制、早诊早治和规范化管理。注重运用三个手段：健康促进、健康管理和疾病管理。围绕心脑血管疾病、恶性肿瘤、慢性呼吸系统疾病和糖尿病等重点慢性病，积极开展社区防治和健康教育，重视高风险人群管理，控制社会和个人危险因素，推广有效防治模式，努力减少疾病负担。根据我国慢性病及其危险因素流行特征，结合世界卫生组织《烟草控制框架公约》、《饮食、身体活动与健康全球战略》等战略目标，现阶段慢性病危险因素干预与管理重点包括：烟草使用、不合理膳食、身体活动不足三种行为危险因素，超重／肥胖、血压升高、血糖升高和血脂异常四种指标异常。慢性病综合防治示范区及其他有条件的地区，在有效开展上述工作的基础上，可扩大慢性病干预与管理的范围。

一、危险因素控制

（一）目标

通过政策倡导、环境建设、技术支持、健康教育和健康促进活动的开展，营造健康的生活方式支持环境，促进全民健康生活方式培养，降低人群慢性病危险因素水平，预防慢性病的发生和发展。

（二）内容和方法

1. 开展全民健康生活方式行动

（1）政府倡导与推动。充分发挥领导示范和政府相关部门的作用，积极推进各类活动开展，促进有利于全民健康生活方式行动的政策、策略和措施的出台。

（2）创造支持环境。营造有利于健康的生活环境和工作环境。积极开展健康生活方式示范社区、单位、食堂／餐厅等示范创建活动。鼓励相关企业和团体参与健康生活方式行动，形成全社会支持、参与健康生活方式行动的环境和氛围。

（3）普及健康知识。根据不同人群特点，充分利用电视、广播、报纸、期刊及网络等群众喜闻乐见和易于接受的方式，普及健康生活方式的有关知识。积极动员社区、工作单位和学校等开展健康教育行动。

（4）开发和推广适宜技术。开发和推广简便易行适用于个人、家庭和集体单位的支持工具，支持社区、学校、单位和公共场所开展控烟、合理膳食和适当运动等健康生活方式活动；相关部门积极为个人、家庭和集体人群提供咨询和有关技术服务。

2. 烟草控制

（1）加强政策倡导，促进出台室内公共场所和工作场所禁止吸烟的法律、法规和制度，禁止烟草广告、促销和赞助制度等。

（2）采取多种手段，开展系统的烟草危害宣传与健康教育，改变社会敬烟送烟的陋习，提高人群烟草危害知识水平。

（3）开展吸烟人群戒烟指导和干预，重点加强医生培训，促进医生对患者的戒烟教育。

（4）指导医院、学校、政府机关、公共场所、社区、家庭创建无烟环境。

（5）加强对青少年、妇女、公务员、医务人员等重点人群的健康教育和管理，重点预防青少年吸第一支烟、医务人员和妇女吸烟。

3. 合理膳食

（1）制定和落实合理膳食的支持性政策。落实《营养改善工作管理办法》和《食品营养标签管理规范》，促进学生营养午餐、餐饮业健康膳食宣传等相关制度的制定和实施。

（2）建设有利于合理膳食的支持环境。引导食品生产企业开发和生产低盐、低脂食品；餐饮行业研制健康食谱；专业技术部门开发合理膳食的支持工具和技术，并进行推广。

（3）开展合理膳食有关的健康教育和健康促进活动。推广和普及《中国居民膳食指南》（2007 版），多途径宣传合理膳食的知识和技能，推广合理膳食支持工具。针对不同人群，如慢性病高风险人群和患者开展合理膳食指导。

4. 身体活动促进

（1）政策倡导与支持性环境建设。宣传和推进《全民健身条例》，建设居民方便、可及和安全的健身设施环境，出台鼓励步行或骑车出行的交通政策、单位职工参加身体活动和锻炼的政策（如工间操制度），培养健身指导员以指导公众健身。

（2）开展身体活动健康教育活动。编制并多途径宣传和普及身体活动关键信息。

（3）开展身体活动健康促进活动。在单位、学校、社区等不同场所，开展形式多样、参与性强的大众健身活动。

（三）任务

1. 疾控机构

（1）制订健康生活方式行动、烟草控制、合理膳食、身体活动促进的工作计划和实施方案，并指导实施和总结。

（2）组织实施相关政策宣传、倡导、提案、议案和媒体深度报道。

（3）确定健康教育核心信息，设计并推广宣传资料，组织开展辖区内大型健康教育和健康促进活动。

（4）编制相关技术文件，开发推广健康促进适宜工具和技术。

（5）指导健康生活方式示范创建工作，不断扩大示范社区、示范单位、示范食堂、示范餐厅等的覆盖范围。

（6）组织实施试点或典型研究，总结推广成熟技术和经验。

（7）对相关部门、下级疾控机构、基层医疗卫生机构进行技术培训、业务指导和考核评价。

2. 基层医疗卫生机构

（1）制订辖区内健康教育和健康促进工作计划、实施方案，并组织实施。

（2）配备专人负责辖区内健康教育和健康促进工作。

（3）参与辖区健康生活方式示范社区、示范单位和示范餐厅／食堂等的创建工作。

（4）参与辖区健康促进工作的考核与评价，完成辖区工作自我总结与评价。

3. 医院

（1）协助当地卫生行政部门和疾控机构制订健康教育和促进规划和计划。

（2）参与健康教育核心信息、技术规范和支持工具的制订和开发。

（3）以各种形式开展院内健康生活方式知识宣传，并在门诊常规开展针对个体的健康生活方式指导。

（4）在健康生活方式、高血压、糖尿病等健康宣传主题日，组织开展宣传活动。

（5）创建无烟医院、健康生活方式示范医院等。

（6）协助开展辖区基层医疗卫生机构的业务培训和指导。

（四）流程和步骤

（1）根据当地慢性病防治规划，因地制宜，制订慢性病危险因素控制工作计划和实施方案。

（2）获取可能的政策、技术、人力和经费支持。

（3）按计划实施健康生活方式行动、烟草控制、合理膳食、身体活动促进等活动。

（4）督导、评价和总结健康教育和健康促进工作。

（五）质量控制

（1）依据工作计划、实施方案明确的质量控制要求，制定质量控制实施细则。

（2）明确质量控制的具体负责人、内容、关键控制点、基本要求、奖惩办法。

（3）质控贯串计划制订、组织建设、活动开展、工作总结、效果评估等全过程各环节。

二、高风险人群的早期发现与管理

（一）目标

积极发现慢性病高风险人群，通过健康管理和强化生活方式干预，降低个体慢性病危险水平，防止和延缓慢性病的发生。

（二）内容和方法

1. 高风险个体发现

（1）创造方便发现慢性病高风险人群的条件和政策环境，宣传高风险人群早期发现的重要性和方法，鼓励在家庭、社区、单位、公共场所提供便利条件，发现高风险人群。

（2）医疗卫生机构可通过日常诊疗、健康档案建立、单位职工和社区居民的定期体检、从业人员体检、大型人群研究项目等途径发现高风险人群。

2. 高风险人群的健康管理

为防止或延缓高风险人群发展为慢性病患者，高风险人群需要加强健康管理，定期监测危险因素水平，不断调整生活方式干预强度，必要时进行药物预防。针对具有任何1项高风险人群特征者，可以通过公众群体的健康管理，促进其对自身进行动态监测和生活方式自我调整；针对具有3项及以上高风险人群特征者，应当纳入个体健康管理范围。

（1）生活方式自我调整和强化干预。对具有任何1项高风险人群特征者通过健康教育，促进其对自身的生活方式进行自我调整。对具有3项及以上高风险人群特征者，基层医疗卫生机构应当对其开展强化干预。干预的内容主要包括合理膳食、减少钠盐摄入、适当活动、缓解心理压力、避免过量饮酒等。强化生活方式干预需要坚持以下原则：

1）强度适中，循序渐进。需针对个体情况，医患共商，确定干预可能实现的阶段性目标。

2）长期坚持，形成习惯。长期坚持良好的生活方式，逐步形成习惯，才能取得良好的效果。

3）亲友互助，强化习惯。强化干预需要家人和朋友的配合。①亲友的配合为实现戒烟、合理膳食等行为提供支持；②亲友的支持有助于增进感情，使家庭和睦、社会和谐；③高风险个体的家人甚至是同事往往具有相似的行为习惯，共同培养健康生活方式有助于亲友的健康。

4）同伴共勉，提高信心和技能。发挥同伴教育的作用，充分运用"自我管理"技能。如参加"兴趣俱乐部"等，有助于同伴间交流经验，增强信心，长期坚持，降低成本。强化生活方式干预需遵循以下步骤：①确定个体存在的危险因素和所处水平，了解其知识、态度和行为改变状况。②分析控制各种危险因素对预防慢性病作用的大小，提出循证医学建议。③结合实际情况，综合考虑各种危险因素控制的难度和可行性，制订危险因素控制优先顺序、阶段目标和干预计划。④创造方便的危险因素监测、咨询和随访管理的支持性环境；鼓励高风险个体争取亲友、同事的配合，积极参与有关活动组织。⑤结合经常性的监测与评价，适时调整干预策略和措施。

（2）控制其他并存的疾病或危险。高风险个体在监测危险因素、生活方式自我调整和强化干预（包括控烟）的同时，尚需加强对体重、血糖和血脂等指标的控制。

（三）任务

1. 疾控机构

（1）以循证医学为基础，组织确定各类慢性病高风险人群发现的执行标准和工作策略。

（2）开发并推广高风险人群发现、健康教育和强化生活方式干预适宜技术。

（3）组织辖区医院和基层医疗卫生机构制订高风险人群发现、管理工作方案和技术文件，并指导实施。

（4）开展群体水平高风险人群的健康教育。

（5）定期对工作质量和效果进行考核评价。

2. 基层医疗卫生机构

（1）依据上级的方案，参与制订辖区高风险人群干预和管理工作计划。

（2）为居民提供方便的危险因素监测环境和设备条件。

（3）多种形式开展群体水平健康教育，宣传危险因素监测方法和高风险及患病状态的判断标准，鼓励自我监测危险因素水平。

（4）通过各种途径发现慢性病高风险人群，做好建档和随访工作，指导高风险个体进行强化生活方式干预。

（5）对辖区慢性病高风险人群的干预和管理工作进行评估。

3. 医院

（1）为制定高风险人群判定标准、发现和管理技术方案提供技术支持。

（2）通过培训和指导，协助辖区基层医疗卫生机构高风险人群的发现和管理。

（3）多种途径向就诊者宣传高风险个体发现的意义和方法。

（4）在医院的诊疗服务中，积极发现高风险个体并提供健康生活方式指导。

（四）流程和步骤

（1）参照上级标准，结合辖区具体情况，制定慢性病高风险人群的执行标准，高风险人群发现、健康教育和强化生活方式干预工作计划和实施方案。

（2）倡导高风险人群发现支持政策，开发支持技术，争取人力、财力、物力支持。

（3）按计划实施高风险人群的发现、干预和管理。

（4）对工作进行督导和评价，总结和汇报工作经验和效果。

（五）质量控制

（1）结合工作计划、实施方案和本地工作实际，制定具体质量控制实施细则。

（2）明确质量控制的具体负责人、内容流程、关键点、基本要求、奖惩办法。

（3）质量控制应当遵照循证原则贯串计划制订、组织建设、活动开展、工作总结和评估等各环节。

三、高血压和糖尿病患者的早期发现与管理

（一）目标

早期发现和管理高血压和糖尿病患者，提高知晓率、治疗率和控制率，减少或延缓

心血管病事件等严重并发症的发生。

（二）内容和方法

（1）患者筛查。根据诊断标准，利用以下各种途径筛查和早期诊断高血压和糖尿病患者。

1）有计划地测量辖区成年人的血压和血糖。

2）在日常诊疗过程中检测发现血压和血糖异常升高者。

3）在各种公共活动场所，如老年活动站、单位医务室、居委会等测量血压；通过各类从业人员体检、健康体检、建立健康档案、进行基线调查等机会筛查血压和血糖。

4）在各种公共场所安放半自动或全自动电子血压计，方便公众自测血压。

（2）患者的健康教育。通过各种方式开展针对高血压和糖尿病患者的健康教育，指导公众养成健康的生活方式，掌握血压和血糖的监测方法，提高患者的遵医行为。

（3）患者的管理。被检出的高血压和糖尿病患者，纳入规范化管理，有效控制血压和血糖，预防和减少并发症的发生。提倡高血压和糖尿病患者自我管理。争取村（居）委会支持，由专业人员指导，组织患者建立自我管理小组，学习健康知识和防治技能，交流经验，提高自我管理效能，改变危险行为，促进管理效果。

（三）任务

1. 疾控机构及专业防治机构

（1）联合基层医疗卫生机构和医院制定慢性病患者规范化管理信息标准、慢性病早期发现和规范化管理工作规范，编制慢性病患者生活方式干预和自我管理宣传资料，制定有关工作考核评估标准。

（2）对医院和基层医疗卫生机构开展相关业务指导。

（3）组织实施或参与辖区慢性病患者早期发现、规范化管理和信息管理、慢性病基本公共卫生服务项目考核评估，完成评估报告。

2. 基层医疗卫生机构

（1）制订辖区慢性病患者筛查和管理计划，积极发现慢性病患者，建立健康档案，按照《中国高血压防治指南（2009年基层版）》、《中国糖尿病防治指南》、《高血压患者健康管理服务规范》、《2型糖尿病患者健康管理服务规范》要求，实施规范化管理，提高高血压和糖尿病等慢性病患者的知晓、治疗和控制水平。

（2）开展辖区健康教育与健康促进活动，提高慢性病患者健康生活方式行为能力和自我管理的知识和技能。

（3）为高血压、糖尿病等慢性病的早期发现提供血压、体重、血脂、血糖等指标监测的有利环境和条件。

（4）促进"病友俱乐部"等活动小组的建立，为患者康复提供交流和共同参与的平台，并派出专门人员定期进行指导。

（5）充分利用门诊、家庭访视等机会对慢性病患者进行个体化危险评估和生活方式指导。

（6）按要求收集、管理和上报慢性病患者发现和随访管理信息。

（7）做好辖区居民慢性病及其所致并发症和残疾的康复工作。

（8）对有关工作进行自我评估。

3. 医院

（1）以多种形式开展慢性病防治知识宣传，有效传播慢性病防治知识。

（2）实施 35 岁以上患者首诊测压制度，利用各种诊疗机会发现高血压和糖尿病患者，并协助纳入属地管理。

（3）建立健全双向转诊制度，为高血压、糖尿病等慢性病患者提供规范化诊疗服务。

（4）指导基层开展高血压、糖尿病防治服务，提高基层人员技术水平。

（四）流程和步骤

（1）制订高血压、糖尿病等慢性病早期发现和管理工作计划。

（2）广泛宣传高血压、糖尿病早期发现和规范管理的方法和意义。

（3）营造高血压、糖尿病早期发现和规范化管理的支持环境。

（4）有计划地开展早期发现和管理工作。

（5）落实标准化信息收集、管理和上报工作。

（6）实施相关工作的督导、评估和总结。

（五）质量控制

（1）依据工作计划、实施方案，结合本地工作实际，制定具体的过程质量控制实施细则。

（2）明确质量控制的具体负责人、内容流程、关键点、基本要求、奖惩办法。

（3）质量控制应当贯串计划制订、组织建设、活动开展、工作总结和评估等全过程各环节。

四、重点癌症的早诊早治

（一）目标

以早诊早治工作为载体，提高主要癌症的早期诊断率、早期治疗率、五年生存率，降低死亡率；提高技术队伍水平，加强基层能力建设；建立合理、可行的费用分担机制，保证绝大部分患者得到及时的治疗；逐步全面开展癌症的综合防治工作。

（二）内容和方法

（1）确定优先开展早诊早治的癌症。依据危害严重、筛查成本低、技术成熟、人群受益面广的原则，确定优先开展早诊早治的病种，如食管癌/贲门癌、大肠癌、乳腺癌、子宫颈癌、胃癌、肝癌和鼻咽癌等。

（2）制订早诊早治工作计划和实施方案。各地卫生行政部门应当根据当地癌症流行特点，组织制订适合本地情况的早诊早治工作计划和具体实施方案。科学确定开展早诊早治工作的癌症种类、人群范围、技术指导及工作承担单位，建立健全包括流行病学、临床检查及组织病理诊断等多学科协作的早诊早治技术队伍。

（3）规范早诊早治工作。根据国家相关癌症诊疗规范，结合本地区卫生资源状况，统一辖区内医疗卫生机构癌症早诊早治工作流程，统一培训医疗卫生人员，落实癌症规范化诊疗，切实保证癌症患者有效早诊早治，提高治疗效果、生存质量。

（三）任务

1. 疾控机构及专业防治机构

（1）依据国家相关规划、计划及方案，制订辖区癌症筛查及早诊早治技术方案，发展和推广重点癌症早诊早治的适宜技术。

（2）组织发动早诊早治工作，开展流行病学调查，收集筛查对象信息，建立癌症综合防治示范区，逐步推动癌症综合防治工作。

（3）开展癌症健康知识普及工作，提高人民群众对癌症防治知识的知晓程度及在癌症防治工作中的主动参与意识。

（4）承担对开展癌症筛查和早诊早治工作的各级各类机构的技术指导和相关人员培训。

（5）组织和参与早诊早治工作质量和效果的评估考核。

2. 基层医疗卫生机构

（1）做好健康教育，动员辖区居民参与癌症筛查工作，协助上级医院开展癌症筛查工作。

（2）在上级医院的指导下，参与部分癌症的筛查和早诊早治工作。

3. 医院

（1）执行癌症筛查及早诊早治技术方案，按照分地区、分阶段、有计划、有重点的原则逐步开展癌症筛查和早诊早治工作。

（2）指导基层医疗卫生机构开展癌症筛查和早诊早治，培养基层医疗卫生机构技术队伍。

（四）流程和步骤

（1）制定筛查技术路线。

（2）确定筛查对象范围。

（3）明确参与机构的职责和任务。

（4）时间进度安排。

（5）早诊早治的保障措施。

（6）参与早诊早治人员的技能培训。

（7）确定质量控制措施与评价指标。

（五）质量控制

（1）广泛开展健康教育和宣传动员，提高群众的参与程度和依从性。

（2）认真开展人员培训，提高技术水平，提高早诊率。

（3）政策保障措施到位，提高治疗率。

第四节 妇幼保健管理

一、妇幼保健管理概述

为了使妇幼卫生工作不断适应妇女和儿童日益增长的服务需求，促进妇幼卫生事业的发展，妇幼卫生工作的方针也随着我国的实际情况不断地发展。妇幼卫生工作始终体现出以保健为中心，以预防为主的突出特点。在 2001 年 6 月颁布的《母婴保健实施办法》中，妇幼卫生工作方针转变为母婴保健工作的方针，将妇幼卫生工作方针融于《母婴保健法》中，以法规的形式表现出来。妇幼卫生工作必须坚持以保健为中心，以保障生殖健康为目的，保健与临床相结合，面向群体，面向基层和预防为主的工作方针。妇幼卫生工作方针的制定表明了国家对妇幼卫生工作的重视及对妇女和儿童健康的关心，同时也是确保妇幼卫生工作健康发展的指南，指导着妇幼卫生工作的正确方向。

妇幼卫生工作的内容包括以下几个方面：

1. 妇女保健 (maternal-health care)

妇女的生命周期一般分为女童期、青春期、经期、孕产期、哺乳期，以及围绝经期和老年期。针对妇女在不同时期的生理特点，实施不同的保健服务。妇女保健的重点是加强对孕产妇保健系统管理。同时，定期进行妇女疾病的普查、普治，防治妇女常见病和多发病。

2. 儿童保健 (children's health care)

根据儿童各年龄段的生理和心理特点，进行适宜的卫生保健，促进儿童的身心发育。儿童保健的中心任务是努力降低围产儿、新生儿、婴幼儿、学龄前儿童的发病率和死亡率，具体是做好各年龄期的系统保健。目的是减少儿童发病率，降低儿童死亡率，增强儿童身心健康，提高儿童健康水平。儿童保健的主要内容包括散居儿童保健、集体儿童保健、儿童常见病防治和儿童传染性疾病的防治。

3. 婚前保健

登记结婚前，男女双方到医疗、妇幼卫生机构接受婚前医学检查、婚前卫生指导和卫生咨询服务。主要目的是为新婚夫妇掌握必要的婚育知识打下基础并为孕育健康的下一代做好初筛工作。了解双方及家族中是否有遗传病史和患有急慢性传染性疾病，对一些明显影响下一代健康的遗传性疾病及传染性疾病提出医学意见。

4. 生殖健康 (reproductive health) 服务

20 世纪 90 年代，WHO 首先采纳了"生殖健康"这一名词。1994 年 9 月，在埃及开罗召开的国际人口与发展会议将"生殖健康"列入今后 20 年的行动纲领。生殖健康是一个广义的妇幼卫生服务概念，主要包括生育调节、母亲与婴幼儿健康、生殖道疾病防治及性传播疾病防治四个方面。"生殖健康"概念是一个身体、心理和社会三个层次健康的概念，主要指在各方面完好的状态下完成生殖。

5. 健康教育和健康促进

健康教育和健康促进具有很强的理论性和实践性，是公认的低成本保健对策。通过各种形式的活动，传播各项妇幼保健知识、提高社会对妇幼卫生保健的认识、引导人们自觉改变不良的行为习惯和生活方式，并使他们掌握自我保健的基本技能。是实现妇幼卫生工作从技术服务拓展到知识服务，从个体治疗到群体预防的重要措施。

二、妇幼卫生管理组织及其职责

（一）妇幼卫生管理组织

1. 卫生部

卫生部是妇幼卫生行政管理的最高机构，由基层卫生和妇幼保健司主管，妇女卫生处和儿童卫生处负责，对各省（市、自治区）卫生厅（局）起政策领导和业务指导作用。

根据中共中央国务院批准的《卫生部职能配置、内设机构和人员编制规定》（国办发〔1998〕74号），卫生部内设妇幼保健与社区卫生司（Department of Maternal and Child Health Care and Community Health），其主要职责是：

（1）研究拟定妇幼保健与生殖健康、社区卫生、健康教育和健康促进及卫生科普等相关法律、法规和政策。

（2）制定并实施有关妇幼保健与生殖健康、提高出生人口素质、社区卫生、健康教育改革和发展目标、规划。

（3）依法对母婴保健工作进行管理、指导和监督，制定妇幼保健、社区卫生、健康教育机构建设规范、人员培训规划、专项技术标准等。

（4）负责妇幼保健与生殖健康、社区卫生、健康教育信息管理。

（5）会同有关部门制定并发布计划生育技术规范。

（6）综合协调全国健康促进与健康教育工作，研究拟定全国控制吸烟有关政策、法规和规划。

2. 地方政府各级卫生行政机构

地方政府各级卫生行政部门是妇幼卫生行政管理的执行机构，除执行全国颁布的政策法规外，在各级政府的领导下，负责组织领导本地区的妇幼卫生工作。各省、自治区、直辖市卫生行政机构设基层卫生与妇幼保健处或妇幼保健与社区卫生处，各区、县乡（镇）根据行政规划设立妇幼行政部门。其主要职责是：

（1）根据国家卫生工作方针、政策，结合本地区妇幼卫生工作现状，制定妇幼卫生工作计划；同时负责布置、督促、检查和总结等工作，为此，应掌握必要的数据，及时向上级请示汇报，当好参谋助手。

（2）协助制定本地区妇幼卫生事业的规划，包括机构的设置、队伍建设以及业务工作开展的目标。

（3）与有关部门共同组织本地区内各级妇幼保健专业机构与综合医院妇产科、儿科开展有关妇幼保健的医疗、预防、教学及科学研究工作，并督促检查其质量，协助解决困难。

（4）有计划地组织妇幼卫生专业人员的培训进修，并协助有关部门制订培养妇幼保健高、中级人员的教学计划，对妇幼人员的奖惩、任免及提升、晋级等工作提出办法和建议。

（二）各级妇幼卫生专业机构

1. 省级妇幼卫生专业机构

省级妇幼卫生专业机构是省妇幼保健院，是全省妇幼保健的业务指导中心。

（1）主要职责。主要职责与工作范围涉及了保健、临床、培训、健康教育、信息和科研六大方面。

1）保健工作。掌握本省妇女儿童的健康状况，主要的健康问题，提出干预措施，协助卫生行政部门制订规划并参与实施；全面了解影响本省妇女儿童身体与心理健康的生物、社会、环境和心理因素，针对这些因素提出预防措施；为地（市）级妇幼保健机构提供技术指导和技术支持；负责全省的妇幼卫生业务工作质量监督监测，定期向卫生行政部门提交报告；协助卫生行政部门管理妇产医院、儿童医院和综合医院中的妇幼保健业务。

2）临床工作。接受下级妇幼卫生机构的转诊，提供妇产科和儿科的临床服务。

3）培训工作。根据妇幼卫生工作的实际需要，协助卫生行政部门制定妇幼卫生人力发展规划和在职培训计划；接受县和县以上妇幼卫生专业机构技术人员的进修、培训和医学院校妇幼卫生专业学生实习；协助卫生行政部门对妇幼保健专业技术人员进行业务考核。

4）健康教育。协助卫生行政部门制订健康教育计划，指导下级妇幼卫生专业机构的健康教育活动；提供健康教育教材；开展群众性的健康教育。

5）妇幼卫生信息。负责收集、整理、分析、储存全省妇幼卫生工作的各种信息资料；按规定将有关信息上报省和国家卫生行政部门，同时反馈给当地政府和卫生行政部门；承担国家检测室的监测任务；指导下级妇幼卫生专业机构的信息工作，抽查、核实信息资料。

6）科研工作。针对本省妇女和儿童身心健康的主要问题，开展应用型科研工作并负责科研成果的推广应用；承担上级科研任务；指导下级科研工作并提供技术支持。

（2）内部机构设置省级妇幼保健院实行院、部两级行政管理体制。院内设保健部和临床部，各部依据所担负的职能和工作范围设置相应的科室。

保健部和临床部分别设置，但又有机结合，保健部以保健为中心，临床是保健的技术后盾和培训基地。保健部和临床部的人员并非绝对固定，可以根据任务灵活调配，如妇产科医生同样可以参加保健工作。一般来说，省妇幼保健院内部科室的设置应与功能、任务相适应，除行政职能科室外，业务科室分一级科室、二级科室、医技科室和其他业务科室。

1）一级科室。妇女保健科、儿童保健科、生殖健康科、健康教育科、信息资料科、妇科、产科、急诊科等。

2）二级科室。围产保健、优生咨询、青春期保健、更年期保健、儿童生长发育、儿童康复、儿童营养等。

3）医技科室和其他业务科室。药剂科、检验科、器械科、供应科、手术室、病案室等。

（3）建筑设计。妇幼保健院在建筑设计和房屋布局上要突出保健功能，除一般医院应具备的条件外，还应注意内部环境明朗愉快，保健科室安置在最方便群众、最宽敞的部位，宣传教育室要设在必经的要道，灯光、水管道、制冷暖设备要符合妇女和儿童的需要。

保健业务用房建筑面积不少于 1 400 m^2，每床建筑面积不少于 60 m^2，每床净使用面积不少于 6 m^2，分娩室面积不少于 80 m^2。应有足够的培训和会议用房。

（4）基本设备。省级妇幼保健院应具有与保健、医疗、教学和科研等功能相适应的基本设备和常规设备，如儿保设备、妇保设备、产房设备、新生儿病房设备、检验设备、功能检查设备、影像诊断设备、健康教育设备和交通工具。

2. 县（区）级妇幼卫生专业机构

县（区）级妇幼卫生专业机构指县（区）妇幼保健院（所），是省、地（市）、县三级保健网的基层，其工作质量影响着妇幼保健三级网的运行质量。

（1）主要职责。

1）负责全县（区）妇幼保健和计划生育技术指导，开展力所能及的科研工作。

2）培训基层中、初级妇幼卫生专业人员。

3）负责全县（区）妇幼卫生常规报告等统计信息收集、整理、分析，上报上级妇幼卫生机构和县（区）政府卫生行政部门。

4）负责乡（镇）卫生院妇产科和儿科的技术指导，儿童生长发育监测，指导乡（镇）卫生院提高产科助产水平、改善产科住院及接生条件，提高住院分娩率。

5）负责县（区）、乡（镇）儿童入托、入学前健康体检和托幼机构保健人员培训。

6）提供健康教育。

（2）科室设置。指县（区）妇幼保健院（所）内部机构管理不同于省级机构，其主要工作任务在基层，内部管理以保健管理为主。科室一般设婚姻保健科、妇女保健科（设立围产保健、孕产期保健、优生咨询、乳腺保健、妇女营养等专业）、儿童保健科（设立儿童生长发育、儿童营养、儿童心理、儿童五官保健专业）、生殖健康科（设立计划生育、不孕症等专业）、健康教育科、妇幼信息科、妇产科、儿科以及医技科室（检验科、药房、手术室、放射科等）。

从事基层工作的专业人员可以按照分乡（区）包干的形式管理，团队当中的成员可以定期或者临时从各个科室抽调组成。

（3）建筑设计。县（区）妇幼保健院（所）的建筑要与其功能、任务相适应，保健用房面积不少于 800 m^2，总业务用房在 800 m^2 的基础上按每床建筑面积不少于 45 m^2，病房每床位净使用面积不少于 5 m^2，分娩室面积不少于 30 m^2，母婴同室每床位不少于 6 m^2。

（4）基本设备 县（区）妇幼保健院（所）应当有适应保健、医疗工作需要的设备。妇幼保健设备，如妇科检查床、妇科治疗仪、产床、新生儿复苏囊、新生儿抢救台、新生儿暖箱、救护车等；基本的功能检查和化验设备，如 B 超、心电图、200 mA X 线机、多普勒胎心诊断仪、显微镜等。

3. 乡（镇）级妇幼卫生工作

我国农村乡（镇）以下没有专门从事妇幼卫生工作的业务机构，而是隶属于乡（镇）卫生院。乡（镇）卫生院应定期接受县（区）妇幼保健院（所）的业务指导和检查，妇幼保健人员应定期到县（区）保健院（所）进行培训、学习、接受工作布置并汇报工作。

卫生院内设有数目不等的负责妇幼卫生工作的专职或者兼职人员，具体执行妇幼保健的各项工作，如孕产妇系统管理、高危妊娠筛查、婴幼儿系统管理、婴幼儿生长发育监测，掌握全乡妇幼保健工作的基本情况，进行统计并及时上报；定期接受县（区）级妇幼保健机构培训，并对村级妇幼保健兼职人员进行培训；完成健康教育工作。

乡（镇）卫生院必须设有产房、妇科检查室、抢救室、开设儿科门诊和观察床，妇幼卫生工作的办公用房，卫生院内设有高危孕产妇抢救小组。

4. 村级卫生站（室）妇幼卫生工作

在一些边远、贫穷的地区，村接生员承担了主要的新法接生、高危孕产妇筛查和儿童多发病防治、卫生知识普及的工作。村级卫生站或乡村医生、妇幼保健员是妇幼保健三级网的最基层部分，是妇幼卫生管理的基础。

✎ 本章小结

疾病控制管理是指一个国家或地区通过法律法规和相关政策组织卫生资源，对影响人群健康的重大疾病采取有效措施，消除或减少其对居民健康的影响，提高人群健康水平的过程。

疾病控制管理包括传染病控制管理、慢性病控制管理、地方病控制管理、寄生虫病控制管理、职业病控制管理等。

卫生行政部门、疾病预防控制机构、基层医疗卫生机构、医院和专业防治机构应该充分发挥在慢性病预防控制工作中的作用，明确各自职责、任务和内容，规范慢性病防控工作流程和考核标准，提高慢性病防控效果；并将慢性病防控工作作为一个整体，有效衔接预防、治疗、康复等各环节，分工协作，各负其责，最大限度地提高慢性病防控效果。

慢性病的干预与管理需要疾控机构、基层医疗卫生机构、医院和专业防治机构的密切协作，需要卫生系统外其他部门或单位的支持，需要社会和民众的积极参与。

（孙刚）

第十四章　药品医疗器械监督与管理

第一节　药品监督与管理

一、药品监督管理概述

（一）药品监督管理的概念

药品监督管理是指国家授权的行政机关，依法对药品、药事组织、药事活动、药品信息进行管理和监督；另一方面也包括司法、检察机关、药事法人和非法人组织、自然人对管理药品的行政机关和公务员的监督。

（二）药品监督管理的目的

药品监督管理是国家和政府的职能和义务，作为一种国家意识和行为，药品监督管理的目的由法律所规定，根据《中华人民共和国药品管理法》第一条，药品监督管理的根本目的是为了加强药品监督管理，保证药品质量，保障人体用药安全，维护人民身体健康和用药的合法权益。

（三）药品监督管理的意义

药品监督管理作为药事管理的重要组成部分，其意义主要在于：

（1）保障公众的用药安全、切实维护人民群众最根本的利益。药品是一种特殊商品，公众无法完全独立依靠其专业知识判断药品质量，而低劣的药品质量直接威胁公众的用药安全和生命健康。国家通过其设立的药品监督管理部门依法执行药品监督与管理将有效保障公众用药安全。

（2）建立并维护健康的药品市场秩序，促进医药经济健康发展。药品监督管理除打击假劣药品外，也对非法从事药品生产、经营活动的行为予以打击，净化药品市场秩序，维护合法医药企业的正当权益，促进医药经济的健康可持续发展。

（四）药品监督管理的性质

（1）药品监督管理的法律性。药品监督管理是依据《中华人民共和国药品管理法》管理药品的活动，体现了国家意志，由国家强制力做保障，是国家药事行政的主要内容，是国家药物政策的重要组成部分。

（2）药品监督管理的双重性。药品监督管理既包括药品监督管理部门依法实施的对监管相对人的行政管理活动，也包括监督主体依法对行政权的监督。《药品管理法》相应条款明确了对药品监督管理部门和药检机构的禁止性规定。

（3）药品监督管理的方法性。药品监督管理要坚持目的性和有效性统一，管理效率和管理成本兼顾，事前监督与事后监督相结合，监督管理与改革发展相互促进。

（五）药品监督管理的作用

（1）保证药品质量。药品是防病治病不可缺少的商品，其质量好坏直接危害人们的健康和生命财产的安全，加强药品的监督管理，严惩制造销售假劣药品活动，才能保证药品质量，维护公众切身利益。

（2）促进药物研发。无论是新药研发还是仿制药开发均是投资大、风险高的科技活动。药物研发的质量和数量，对防治疾病和医药经济发展均有重大影响，若缺乏管理，无效药、毒性药、低水平仿制药将大量充斥市场，只有加强药品监督管理，尤其是药品注册管理，提高药品审评标准，引导和规范企业药物研发活动，才能促进药品发展。

（3）提高企业竞争力。药品质量的差异化是制药企业的核心竞争力，在药品生产、流通、使用等环节均存在影响质量的因素，因此，加强药品生产、流通、使用环节等监督管理，可以有效促进企业提前充分考虑各环节影响质量的因素，通过工艺改造、技术改良或创新，提高药品质量的稳定性，从而提升自身的核心竞争力。

（4）规范药品市场。国内药品市场相对于国外而言尚属于药品的新兴市场，药品质量良莠不齐，部分企业为追求利益的最大化使得大量假劣药品充斥市场，药害事件常有发生，如"齐二药"事件、"欣弗"事件等。加强药品监督管理，并根据监管形势的变化，及时调整监管策略是规范药品市场、净化市场秩序的唯一手段。

（5）促进合理用药。近年来合理用药问题引起了社会的广泛重视。合理用药不仅涉及医生科学、合理、正确开处方，而且也大量涉及药品质量和药品引起的不良反应。加强药品使用环节的监督管理，完善药物不良反应监测报告制度，可以为防止药害及不合理用药起到积极的作用，保证人们用药安全、有效、经济、合理。

（六）药品监督管理的内容

药品监督管理主要包括药品生产企业管理、药品经营企业管理、医疗机构的药剂管理、药品管理、药品包装的管理、药品价格和广告的管理等。

1. 药品生产企业管理

开办药品生产企业，须经企业所在地省、自治区、直辖市人民政府药品监督管理部门批准并发给"药品生产许可证"，"药品生产许可证"应当标明有效期和生产范围，到期重新审查发证。药品生产企业必须按照国务院药品监督管理部门制定的《药品生产质量管理规范》组织生产。药品监督管理部门按照规定对药品生产企业是否符合《药品生产质量管理规范》的要求进行认证；对认证合格的，发给认证证书。

2. 药品经营企业管理

开办药品批发企业，须经企业所在地省、自治区、直辖市人民政府药品监督管理部门批准并发给"药品经营许可证"；开办药品零售企业，须经企业所在地县级以上地方药品监督管理部门批准并发给"药品经营许可证"，"药品经营许可证"应当标明有效期和经营范围，到期重新审查发证。药品经营企业必须按照国务院药品监督管理部门制定的《药品经营质量管理规范》经营药品。药品监督管理部门按照规定对药品经营企业是否符合《药品经营质量管理规范》的要求进行认证，对认证合格的，发给认证证书。

3. 医疗机构的药剂管理

医疗机构配制制剂，须经所在地省、自治区、直辖市人民政府卫生行政部门审核同意，由省、自治区、直辖市人民政府药品监督管理部门批准，发给"医疗机构制剂许可证"，无"医疗机构制剂许可证"的，不得配制制剂。

4. 药品管理

主要包括新药或仿制药注册管理、特殊药品管理、处方药和非处方药分类管理、进口注册管理、药品储备管理、假药、劣药的管理等。

研制新药必须按照国家食品药品监督管理局的规定如实报送研制方法、质量指标、药理及毒理试验结果等有关资料和样品，经国家食品药品监督管理局批准后，方可进行临床试验。完成临床试验并通过审批的新药，由国务院药品监督管理部门批准，发给新药证书。生产新药或者已有国家标准的药品的，即仿制药，须经国家食品药品监督管理局批准，并发给药品批准文号，药品生产企业在取得药品批准文号后，方可生产该药品。

国家对麻醉药品、精神药品、医疗用毒性药品、放射性药品，实行特殊管理。管理办法由国务院另行制定。相关法规有《麻醉药品、精神药品管理条例》、《放射性药品管理办法》等。

国家对药品实行处方药与非处方药分类管理制度，其核心目的就是有效地加强对处方药的监督管理，防止消费者因自我行为不当导致滥用药物和危及健康。另一方面，通过规范对非处方药的管理，引导消费者科学、合理地进行自我保健。实施药品分类管理的主要意义在于：有利于保障人民用药安全有效，药品是特殊的商品，它有一个合理使用问题，否则不仅浪费药品资源，还会给消费者带来许多不良反应，甚至危及生命，有的还会产生机体耐药性或耐受性而导致以后治疗的困难；有利于医药卫生事业健康发展，推动医药卫生制度改革，增强人们自我保健、自我药疗意识，促进我国"人人享有初级卫生保健"目标的实现，为医药行业调整产品结构，促进医药工业发展提供良好机遇；有利于逐步与国际上通行的药品管理模式接轨，促进国际合理用药的学术交流，提高用药水平。

药品进口须经国家食品药品监督管理局组织技术审查，必要时进行现场核查，经审查确认符合质量标准、安全有效的，方可批准进口，并发给进口药品注册证书。

国家实行药品储备制度。国内发生重大灾情、疫情及其他突发事件时，国务院规定的部门可以紧急调用企业药品。

药品生产、经营和使用单位禁止生产、销售、配制假劣药品。有下列情形之一的，为假药：①药品所含成分与国家药品标准规定的成分不符的；②以非药品冒充药品或者以他种药品冒充此种药品的。

有下列情形之一的药品，按假药论处：①国务院药品监督管理部门规定禁止使用的；②依照本法必须批准而未经批准生产、进口，或者依照本法必须检验而未经检验即销售的；③变质的；④被污染的；⑤使用依照本法必须取得批准文号而未取得批准文号的原料药生产的；⑥所标明的适应证或者功能主治超出规定范围的。

药品成分的含量不符合国家药品标准的，为劣药。有下列情形之一的药品，按劣药论处：①未标明有效期或者更改有效期的；②不注明或者更改生产批号的；③超过有效期的；④直接接触药品的包装材料和容器未经批准的；⑤擅自添加着色剂、防腐剂、香料、矫味剂及辅料的；⑥其他不符合药品标准规定的。

5. 药品包装的管理

直接接触药品的包装材料和容器，必须符合药用要求，符合保障人体健康、安全的标准，并由药品监督管理部门在审批药品时一并审批。药品生产企业不得使用未经批准的直接接触药品的包装材料和容器。对不合格的直接接触药品的包装材料和容器，由药品监督管理部门责令停止使用。

6. 药品价格和广告的管理

依法实行政府定价、政府指导价的药品，药品生产企业、经营企业和医疗机构必须执行政府定价、政府指导价，不得以任何形式擅自提高价格；依法实行市场调节价的药品，药品的生产企业、经营企业和医疗机构应当按照公平、合理和诚实信用、质价相符的原则制定价格，为用药者提供价格合理的药品。药品广告须经企业所在地省、自治区、直辖市人民政府药品监督管理部门批准，并发给药品广告批准文号；未取得药品广告批准文号的，不得发布。处方药可以在国务院卫生行政部门和国务院药品监督管理部门共同指定的医学、药学专业刊物上介绍，但不得在大众传播媒介发布广告或者以其他方式进行以公众为对象的广告宣传。

7. 基本药物管理

"基本药物"的概念，由 WHO 于 1977 年提出，指能够满足基本医疗卫生需求，剂型适宜、保证供应、基层能够配备、国民能够公平获得的药品，主要特征是安全、必需、有效、价廉。2009 年 8 月 18 日，我国正式公布了《关于建立国家基本药物制度的实施意见》、《国家基本药物目录管理办法（暂行）》和《国家基本药物目录（基层医疗卫生机构配备使用部分）》（2009 年版），这标志着我国建立国家基本药物制度工作正式实施。

基本药物管理是国家基本药物制度的核心内容，国家基本药物制度是对基本药物目录制定、生产供应、采购配送、合理使用、价格管理、支付报销、质量监管、监测评价等多个环节实施有效管理的制度。

实施国家基本药物制度是深化医药卫生体制改革近期五项重点工作之一。建立国家基本药物制度，保证基本药物足量供应和合理使用，有利于保障群众基本用药权益，转变"以药补医"机制，也有利于促进药品生产流通企业资源优化整合，对于实现人人享有基本医疗卫生服务，维护人民健康，体现社会公平，减轻群众用药负担，推动卫生事业发展，具有十分重要的意义。

二、药品监督管理体制

（一）组织体系

1. 药品监督管理的行政机构

（1）国务院药品监督管理部门。即国家食品药品监督管理局，直属国务院领导，主管全国药品监督管理工作。

（2）省、自治区、直辖市药品监督管理部门。省级药品监督管理部门是省人民政府的工作部门，主管本行政区内的药品监督管理工作。

（3）市、县药品监督管理机构。市地级或县根据需要设置药品监督管理机构，负责辖区内药品监督管理工作。

2. 药品监督管理的技术机构

（1）药品检验机构。主要包括各级药品检验机构，为同级药品监督管理机构的直属事业单位，承担依法实施药品审批和药品质量监督检查所需的药品检验工作。

（2）国家食品药品监督管理局直属技术机构。设有国家药典委员会、中国药品生物制品检定研究院、药品审评中心、药品认证管理中心等。

（二）主要监督管理机构职能

1. 国家食品药品监督管理局的职能

（1）制定药品、医疗器械、化妆品和消费环节食品安全监督管理的政策、规划并监督实施，参与起草相关法律法规和部门规章草案。

（2）负责消费环节食品卫生许可和食品安全监督管理。

（3）制定消费环节食品安全管理规范并监督实施，开展消费环节食品安全状况调查和监测工作，发布与消费环节食品安全监管有关的信息。

（4）负责化妆品卫生许可、卫生监督管理和有关化妆品的审批工作。

（5）负责药品、医疗器械行政监督和技术监督，负责制定药品和医疗器械研制、生产、流通、使用方面的质量管理规范并监督实施。

（6）负责药品、医疗器械注册和监督管理，拟定国家药品、医疗器械标准并监督实施，组织开展药品不良反应和医疗器械不良事件监测，负责药品、医疗器械再评价和淘汰，参与制定国家基本药物目录，配合有关部门实施国家基本药物制度，组织实施处方药和非处方药分类管理制度。

（7）负责制定中药、民族药监督管理规范并组织实施，拟定中药、民族药质量标准，组织制定中药材生产质量管理规范、中药饮片炮制规范并监督实施，组织实施中药品种保护制度。

（8）监督管理药品、医疗器械质量安全，监督管理放射性药品、麻醉药品、毒性药品及精神药品，发布药品、医疗器械质量安全信息。

（9）组织查处消费环节食品安全和药品、医疗器械、化妆品等的研制、生产、流通、使用方面的违法行为。

（10）指导地方食品药品有关方面的监督管理、应急、稽查和信息化建设工作。

（11）拟定并完善执业药师资格准入制度，指导监督执业药师注册工作。

（12）开展与食品药品监督管理有关的国际交流与合作。

（13）承办国务院及卫生部交办的其他事项。

2. 省级食品药品监督管理局的职能

（1）贯彻执行国家和省有关消费环节食品安全和保健食品、化妆品、药品、医疗器械监督管理的方针政策和法律法规，参与起草有关地方性法规、规章草案。

（2）负责消费环节的餐饮服务许可和食品安全监督管理，制定消费环节食品安全管理规范并组织实施，承担消费环节食品安全状况调查、监测工作，发布与消费环节食品安全监管有关的信息。

（3）负责对保健食品、化妆品、药品、医疗器械的行政监督和技术监督，组织实施相关质量管理规范。

（4）监督国家保健食品、化妆品、药品、医疗器械标准的执行，负责相关产品注册的有关工作，组织开展相关产品不良反应不良事件监测、再评价和淘汰工作，参与制定基本药物目录，配合有关部门实施国家基本药物制度，组织实施处方药和非处方药分类管理制度。

（5）组织实施中药与民族药的质量标准和监督管理规范、中药材生产质量管理规范、中药饮片炮制规范及中药品种保护制度。

（6）监督管理保健食品、化妆品、药品、医疗器械质量安全，监督管理放射性药品、麻醉药品、医疗用毒性药品、精神药品、药品类易制毒化学品等特殊药品（以下称特殊药品）。

（7）核准保健食品、药品和医疗器械产品广告。

（8）对消费环节食品安全方面的违法行为和保健食品、化妆品、药品、医疗器械研制、生产、流通、使用等方面的违法行为进行调查处理，组织开展相关质量抽验并发布质量公告。

（9）指导食品药品有关方面的监督管理、应急、稽查和信息化建设工作。

（10）指导保健食品、化妆品、药品、医疗器械的科研实验、临床试验和检验工作，并指导审评认证机构的业务工作。

（11）负责实施执业药师资格准入制度，核准执业药师注册。

（12）承办省人民政府、国家食品药品监督管理局及省卫生厅交办的其他事项。

3. 中国药品生物制品检定研究院的职能

（1）承担依法实施药品审批和质量监督检查所需的检验和复验工作。

（2）负责标定和管理国家药品标准品、对照品。

（3）负责组织药品、医疗器械的质量抽查检验工作并提供质量公告的技术数据，综合上报药品质量信息和技术分析报告。

（4）受国家食品药品监督管理局委托，对省、自治区、直辖市药品检验所及口岸药品检验所进行实验室技术考核及业务指导；对药品生产企业、药品经营企业和医疗机构中的药品检验机构或人员进行业务指导。

（5）受国家食品药品监督管理局委托，承担生物制品批签发的具体业务工作。

（6）对有关直接接触药品的包装材料和容器、药用辅料的药用要求与标准进行实验室复核并提出复核意见。

（7）承担司法机构委托的对涉嫌"足以危害人体健康"的假药进行药品含量和杂质成分等的技术鉴定。

（8）承担药品、生物制品、医疗器械注册检验，协助国家食品药品监督管理局参与药品、医疗器械行政监督。

（9）受国家食品药品监督管理局委托，承担有关药品、医疗器械、保健食品广告的技术监督。

（10）对有关药品、生物制品注册标准进行实验室复核并提出复核意见。

（11）受国家食品药品监督管理局委托，承担药学研究、工程类高级技术职称的评审；受国家食品药品监督管理局委托，承担国家食品药品监督管理局科技管理办公室的工作。

（12）承担国家委托的检定、生产用菌毒种、细胞株和医用标准菌株的收集、鉴定、保存、管理和分发。

（13）承担国家啮齿类实验动物保种、育种、供种和实验动物质量检测工作。

（14）承担国家药物安全评价工作。

（15）承办国家食品药品监督管理局和相关部门交办的其他事项。

4. 省级药品检验所的职能

（1）承担依法实施药品审批和药品质量监督检验所要求的药品检验任务。

（2）负责本省药品质量检验的技术仲裁工作。

（3）承担国家部分药品标准的起草、修订工作。

（4）承担国家食品药品监督管理局下达的生物制品强制检验和辖区生物制品的质量检验及技术监督任务。

（5）负责完成国家、省食品药品监督管理局下达的抽验任务，制定本省年度抽验计划草案，为国家、省食品药品监督管理局的质量公报提供技术数据。

（6）开展药品检验、药品质量、药检方法的科研工作。

（7）负责本省各市药品检验所业务技术指导和检查工作，为药品研制、生产、经营、使用单位的质检机构提供技术指导和服务。

（8）负责本省药品检验技术人员的技术培训工作。

（9）承担国家、省食品药品监督管理局交办的药品检验任务，接受中国药品生物制品检定所委托的检验项目。

三、药品监督管理法规体系

（一）药事管理法律

由全国人大常委制定的单独的药事管理法律有《中华人民共和国药品管理法》，该法是我国第一部全面的、综合性药品法律，表明我国药品监督管理工作进入到法制化阶段，使药品监督管理工作有法可依，依法办事。与药事管理有关的法律有《行政处罚法》、《行政复议法》、《标准化法》、《计量法》、《广告法》、《价格法》、《反不正当竞争法》、《专利法》等。

（二）药事管理行政法规

由国务院制定、发布的药事管理行政法规有：《药品管理法实施条例》、《麻醉药品和精神药品管理条例》、《医疗用毒性药品管理办法》、《中药品种保护办法》、《放射性药品管理办法》、《野生药材资源保护管理条例》，与药事管理有关的行政法规有《计量法实施细则》、《标准化法实施条例》等。

（三）药事管理规章

由国务院食品药品监督管理部门依法定职权和程序，制定、修订、发布的《药品注册管理办法》、《药品生产质量管理规范》、《药品经营质量管理规范》、《药品流通监督管理办法》、《药品进口管理办法》、《关于办理生产、销售假药、劣药刑事案件具体应用法律若干问题的解释》等。与药品技术监督有关的规章还有：《实验室和检查机构资质认定管理办法》、《实验室资质认定评审准则》、《药品质量监督抽验管理规定》等。

四、药品监督管理标准体系

（一）药品标准的概念

药品标准是指药品的质量指标、检验方法以及生产工艺的技术要求的技术性标准。由国家制定并颁布的药品标准即为国家药品标准。根据《标准化法》的规定，国家药品标准属于"保障人体健康、人身财产安全"的强制性标准。

《药品注册管理办法》第 136 条规定："国家药品标准，是指国家食品药品监督管理局颁布的《中华人民共和国药典》、药品注册标准和其他药品标准，其内容包括质量指标、检验方法以及生产工艺等技术要求。"

（二）药品标准的组成

1.《中华人民共和国药典》

从 1953 年版开始陆续发行了 8 版（1953、1963、1977、1985、1990、1995、2000、2005 年版），增补本 7 册（1953 年版第一增补本，1985 年版增补本，1990 年版第一、第二增补本，1995 年版 1997 年增补本、1998 年增补本，2000 年版 2002 年增补本）。最新版为 2010 年版。

2. 部颁和局颁标准

（1）《中华人民共和国卫生部药品标准》（1963 年颁布），收载 1963 年版《中国药典》中未收载的西药 174 种，其中制剂 97 种。

（2）《中华人民共和国卫生部抗菌素标准》（1972 年颁布），收载抗生素药品及制剂 102 种。

（3）《部颁药品标准》（1975 年颁布），收载 12 种医用同位素。

（4）《卫生部药品标准》中药成方制剂第一册至二十册。

（5）《卫生部药品标准》化学药品及制剂第一册、抗生素药品第一册、生化药品第一册。

（6）《卫生部药品标准》（二部）第一册至六册。

（7）《卫生部药品标准》维吾尔药、藏药、蒙药分册。

（8）《卫生部药品标准》中药材第一册。

（9）《卫生部药品标准》新药转正标准第一册至十五册。

（10）《国家药品标准》新药转正标准第十六册至七十二册。

（11）《国家中成药标准汇编》中成药地方标准上升国家标准共 13 册（含索引一册）。

（12）《国家药品标准》化学药品地方标准上升为国家标准第一册至十六册。

3. 新药与注册标准

药品注册标准是指国家食品药品监督管理局批准给申请人特定药品的标准，生产该药品的药品生产企业必须执行该注册标准。药品注册标准不得低于中国药典的规定。

新药与注册标准是部颁和局颁标准的一部分，为单篇药品标准或试行药品标准，其中试行标准转正后，国家局整理汇总为《国家药品标准》新药转正标准。

4. 地方药品标准

各省、市、自治区编制并颁布的《中药材标准》、《中药饮片炮制规范》、《医疗机构制剂规范》等。

第二节 医疗器械监督与管理

一、概述

（一）医疗器械的概念

医疗器械是指用于人体、旨在达到下列预期目的的仪器、设备、器具、体外诊断试剂及校准物、材料以及其他类似或者相关的物品，包括所需要的软件：①疾病的诊断、预防、监护、治疗或者缓解；②损伤的诊断、监护、治疗、缓解或者补偿；③生理结构或者生理过程的检验、替代、调节或者支持；④生命的支持或者维持；⑤妊娠控制；⑥医疗器械的消毒或者灭菌；⑦通过对来自人体的样本进行检查，为医疗或者诊断目的提供信息。

（二）医疗器械的作用

医疗器械的作用主要通过声学、光学、电学等物理的方式获得，不是通过药理学、免疫学或者代谢的方式获得，或者虽然有这些方式参与但是只起辅助作用。

（三）医疗器械的分类

国家对医疗器械实行分类管理，根据其预期目的、结构特征、使用方式、使用状态等可能对人体产生的风险，将医疗器械分为三类：风险程度较低的为第一类医疗器械；风险程度高的为第三类医疗器械，如植入人体或者用于支持、维持生命的医疗器械等；风险程度介于第一类和第三类医疗器械之间的为第二类医疗器械。医疗器械分类的目录由国务院药品监督管理部门会同国务院卫生行政管理部门制定、调整、发布。

确定医疗器械分类，依据医疗器械的结构特征、医疗器械使用形式、医疗器械使用状况三方面的情况进行综合判定。

医疗器械分类的目的是为了区别医疗器械产品设计的不同预期目的、不同的技术结构、不同的作用方式，并使之能够列入不同的管理要求，保证医疗器械使用的安全有效。

二、医疗器械产品管理

（一）医疗器械注册的概念

医疗器械注册是指按照法定程序，对拟上市销售、使用的医疗器械的安全性、有效性进行系统评价，以决定是否同意其销售、使用的过程。

医疗器械是一种有使用风险的产品，对医疗器械实行注册管理，其意义在于：①注册是对医疗器械产品实行的市场准入审批，是合法产品的标志，可以保证医疗器械产品使用的安全有效；②注册是对医疗器械产品实施有效监督管理的手段，通过注册对产品给予特定标志并建立技术产品技术档案，为监督管理提供依据。

（二）医疗器械产品分类管理

国家对第一类医疗器械实行备案管理，对第二类、第三类医疗器械实行注册管理。

第一类医疗器械的申请人应当按规定向所在地省、自治区、直辖市人民政府食品药品监督管理部门提交相关材料，经审查符合要求的，予以备案。第二类医疗器械注册由所在地省、自治区、直辖市人民政府食品药品监督管理部审查，批准后发给"医疗器械注册证"。第三类医疗器械注册由所在地省、自治区、直辖市人民政府食品药品监督管理部门对注册资料的真实性和完整性进行初步审查，并提出意见，符合条件的，再将初审意见及注册申请材料报送国家食品药品监督管理部门，由国家食品药品监督管理部门组织技术审评，批准后发给"医疗器械注册证"。

（三）医疗器械的临床试验管理

根据现行医疗器械监督管理条例规定，第一类医疗器械备案，不需要进行临床试验。申请注册第二类、第三类医疗器械，应当进行临床试验，且应当在具有资格的临床试验机构中开展，并向所在地省、自治区、直辖市人民政府食品药品监督管理部门备案。第三类医疗器械中具有较高临床风险的品种的临床试验，还应当经国家食品药品监督管理部门审批后才能开展。

国家对承担医疗器械临床试验的机构实行资格认定制度。国家食品药品监督管理部门具体负责认定医疗器械临床试验机构，并公布具有资格的临床试验机构名单。医疗器械临床试验机构资格认定条件和临床试验质量管理规范，由国家食品药品监督管理部门拟定，由国务院卫生主管部门公布。

如需申请免临床试验，应符合以下情况：①工作机理明确、设计定型，生产工艺成熟，临床应用多年且无严重不良事件记录，不改变常规用途的；②通过非临床性能评价，能够证明其安全性和有效性的；③通过对同类产品临床试验或者临床使用获得的数据进行分析评价，能够证明其安全性和有效性的。

三、医疗器械生产管理

（一）医疗器械生产准入条件

国家对医疗器械的生产实行许可制度。医疗器械生产企业从事医疗器械生产活动，应当符合国家医疗器械行业发展规划和产业政策，按照医疗器械质量管理规范的要求应具备以下条件：①有与拟生产的医疗器械品种相适应的生产场地、环境条件、生产设备以及专业技术人员；②有对拟生产的医疗器械品种进行质量检验的机构或者人员及检验设备；③拟生产医疗器械的质量管理体系规定的其他要求。

生产第二类、第三类医疗器械，还应当具有拟生产医疗器械的注册证。

（二）医疗器械生产许可证的取得

申请从事医疗器械生产的企业应当向所在地省、自治区、直辖市人民政府食品药品监督管理部门提交相关材料，经审核材料，并依照医疗器械质量管理规范的要求开展现场检查后，对符合条件的，予以批准，发给"医疗器械生产许可证"。

（三）医疗器械质量管理体系内容

医疗器械质量管理体系内容包括：①原材料采购、验收、投放等原料控制要求；②生产工序、设备、储存、包装等生产关键环节控制要求；③原材料检验、半成品检验、成品出厂检验等检验控制要求；④运输、交付控制要求；⑤其他影响医疗器械安全性、有效性的事项。

医疗器械生产企业应当建立健全质量管理体系，建立内控标准。医疗器械生产企业的生产条件发生变化，不符合医疗器械质量管理体系要求的，应当立即采取整改措施；可能影响医疗器械安全性、有效性的，应当立即停止生产活动，并向所在地县级人民政府食品药品监督管理部门报告。

（四）医疗器械标签、说明书管理

医疗器械应当具有中文的名称、说明书、标签，其名称、说明书、标签的内容应当与经注册或者备案的相关内容一致，并标明下列事项：①通用名称、型号、规格；②生产企业的名称、注册地址、生产地址及联系方式；③医疗器械生产许可证编号；④经注册或者备案的医疗器械产品技术要求的编号；⑤生产日期和使用期限或者失效日期；⑥医疗器械产品性能、主要结构、适用范围；⑦禁忌证、注意事项以及其他需要警示或者提示的内容；⑧安装和使用说明或者图示；⑨维护和保养方法，特殊储存条件、方法；⑩医疗器械产品技术要求规定应当标明的其他内容。

实行注册管理的医疗器械还应当标明"医疗器械注册证"编号和持证单位名称、地址。

四、医疗器械经营、使用和广告管理

（一）医疗器械经营准入条件

从事第一类医疗器械经营活动，应当向所在地设区的市级人民政府食品药品监督管理部门备案；从事第二类、第三类医疗器械经营活动，应当经所在地设区的市级人民政府食品药品监督管理部门审查批准。从事第二类、第三类医疗器械经营活动，应当具备以下条件：①有与经营规模和经营范围相适应的经营场所和储存条件，以及质量管理机构或者专职质量管理人员；②有完善的医疗器械产品质量管理制度。

（二）医疗器械经营许可证的取得

根据国家食品药品监督管理局于2004年8月9日发布的《医疗器械经营企业许可证管理办法》规定，经营第二类、第三类医疗器械应当持有"医疗器械经营许可证"。因此，从事第二类、第三类的医疗器械经营企业应当提交相关证明和材料，经所在地设区的市级人民政府食品药品监督管理部门审查，必要时组织现场检查后，对符合规定条件的，予以批准，并发给"医疗器械经营许可证"。

（三）医疗器械经营管理

医疗器械经营企业购进医疗器械，应当从取得"医疗器械生产许可证"的生产企业或取得"医疗器械经营许可证"的经营企业购进合格的医疗器械，并验明产品的合格证明文件。医疗器械经营企业应当建立进货查验记录制度，如实记录以下内容：①医疗器械的名称、规格、型号、数量；②医疗器械的生产批号、进货日期、有效期；③生产企业的名称；④供货者的名称及联系方式；⑤相关许可证明文件的编号等内容。

从事医疗器械批发业务以及零售第三类医疗器械的经营企业，应当建立并执行销售记录制度，销售信息包括：①医疗器械的名称、规格、型号、数量；②医疗器械的生产批号、有效期、销售日期；③生产企业的名称；④购货者的名称及联系方式；⑤相关许可证明文件编号等内容。

（四）医疗器械使用管理

医疗机构应当从取得"医疗器械生产许可证"的生产企业或取得"医疗器械经营许可证"的经营企业购进合格的医疗器械，并检查产品合格证明。

医疗器械使用者应当建立医疗器械使用管理制度，按照医疗器械的适用范围使用医疗器械；根据医疗器械说明书的要求，对使用的医疗器械进行检查、检验、校准、保养、维护，并予以记录。医疗器械使用者发现使用的医疗器械存在安全隐患的，应当立即停止使用。使用者还应当根据具体情况逐台建立使用档案，记录其使用、维护、转让、有效使用年限等内容。

医疗器械使用者不得重复使用按照规定一次性使用的医疗器械；使用过的医疗器械应当按照国家有关规定销毁，并作记录。

（五）医疗器械广告管理

《医疗器械监督管理条例》规定，医疗器械广告应当经省级以上人民政府食品药品监督管理部门审查批准；未经批准的医疗器械广告，不得刊登、播放、散发和张贴。《医疗器械广告审查办法》规定，医疗器械广告应当真实合法，不得含有虚假、夸大的内容。广告发布者发布医疗器械广告，应当事先审查广告的批准文件并核实其真实性；不得发布未取得批准文件、批准文件的真实性未经核实或者广告内容与批准文件不一致的医疗器械广告。省级以上人民政府食品药品监督管理部门责令暂停生产、销售和使用的医疗器械，在暂停期间不得发布该医疗器械的广告。

五、医疗器械不良事件监测与召回管理

（一）医疗器械不良事件的监测

根据《医疗器械监督管理条例》征求意见稿，国家拟建立医疗器械不良事件监测制度，收集、分析、评价、控制医疗器械不良事件。

医疗器械生产企业应对其上市销售的医疗器械进行跟踪、再评价，收集不良事件信息并及时调查、分析、处理。医疗器械经营企业和使用者应建立医疗器械不良事件监测制度，对所经营或者使用的医疗器械开展不良事件监测工作。发现医疗器械不良事件或者疑似不良事件，应当向食品药品监督管理部门设立的医疗器械不良事件监测技术机构报告。

医疗器械不良事件监测技术机构负责医疗器械不良事件信息管理工作，主动收集医疗器械不良事件，及时对不良事件信息进行调查、分析，对不良事件进行评估，向食品药品监督管理部门和卫生主管部门提出对医疗器械不良事件的处理建议。省级以上人民政府食品药品监督管理部门应当根据医疗器械不良事件评价结果及时采取相应的控制措施。

（二）医疗器械上市后再评价

为确保医疗器械上市流通后的安全性、有效性，省级以上人民政府食品药品监督管理部门对存在以下情况的已注册的医疗器械组织开展再评价：①根据科学研究的发展，对医疗器械的安全性或者有效性有认识上的改变的；②医疗器械不良事件监测分析结果表明医疗器械可能存在安全隐患的；③国家食品药品监督管理部门根据监督管理实际情况，认为需要进行医疗器械再评价的。

再评价结果表明已注册的医疗器械不能保证安全、有效的，由省级以上人民政府食品药品监督管理部门注销医疗器械注册证，并向社会公布。被注销《医疗器械注册证》的医疗器械不得生产或者销售、使用。

（三）医疗器械的召回

国家对安全性和有效性存在问题的医疗器械产品，建立医疗器械产品召回制度。

医疗器械生产或经营的企业发现其生产或经营的医疗器械不符合医疗器械国家标准、医疗器械产品技术要求，应立即停止生产和销售，召回已经上市的医疗器械，并通知相关经营者和消费者，记录召回和通知情况，发布相关信息。医疗器械生产企业应对召回的医疗器械采取补救、销毁等措施，并将医疗器械召回和处理情况向食品药品监督管理部门报告。医疗器械生产经营企业未实施召回或者停止经营的，由食品药品监督管理部门责令其召回或者停止经营。

六、医疗器械监督管理

（一）医疗器械监督管理机构及其职责

1. 国家食品药品监督管理局

国家食品药品监督管理局负责全国的医疗器械监督管理工作，其涉及医疗器械方面的主要职责是负责拟定、修订医疗器械监督管理法律法规、部门规章；拟定、修订和颁布医疗器械、体外诊断试剂、卫生材料产品的法定标准，制定产品分类管理目录；注册医疗器械、临床试验基地资格认定；核发医疗器械产品注册证和生产许可证；负责医疗器械质量体系认证和产品安全认证工作；审核医疗器械广告。

医疗器械监督管理工作具体由医疗器械监管司负责，其工作职责主要包括组织拟定国家医疗器械标准并监督实施；拟定医疗器械分类管理目录；承担医疗器械的注册和监督管理工作；拟定医疗器械临床试验、生产、经营质量管理规范并监督实施；拟定医疗器械生产、经营企业准入条件并监督实施；承担医疗器械临床试验机构资格认定工作；负责组织和管理医疗器械注册现场核查工作；承担医疗器械检测机构资格认定和监督管理；承担医疗器械生产、经营许可的监督工作；承担有关指定医疗器械产品出口监管事项；组织开展医疗器械不良事件监测、再评价和淘汰工作；承办局交办的其他事项。

2. 县级以上人民政府药品监督管理部门

县级以上人民政府药品监督管理部门负责本行政区域内的医疗器械监督管理工作，其职责主要包括：对已经造成医疗器械质量事故的产品及有关资料，予以查封、扣押；对已被撤销产品注册证书的医疗器械负责监督处理。

（二）医疗器械检测机构及其职责

医疗器械检测机构是对医疗器械的质量进行检验和监测业务的专门机构。《医疗器械监督管理条例》规定，国家对医疗器械检测机构实行资格认可制度。经国家食品药品监督管理局会同国务院质量技术监督部门认可的检测机构，方可对医疗器械实施检测。

医疗器械检测机构及其人员对被检测单位的技术资料负有保密义务，并不得从事或者参与同检测有关的医疗器械的研制、生产、经营和技术咨询等活动。

本章小结

药品和医疗器械的监督管理，直接关系到药品和医疗器械的安全、有效，对于保障人体健康和生命安全具有重要的意义。本章对药品及医疗器械在生产、经营、使用和监督等环节的管理内容及相关法规要求进行了全面而详尽的解析。本章介绍了药品、医疗器械监督管理的概念、性质、目的、意义等，并重点介绍了药品、医疗器械监督管理的主要内容、管理体制、相关法规及标准体系。

（李贝）

第十五章　突发公共卫生事件应急管理

✚ 学 习 目 标

（1）掌握：突发公共卫生事件的概念，突发公共卫生事件的特点，突发公共卫生事件应急管理体系的构成。

（2）熟悉：突发公共卫生事件的概念分类，突发公共卫生事件的社会心理管理。

（3）了解：公共卫生类突发公共事件专项应急预案。

第一节　突发公共卫生事件

一、公共卫生的概念

公共卫生（public health）也称公众卫生，它涵盖疾病预防、健康促进、提高生命质量等所有和公众健康有关的内容。随着社会经济的发展，公共卫生的范围也变得越来越广泛，它从以患者为中心的临床医学，发展到以群体为中心的社区医学，具有以人为本，以全体人群为对象，以社区为基础，以政策为手段，以健康促进为先导的特点。

公共卫生是一个抽象的概念，国内外不同的学者从不同的学术角度对公共卫生的概念有不同的理解。2003 年 7 月 28 日，国务院前副总理吴仪在全国卫生工作会议上对公共卫生作了一个明确的定义：公共卫生就是组织社会共同努力，改善环境卫生条件，预防控制传染病和其他疾病流行，培养良好卫生习惯和文明生活方式，提供医疗服务，达到预防疾病，促进人民身体健康的目的。因此，公共卫生建设需要政府、社会、团体和民众的广泛参与，共同努力。

二、突发公共卫生事件的界定

突发公共卫生事件（emergency public health event）是指突然发生，造成或可能造成社会公众健康严重损害的重大传染病疫情、群体性不明原因疾病，重大食物和职业中毒以及其他严重影响公众健康的事件，也指突然发生、造成或者可能造成严重社会危害，威胁人民健康，需要政府立即处置的危险事件。

突发公共卫生事件通常指在某一短促时间内意外发生，能造成众多伤亡或对人群的生命和身心健康构成严重威胁，从而产生一定强度或广度的公共卫生影响，需要卫生机构联合多方面力量，紧急采取行动救援和处理这些由各种自然或人为原因引起的事件。

根据突发公共卫生事件的性质、危害程度、涉及范围，划分为一般（Ⅳ级）、较大（Ⅲ级）、重大（Ⅱ级）和特别重大（Ⅰ级）四级。有下列情形之一的为特别重大突发公共卫生事件（Ⅰ级）：①肺鼠疫、肺炭疽在大、中城市发生并有扩散趋势，或肺鼠疫、肺炭疽疫情波及2个以上的省份，并有进一步扩散趋势；②发生传染性非典型肺炎、人感染高致病性禽流感病例，并有扩散趋势；③涉及多个省份的群体性不明原因疾病，并有扩散趋势；④发现新传染病或我国尚未发现的传染病发生或传入，并有扩散趋势，或发现我国已消灭的传染病重新流行；⑤发生烈性病菌株、毒株、致病因子等丢失事件；⑥周边以及与我国通航的国家和地区发生特大传染病疫情，并出现输入性病例，严重危及我国公共卫生安全的事件；⑦国务院卫生行政部门认定的其他特别重大突发公共卫生事件。

三、突发公共卫生事件的分类

根据事件的成因和性质，突发公共卫生事件可分为以下四种：

1. 重大传染病疫情

重大传染病疫情是指某种传染病在短时间内发生、波及范围广泛，出现大量的患者或死亡病例，其发病率远远超过常年的发病率水平。例如，1988年在上海发生的甲型肝炎暴发，2004年的青海鼠疫疫情等。

2. 群体性不明原因疾病

群体性不明原因疾病是指在短时间内，某个相对集中的区域内，同时或者相继出现具有共同临床表现患者，且病例不断增加，范围不断扩大，又暂时不能明确诊断的疾病。例如，2003年传染性非典型肺炎，就是群体性不明原因疾病的典型案例。

3. 重大食物中毒和职业中毒事件

重大食物中毒和职业中毒事件是指由于食品污染和职业危害的原因，而造成的人数众多或者伤亡较重的中毒事件。

4. 其他严重影响公众健康的事件

如群体性预防接种反应和群体性药物反应，重大环境污染事故，核事故和放射事故，生物、化学、核辐射恐怖事件，自然灾害等。

四、突发公共卫生事件的特点

1. 突发性

突发公共卫生事件都具有突然发生的特点。通常情况下，其发生是不易预测的，但发展和转归具有一定的规律性。

2. 群体性

突发公共卫生事件所危及的对象，不是特定的人，而是不特定的社会群体。事件发生时，涉及范围内的人都有可能受到伤害。

3. 严重性

突发公共卫生事件可以对公众健康和生命安全、社会经济发展、生态环境等造成不同程度的危害，这种危害既可以是对社会造成的即时性严重危害，也可以是经过一段时间后逐渐显现出来的危害。

4. 系统性

突发公共卫生事件不仅仅是一个公共卫生问题，它还是一个社会问题，需要有关部门的共同努力，甚至全社会的共同参与。

五、突发公共卫生事件危机管理

就突发公共卫生事件的应对和处置而言，"应急处理"、"应急管理"、"危机管理"几个词在很大程度上意思是相同的。早在 20 世纪 70 年代，危机管理（risk management）理论已被提出，它通过专门的组织机构来预测、控制和处理危机，以达到避免损害，减少法律诉讼的目的。危机管理是指组织对所有危机发生因素的预测、分析、化解、防范等而采取的行动，包括组织面临的政治的、经济的、法律的、技术的、自然的、人为的、管理的、文化的、环境的和不可确定的等所有相关的因素的管理。危机管理包括对危机事前、事中和事后所有方面的管理。它是一个通过危机预警、危机防范、危机处理，以实现避免、减少危机所产生的危害和损失，并从危机中开拓出发展机遇的过程。危机管理是政府的基本职能和职责之一。

突发公共卫生事件危机管理是指为了保证公共卫生安全，保护人民群众的健康和生命安全，由特定的组织机构针对突发公共卫生事件组织实施的一系列预防和控制措施，以及采取相应的医学防治和卫生监督等综合型行为。突发公共卫生事件危机管理的原则与其他社会危机管理原则一致，均包括：转移或缩减危机的来源、范围和影响；提高危机初始管理的地位；改进危机冲击的反应管理；完善修复管理，迅速有效地减轻危机造成的损害。

突发公共卫生事件危机管理的目的在于有效预防、及时控制和消除突发公共卫生事件的危害，保障人民群众身体健康和生命安全，维护正常的社会秩序。在突发公共卫生事件发生时，事发地的县级、市（地）级、省级人民政府及其有关部门按照分级响应的原则，作出相应级别应急反应。同时，要遵循突发公共卫生事件发生发展的客观规律，结合实际情况和预防控制工作的需要，及时调整预警和反应级别，以有效控制事件，减少危害和影响。

第二节　突发公共卫生事件应急管理体系

应急管理体系是指应急管理的组织结构系统，它是指政府建立的一整套应对突发事件的缓解、准备、反应及恢复机制和运行体系的综合。建立比较完善的应急管理体系，是实现预防、预测、预警、指挥、协调、处置、救援、评估、恢复等应急管理各环节中各方面快速高效、有序反应，防止突发公共事件的发生，或减少突发公共事件的负面影响的重要保障。针对我国公共卫生体系存在的问题，总结历史经验，借鉴国外特别是美国、英国、日本突发公共卫生事件应急体系的经验，组建我国突发公共卫生事件应急管理体系。

一、应急预案

预案是应急管理体系建设的龙头，具有应急规划、纲领和指南的作用。预案为应急指挥和救援人员在紧急情况下行使权力、实施行动的方式和重点提供了导向，可以降低因突发公共事件的不确定性而失去对关键时机、关键环节的把握，或浪费资源的概率。

国务院于2005年1月制定了《国家突发公共事件总体应急预案》，同年4月，国务院作出关于实施国家突发公共事件总体应急预案的决定；同年5月至6月，国务院印发四大类25件专项应急预案，80件部门预案和省级总体应急预案也相继发布。总体预案是全国应急预案体系的总纲，明确了各类突发公共事件分级分类和预案框架体系，规定了国务院应对特别重大突发公共事件的组织体系、工作机制等内容，是指导预防和处置各类突发公共事件的规范性文件。公共卫生类突发公共事件专项应急预案共4件，分别为国家突发公共卫生事件应急预案、国家突发公共事件医疗卫生救援应急预案、国家突发重大动物疫情应急预案、国家重大食品安全事故应急预案。

（一）国家突发公共卫生事件应急预案

编制公共卫生类突发公共事件专项应急预案，是为了有效预防、及时控制和消除公共卫生类突发公共事件及其危害，指导和规范相关应急处理工作，最大限度地减少对公众健康造成的危害，保障公众身心健康与生命安全。国家突发公共卫生事件应急预案适用于突然发生，造成或者可能造成社会公众身心健康严重损害的重大传染病、群体性不明原因疾病、重大食物和职业中毒以及因自然灾害、事故灾难或社会安全等事件引起的严重影响公众身心健康的公共卫生事件的应急处理工作。预案规定，建立全国统一的突发公共卫生事件监测、预警与报告网络体系，开展日常监测工作。各级人民政府卫生行政部门根据监测信息，及时分析并做出预警。发生突发公共卫生事件时，事发地各级人民政府及其有关部门要按照分级响应的原则和有关规定，作出相应级别的应急反应。实施中采取边调查、边处理、边抢救、边核实的方式。特别重大突发公共卫生事件应急处理工作由国务院或国务院卫生行政部门和有关部门组织实施，事发地省级人民政府按照统一部署组织协调开展有关工作。其他级别的应急处置工作由地方各级人民政府负责组织实施。

（二）国家突发公共事件医疗卫生救援应急预案

国家突发公共事件医疗卫生救援应急预案适用于突发公共事件所导致的人员伤亡、健康危害的医疗卫生救援工作。预案规定，各级卫生行政部门成立相应的突发公共事件医疗卫生救援领导小组，接到关于医疗卫生救援突发公共事件的有关指示、通报和报告后，立即启动医疗卫生救援领导小组工作，迅速组织开展现场医疗卫生救援，并及时向本级人民政府和应急指挥机构报告有关处理情况。凡属启动各级应急预案的响应，相应级别的医疗卫生救援领导小组按相关规定启动工作。

（三）国家突发重大动物疫情应急预案

国家突发重大动物疫情应急预案适用于突然发生，造成或者可能造成畜牧业生产严重损失和社会公众健康严重损害的重大动物疫情的应急处理工作。预案规定，建立全国突发重大动物疫情监测、报告网络体系，开展日常监测工作。各级人民政府兽医行政管理部门根据监测信息，及时分析并做出预警。发生突发重大动物疫情时，事发地各级人民政府及其有关部门要按照分级响应的原则和有关规定，作出应急反应。实施中采取边调查、边处理、边抢救、边核实的方式。农业部在国务院统一领导下，负责组织、协调全国突发重大动物疫情应急处理工作。县级以上地方人民政府兽医行政管理部门在本级人民政府统一领导下，负责组织、协调本行政区域内突发重大动物疫情应急处理工作。

（四）国家重大食品安全事故应急预案

国家重大食品安全事故应急预案适用于在食物（食品）种植、养殖、生产加工、包装、仓储、运输、流通、消费等环节中发生食源性疾患，造成社会公众大量病亡或者可能对人体健康构成潜在的重大危害，并造成严重社会影响的重大食品安全事故。预案规定，各部门应当按照各自职责，加强对食品安全日常监管，建立全国统一的重大食品安全事故监测、报告网络体系，设立全国统一的举报电话，并建立通报、举报制度。重大食品安全事故发生后，一级应急响应由国家应急指挥部或国家应急指挥部办公室组织实施，二级以下由省级人民政府负责组织实施。

二、指挥体系

我国应急管理体制按照统一领导、综合协调、分类管理、分级负责、属地管理为主的原则建立，各级政府应担负统一领导、统一指挥的职责。根据突发公共卫生事件的范围、性质和危害程度，对突发公共卫生事件实行分级管理。要求各级政府建立一个高效的常设部门，这一常设部门指的就是应急指挥部，应急指挥部按两级结构组建，分全国应急指挥部和省级行政区应急指挥部。突发公共卫生事件发生后，国务院设立全国突发公共卫生事件应急处理指挥部，由国务院有关部门和军队有关部门组成，国务院主管领导人担任总指挥，负责对全国突发事件应急处理的统一领导、统一指挥。国务院卫生行政主管部门和其他有关部门，在各自的职责范围内做好突发事件应急处理的有关工作。突发事件发生后，省、自治区、直辖市人民政府成立地方突发事件应急处理指挥部，省、自治区、直辖市人民政府主要领导人担任总指挥，负责领导、指挥本行政区域内突发事件应急处理工作。

2004 年 3 月，卫生部组建了卫生应急办公室（突发公共卫生事件应急指挥中心）。主要职责是：依法组织协调有关突发公共卫生事件应急处理工作；负责卫生应急处理相关法律法规起草，拟定应急处理方针、政策措施，组建监测和预警系统，制定突发公共卫生事件应急预案，组织预案培训和演练，培训公共卫生和医疗救助专业人员，指导各地实施突发公共卫生事件预案，帮助和指导各地应对其他经常性突发事件的伤病救治工作。承办救灾、反恐、中毒、放射事故等重大安全事件中公共卫生的组织协调和重大人员伤亡事件紧急医疗救护工作。各个省、自治区、直辖市卫生厅局成立了卫生应急办公室。中国疾病预防控制中心和部分省级的疾病预防控制中心也成立了专门的应急处置部门。

为了充分发挥专家在应对突发公共卫生事件决策咨询、技术指导等方面的作用，卫生部组建了国家卫生应急专家咨询委员会和国家突发公共卫生事件应急专家库，组建并完善国家各类卫生应急队伍建设。为有效处置各类突发公共卫生事件起到有力的技术支持和保障作用。

三、监测与预警体系

加强对突发公共卫生事件的监测是确定是否需要应急反应以及应急反应规模大小的前提，对突发公共卫生事件的监测，是向社会有关方面发出突发公共卫生事件预警的依据，完善的监测与预警体系是发现、控制突发公共卫生事件的关键环节。《突发公共卫生事件应急条例》规定国家建立统一的突发事件预防控制体系；县级以上地方人民政府应当建立和完善突发事件监测与预警系统；县级以上各级人民政府卫生行政主管部门，应当指定机构负责开展突发事件的日常监测，并确保监测与预警系统的正常运行。监测与预警工作应当根据突发事件的类别，制订监测计划，科学分析、综合评价监测数据。对早期发现的潜在隐患以及可能发生的突发事件，应当依照《突发公共卫生事件应急条例》规定的报告程序和时限及时报告。

为了加强突发公共卫生事件的监测工作，确保各级卫生行政部门及时、准确地掌握各类突发公共卫生事件相关信息，有效地开展预测、预报、预警工作并及时采取有效的公共卫生措施，卫生部于2006年制定了《国家突发公共卫生事件相关信息报告管理工作规范（试行）》。该规范明确指出各级卫生行政部门负责对突发公共卫生事件相关信息报告工作进行监督和管理；各级卫生行政部门应指定专门机构负责突发公共卫生事件相关信息报告系统的技术管理，网络系统维护，网络人员的指导、培训；各级疾病预防控制机构、职业病预防控制机构、卫生监督机构或其他专业防治机构负责职责范围内的各类突发公共卫生事件相关信息的业务管理工作、网络直报和审核工作，定期汇总、分析辖区内相关领域内的突发公共卫生事件相关信息；各级各类医疗卫生机构负责报告发现的突发公共卫生事件相关信息；各级卫生行政部门、职业病预防控制机构、疾病预防控制机构、卫生监督机构或其他专业防治机构接受公众对突发公共卫生事件的举报、咨询和监督，负责收集、核实、分析辖区内来源于其他渠道的突发公共卫生事件相关信息。

四、应急医疗救治体系

立即救治受害群众并控制疫情的扩散是突发公共卫生事件发生后应急工作的首要任务。《国家突发公共卫生事件应急预案》明确规定：按照"中央指导、地方负责、统筹兼顾、平战结合、因地制宜、合理布局"的原则，逐步在全国范围内建成包括急救机构、传染病救治机构和化学中毒与核辐射救治基地在内的，符合国情、覆盖城乡、功能完善、反应灵敏、运转协调、持续发展的医疗救治体系。突发公共卫生事件医疗救治体系框架由医疗救治机构、医疗救治信息网络和医疗救治专业技术队伍组成。

（一）医疗救治机构

医疗救治机构包括急救、传染病和职业中毒、核辐射救治及后备医院等机构。急救机构包括紧急救援中心和医院急诊科，构成纵横衔接的急救网络。直辖市、省会城市和地级市建立紧急救援中心，原则上独立设置，也可依托综合实力较强的医疗机构。紧急救援中心接受本级卫生行政部门委托，指挥、调度本行政区域内医院的急救资源，开展伤病员的现场急救、转运和重症患者途中监护。县级紧急救援机构一般依托综合力量较强的医疗机构建立，负责服务区域内伤病员的现场急救、转运和医院内医疗救治，向上级医院转诊重症患者，必要时接受所在市紧急救援中心指挥。在直辖市、省会城市和地级市，根据需要选择若干综合医院急诊科纳入急救网络，负责接收急诊患者和紧急救援中心转运的伤病员，提供急诊医疗救治，并向相应专科病房或其他医院转送；突发公共卫生事件发生时，接受所在市紧急救援中心指挥、调度，承担伤病员的现场急救和转运。传染病救治机构包括传染病医院、医疗机构传染病病区和传染病门诊（含隔离留观室）或后备医院。建立完善职业中毒医疗救治和核辐射应急救治基地，承担职业中毒、化学中毒、核辐射等突发公共卫生事件的集中定点收治任务。

（二）医疗救治信息网络

医疗救治信息网络包括数据交换平台、数据中心和应用系统。通过统一的公共卫生信息资源网络，实现医疗卫生机构与疾病预防控制机构和卫生行政部门之间的信息共享。

（三）医疗救治专业技术队伍

省、市（地）两级政府应从当地医疗机构抽调高水平的医疗技术人员，建立应对突发公共卫生事件的医疗救治专业技术队伍。其组成人员平时在原医疗机构从事日常诊疗工作，定期进行突发公共卫生事件应急培训、演练，突发公共卫生事件发生时，接受政府卫生部门统一调度，深入现场，承担紧急医疗救援任务。

五、信息发布体系

在突发公共卫生事件的处理中透明的信息有着十分重要的作用。及时、准确、全面地发布突发事件信息，是有效控制突发事件的一项积极主动的措施，是政府对社会、对公众负责任的体现。它有利于缓解社会的紧张，消除公众的恐惧；有利于发挥信息主渠道作用，消除谣言的影响，稳定人心；有利于动员社会各部门和各方面力量协同行动，动员人民群众参与预防和控制工作。突发公共卫生事件发生后要按照信息发布的基本要求发布有关信息，所发布的信息要有权威性、及时性、准确性和全面性。信息发布要由权威机构发布，国务院卫生行政部门或经授权的省、自治区、直辖市人民政府卫生行政部门及时向社会发布突发公共卫生事件的信息或公告。国务院卫生行政部门及时向国务院各有关部门和各省、自治区、直辖市卫生行政部门以及军队有关部门通报突发公共卫生事件情况。对涉及跨境的疫情线索，由国务院卫生行政部门向有关国家和地区通报情况。突发公共卫生事件发生后，有关事件信息的发布必须及时，尽量做到实时发布。突发公共卫生事件后发布的事件信息，必须是准确的、没有任何水分的真实情况的信息，并且涵盖事件的各个方面，确保信息的全面性。

六、检测、预防、监督体系

科学准确的实验室检测工作是突发公共卫生事件应急处理体系的重要组成部分。突发公共卫生事件发生后，特别是重大传染病疫情发生后，对疫情性质的判定，对患者的诊断都需大量的实验室检测工作的支持。实验室检测工作主要有两个方面：一是临床检测，是为患者的诊断、治疗工作的需要而开展的；二是病原学检测，是为了弄清所发疫病的原因而开展的一系列病原学检测。突发公共卫生事件发生后，要由应急指挥部把分属于不同系统的医疗机构、医学研究机构和医学院校纳入应急处理体系，有效地开展应急处理中的各种实验室检测工作。

突发公共卫生事件的社会层面的预防是一项必要的工作。我们可以通过加强健康教育和开展危机教育来增强社会公众预防突发公共卫生事件的思想观念。预防工作主要包括三个方面：①深入开展全民讲究卫生、促进健康的活动，降低突发公共卫生事件发生的概率；②加强卫生监督，提高社会公共卫生水平，为应对突发公共卫生事件创造良好的社会卫生条件；③及时消除可能引发突发公共卫生事件的隐患，对发现的可能酿成重大灾难的隐患采取果断措施，防止灾难的发生。

对突发公共卫生事件发生前各项准备工作的检查和突发公共卫生事件发生后各项应急措施的落实进行检查监督，是突发公共卫生事件应急工作的重要内容，是应急管理体系不可缺少的组成部分。在突发公共卫生事件发生前，作为广义的预防监督主要是对各种卫生机构和社会各种机构的卫生状况进行监督，改善卫生状况，提高健康水平，防止突发公共卫生事件的发生。突发公共卫生事件发生后，卫生监督机构主要有两个方面的职责：一是对事发地区防控工作的检查监督；二是对医疗救治机构内防控工作的检查监督。对突发公共卫生事件应急工作的检查监督应依法进行，明确检查的内容和重点，通过检查监督使各项应急措施真正落到实处。

七、物资保障体系

充足的物资和资金储备是做好突发公共卫生事件应急工作的物质保证。我国《突发公共卫生事件应急条例》规定：县级以上各级人民政府应当建立突发事件应急流行病学调查、传染源隔离、医疗救护、现场处置、监督检查、监测检验、卫生防护等有关物资、设备、设施、技术与人才资源储备；国务院有关部门和县级以上地方人民政府及其有关部门，应当根据突发事件应急预案的要求，保证应急设施、设备、救治药品和医疗器械等物资储备；突发事件发生后，国务院有关部门和县级以上地方人民政府及其有关部门，应当保证突发事件应急处理所需的医疗救护设备、救治药品、医疗器械等物资的生产、供应；铁路、交通、民用航空行政主管部门应当保证及时运送。以上条文是对应急物资保障体系的明确规定。

《突发公共卫生事件应急条例》还规定：应急处理各项工作所需经费列入各级政府

财政预算。突发公共卫生事件是一种公共卫生危机，所需经费理应由政府的公共财政支付。突发公共卫生事件是公共卫生领域经常出现的危机，所以公共财政应该有应对这类危机的经费储备，才能在突发公共卫生事件发生后应对自如。

八、人才体系

人才梯队建设是应对突发公共卫生事件的重要保障。由于长期以来我国忽视突发公共卫生教育，"非典"危机充分暴露出目前公共卫生人才已经不能满足实际工作的需要。培养多层次性、广适应性、全方位的应急人才队伍是应对突发公共卫生事件的基础。因此，公共卫生教育的改革势在必行，调整现有的学科设置，按照我国国情，强调分级分类，以疾病控制、卫生监督、妇幼保健等公共卫生体系的专业学位教育为主，分层次培养，以适应国家各个层次的需要，不仅重视高层次人才的培养，也不能忽视适宜性人才的培养。卫生部在《2006—2010 年全国卫生应急工作培训规划》中提出，在"十一五"期间，通过较为全面、系统的培训，提高卫生应急管理干部的卫生应急意识、政策、理论和管理水平，提高卫生应急专业人员的应急处置能力，向社会公众普及卫生应急知识。建立健全适应突发公共卫生事件应急工作需要的卫生应急培训体系，全面提升我国突发公共卫生事件的预防和应对能力。卫生应急管理干部每两年不少于一次培训，各级各类医疗卫生应急专业队伍成员、国家和省级中毒、核辐射医疗救治基地技术骨干，每年不少于一次培训。到 2010 年，各级各类医疗卫生机构卫生专业技术人员培训覆盖率：省（区、市）级及以上 >60%，市（地）级 >70%，县（区）级及以下 >80%。在"十一五"期间，组建优秀的师资队伍完成实用教材编写，建成 3 个规范的国家培训基地，建立 1 个科学的培训评估体系，力争在 2010 年前形成一种高效的卫生应急培训机制。

为了适应当前公共卫生应急管理的现实需要，国家需要大力加强高层次公共卫生管理人才的培养。政府公共卫生机构应该制定有效的策略来提高和支持在公共部门的公共卫生人员的能力，国家应制定人力培养的规划和配置资金，支持对这些人力储备的定期评价和提供所需的培训。对现有公共卫生机构人员和基层卫生机构人员进行预防医学和应对突发公共卫生事件的技能培训。

九、法律保障体系

法律手段是应对突发公共事件最基本、最主要的手段。应急管理法制建设，就是依法开展应急工作，努力使突发公共事件的应急处置走向规范化、制度化和法制化轨道，使政府和公民在突发公共事件中明确权利、义务，使政府得到高度授权，维护国家利益和公共利益，使公民基本权益得到最大限度的保护。目前，我国应急管理法律体系基本形成。现有突发公共事件应对的法律 35 件、行政法规 37 件、部门规章 55 件，有关法规性文件 111 件。这些法律、法规、规章和法规性文件内容涉及比较全面，既有综合管理和指导性规定，又有针对地方政府的硬性要求。2007 年 11 月 1 日起正式施行的《中华人民共和国突发事件应对法》，是我国应急管理领域的一部基本法，该法的制定和实施成为应急管理法制化的标志。

2003 年，国务院颁布了《突发公共卫生事件应急条例》；2004 年，对《中华人民共和国传染病防治法》进行了修订。新《中华人民共和国传染病防治法》和《突发公共卫生事件应急条例》的颁布和实施，是从根本上建立国家突发公共卫生事件应急机制的重大举措，为我国应对突发公共卫生事件提供了更有力的法律武器，标志着我国应对突发公共卫生事件进一步纳入法制化管理的轨道，也标志着我国突发公共卫生事件应急机制进一步完善。现在已经颁布的与突发公共卫生事件应急有关的法律法规还有《中华人民共和国职业病防治法》、《中华人民共和国食品卫生法》、《中华人民共和国执业医师法》、《使用有毒物品作业场所劳动保护条例》、《危险化学品安全管理条例》、《放射事故管理条例》、《核事故医学应急管理规定》、《突发公共卫生事件与传染病疫情监测信息报告管理办法》、《食物中毒事故处理办法》等。

十、评估体系

突发公共卫生事件应急管理工作的评估为防止和控制突发公共卫生事件的发生提供依据。所谓对突发公共卫生事件应急管理工作的评估，就是对应急管理工作过程和工作结果的评估，针对不同性质的突发公共卫生事件，建立评价指标体系，科学、客观地评价应急工作计划的实现程度、应急工作取得的成绩、存在的问题以及应急处理工作的经验教训。同时，应急管理工作的评估还包括对突发公共卫生事件的社会影响的评估，包括近期影响和远期影响的评估，即评估突发公共卫生事件对社会公众生命健康的危害、对社会生活的冲击和损害、对社会和公众所产生的深远影响。

第三节　突发公共卫生事件的社会心理管理

突发公共卫生事件具有很强的突发性和不确定性，因此在突发公共卫生事件到来的初期，人们往往因事前没有心理准备而出现紧张、慌乱的情绪和不知所措甚至过激的行为表现，这些心理和行为表现有时会一直延续到突发危机事件结束后的一段时间。因而，从某种程度上讲，突发公共卫生事件给人们造成的心理和精神创伤要远大于其对人们身体的伤害。我们在应对重大突发公共卫生事件时，除了要在医疗物资上保证基本需求之外，还必须注意对突发事件受害者的心理关注，注意把握受害者的心理规律，控制其由于心理恐慌而产生的慌乱和过激行为。

一、突发公共卫生事件中的社会心理与行为反应

从个人层面来讲，突发性公共卫生事件会使人们产生不良心理反应，出现不合理的行为表现，危害社会秩序，影响社会稳定。从社会心理学角度来看，突发性公共卫生事件发生后，人们基于恐慌和紧张，面对现实的或想象的威胁，会产生一些不受通常行为规范所指导的、自发的、无组织的同时也是难以预测的群体行为方式，如作出许多不合

作和不合理的心理与行为反应。

（一）在突发性公共卫生事件发生前期

由于不了解事实真相，缺乏相关的科学知识，加上大量不确定或模糊信息的广泛传播，如流言和谣言等，公众往往出现焦虑、疑病、抑郁和恐慌心理。焦虑心理多表现为精神性焦虑，如无明确对象的游移不定的广泛性紧张不安、焦虑、烦躁，经常提心吊胆、不安的预感，高度的警觉状态、容易激动。疑病心理主要表现为，一些人在突发事件时，内心充斥怀疑和不安，对自身健康状况或身体某一部分功能过分关注，如SARS期间过度关注体温。没有根据的担心、怀疑自己患上某种疾病，但与其实际健康状况不符；医生对疾病的解释或客观检查，常不足以消除患者的固有成见。抑郁心理主要表现为过度关注疫情报告，无意与外界的人和事进行沟通；持久的情绪低落、忧郁，失去愉快感；悲观、失望，厌世而不能自拔；说话声调平淡，时时发出叹息，甚至流泪哭泣；常伴有焦虑、躯体不适和睡眠障碍；主动与外界隔绝，或独居家中、宿舍里，或在工作时不能集中注意力。在北京SARS流行期间，一些SARS患者、疑似患者和正常人对SARS疾患产生异乎寻常的强烈恐惧或紧张不安的内心体验，属于疾病恐怖的一种。这些人出现回避表现，难以自控，当面临所恐惧的物体或处境时，出现显著的焦虑。

这一时期，由于公众对突发性公共卫生事件知之甚少，常常显得束手无策，此时往往首先选择逃避行为，采取各种方式避免与外界接触，甚至逃离事件发生所在区域。有的人群容易产生强迫行为，表现为反复洗手、擦拭物品，频繁地进行消毒，总担心从外界带回病毒，与人或物品接触后，总担心会感染病毒，从而引起反复的清洗和消毒等洁癖行为。部分人群表现为依赖他人、要求被关注、生活被动、行为幼稚。部分人群还表现某些过激行为，如囤积抢购，大量储备现金、药品、食品和防护用品，易与他人发生冲突，甚至出现自杀或违法行为。

（二）在突发性公共卫生事件发生后

公众了解了突发性公共卫生事件的真相，掌握了相关的科学知识，公众不再否认、回避、退缩，不再过分抱怨、过分依赖他人，取而代之的是积极调整自己的心理状态。人们的心理由非理性恐慌转入理性状态，心理压力明显减小，对突发性公共卫生事件的恐惧与紧张心理有了明显改善，对自己和家人健康状况的担忧也明显减少。但仍然会有部分人群心存忧虑，紧张、恐慌心理依然存在。

这一时期，公众的行为将随着相关知识的掌握和心态的调整而出现明显转变，逃离疫区、抢购物品等过激行为明显减少，取而代之的是科学、规范的行为。人们采取适度的预防措施，出现症状尽早到医疗机构就诊，更多地与外界沟通和交流，良好的卫生习惯在公众中逐步养成。

二、突发公共卫生事件中不同人群的心理反应特点

以2003年春流行的SARS疫情为例，在这场突发性公共卫生事件过程中，不同的人群有不同的心理应激反应特点。

（一）患者群

当个体得知患病、疑似患病而需被医疗处置（医疗隔离、治疗）时，表现出否认、愤怒、恐惧、懊恼、抱怨等情绪反应。几乎所有的 SARS 患者，在被确诊那一刻，都有一种恐惧感，除了对死亡的恐惧外，他们还会产生"被遗弃"的感觉，以及剥夺感、负罪感、情绪激越与失控行为等。

（二）隔离人群

因与急性传染病患者或疑似者有过密切接触而需进行隔离观察时，一部分人可能有侥幸心理，认为自己不可能感染；也有一部分人尽管并无症状，但心态处于躲避、不安、恐慌状态，似乎自己已经患了 SARS 病，急于想出去看病，想让自己尽快确诊；而另一部分人表现为过度勇敢、无防护等。

（三）医护人员及其家属

医护人员在隔离病房工作，由于长期离开家人，冒着生命危险每天与 SARS 患者生活在一起，自然会出现一些心理反应。他们最常见的反应是害怕家人或亲属为自己担心，恐惧被感染、担心家人、过度疲劳和紧张，有的面对患者死亡的打击，流露抑郁、焦虑、悲伤等情绪。

（四）普通就医者

当一些普通患者需要前往医院进行诊治、复查或需做体检时，突发事件发生后，会因顾虑社会和医疗机构普遍重视突发事件，害怕被误诊和隔离，而不愿去就医。

（五）社会公众

当突发事件发生后，一些人尽管与事件源无涉，但通过媒体和相互间的传播、了解，较易产生恐慌、不敢出门、盲目消毒、过分关注，以致恐惧，甚至易怒，有攻击行为或有报复想法，除心境障碍外，严重时可发展为情绪性精神障碍，主要包括抑郁症、躁狂症、焦虑症，并由此可致自杀。

三、突发公共卫生事件中影响社会心理的因素

（一）危机的严重程度

危机的严重程度通常是指危机的发生对社会实物（如房屋、设施等）破坏的严重程度，以及对人们心理所造成的紧张、忧虑及恐惧的程度。一般来说，如果一场危机对社会造成了严重破坏，房屋倒塌严重，公共设施被极度破坏将在一定程度上加剧人们心理的恐慌程度。例如，2008 年汶川大地震共造成 69 195 人遇难，374 176 人受伤，16 221 人失踪。对地震不堪回首的记忆，对余震胆战心惊的等待，对死亡近在咫尺的逃亡，对失去无法承担的痛苦，对后面灾疫的无法预料，都深深折磨着每一个人。灾难虽已过去，但人们对此仍然心存畏惧，危机对人们心理造成的创伤在短期内仍然没能愈合。

（二）人们对危机的了解程度

人们对危机的了解程度，是影响人们社会心理的重要因素。一般来说，人们对危机

了解的程度越深，将越容易以一种理性的态度对待危机及其造成的影响。反之，如果人们对危机缺乏了解，将越容易轻信谣言，从而加剧心理的恐慌程度，极易造成心理失衡，引发心理危机，甚至严重破坏社会秩序，造成社会动乱。

（三）社会信息的透明程度

政府是社会公共危机发生的责任人，也是解决公共危机的重要主体。因此，在公共危机的爆发过程中以及在对危机的解决中政府自始至终都是信息的主要掌控者。政府信息发布的及时与否，将影响公众对政府的信任程度、对危机的了解程度。2003年我国SARS疫情初期，一些地方政府官员隐瞒疫情，造成信息的不对称，同时也造成SARS在我国的大规模肆虐酿成社会恐慌。政府信息的透明化，可以对公众心理进行有效疏导干预，对于危机的及早控制与解决都具有相当重要的意义。

（四）公众的心理素质

个人心理素质的高低是影响自身心理的根本因素。一般来说，心理素质高的人，容易以一种理性的态度面对危机，从而很好地掌控自己的心理；相反，心理素质低的人，容易受危机的影响，在危机中产生恐惧、焦虑、紧张的心理，进而引起心理失衡，造成不良后果。

四、突发公共卫生事件的社会心理管理

（一）培养健康的公众心理

在突发公共卫生事件从发生到消退的过程中，人们往往会表现出两种极端的情形：一种是对危机事件和风险的存在完全无知，这部分公众在危机到来时往往会表现出慌乱和不知所措，进而发展成社会焦虑；另一种是过于自信，对突发事件的风险估计不足，甚至漠视危机的存在。这两种状况对于突发公共卫生事件的解决都是不利的。我们应通过危机应对能力教育增加公众对突发危机事件的认知，使之正确认识突发事件的危害性。我们还应看到，我国公众目前的整体文化素质不高，心理承受能力和信息辨别能力亟待提高。例如，在SARS爆发的过程中，出现了抢购风和一些封建迷信活动，整个社会几乎处于一种恐慌的状态之中，究其根源，是与公众的文化素质低和信息辨别能力差分不开的。心理学的研究表明，当人们面临陌生的情景时，容易出现心理紧张和恐慌，这种现象发展为社会层面的问题时就是社会焦虑。如果公众不了解突发事件的缘由和风险性，在危机来临时，就会盲目相信谣言，盲目从众，从而造成社会恐慌和社会焦虑，妨碍对突发事件的有序控制，加大突发事件的危害。在2003年出现的SARS危机中，公众恐慌的一个重要原因就是公众对于新型传染病的无知。而亲身经历过这场危机之后，公众面对2004年初爆发的禽流感疫情，其心理反应就要相对平静得多。因此，加强对公众的危机应对能力教育，提高公众对突发事件的认知水平，培养健康的公众心理，可以为减轻突发公共卫生事件中的社会焦虑提供有效的智力支持。

（二）重视公众知情权，增加信息透明度

在资讯高度发达的社会里，市民接受信息的渠道越多，越容易出现误传、谣传，从

而产生群体恐慌心理。美国社会心理学家奥尔波特（Gordon W. Allport）和波斯曼（Leo Postman）认为，流言的强度＝事情的重要程度×情况的模糊程度。也就是说，流言和谣言的产生既取决于危机事件对大众的日常生活和生产可能造成的影响程度，也取决于有关这一事件的信息是否透明，人们是否有正常的渠道及时获得有关这一事件的权威信息。权威信息传播得越早、越多、越准确，公众就能越早获得科学的知识，运用审慎、理智的态度来看待突发公共卫生事件，减少过激行为的发生。因此，政府应该建立一套权威信息预警、发布机制，政府部门和各类专业机构应在第一时间将信息传播告知，引导公共正确对待传言和谣言。且各部门应统一信息发布内容，为公众提供统一的信息源，满足公众的知情权，增加信息透明度，以提高公众对危机的心理承受力，增强对控制危机的信心和决心，从而维护整个社会的稳定。

（三）确实重视心理援助工作

WHO 的调查显示，20%～40% 的人在灾难之后会出现轻度的心理失调，这些人不需要特别的心理援助，他们的症状会在几天至几周内得到缓解。30%～50% 的人会出现中度至重度的心理失调，及时的心理援助会使症状得到缓解。而在灾难一年之内，20% 的人可能会出现严重心理疾病。解决公众在突发公共卫生事件中的社会心理问题最直接的方式莫过于为其提供有效的心理援助。当社会发生突发事件时，积极的心理援助可以帮助人们获得心理上的安全感，缓解乃至稳定由事件引发的强烈的恐惧、焦虑和抑郁的情况，回复心理的平衡状态，使人们保持良好的心态，避免因心理失衡造成的自我伤害。

心理援助的第一步是对危机进行评估，包括突发事件暴露的程度、个体的生理、心理、社会状态、个体采取的应对方式等。评估不仅是心理危机干预的前提，还必须贯串于危机干预过程的始终，根据个体心理状态的变化、个体与环境的互动，调整有效的应对策略。之后在评估的基础上制订符合个体实际情况的干预方案。常见的干预方法包括分享报告、认知行为疗法、艺术疗法、游戏疗法等。针对我国当前心理援助工作的现状，结合国际社会的经验，应尽快建立有效的机构，如成立全国性的心理救灾指导组织，组织培训心理危机援助方面的人才，建立心理危机援助人才库。一旦国家有需求的时候，可以迅速组织一支心理援助的队伍，在国家心理危机援助中心的领导下从事心理援助工作。在平时开展一系列的针对大众的心理援助教育活动，如居民的突发事件心理健康教育活动、模拟突发事件心理健康的培训等。

（四）建立社会支持系统

大量研究表明社会支持系统能够缓冲压力事件对身心状况的消极影响，与焦虑、抑郁水平之间有显著的负相关。面对各种突发事件，受害者如果得不到足够的社会支持，会增加创伤后应激障碍的发生概率；相反，个体对社会支持的满意度越高，创伤后应激障碍发生的危险性越小。良好的家庭和社会支持是创伤后应激障碍发生的保护因素。社会支持可来源于家庭内，也可来源于家庭以外的社会各方面。从家庭亲友的关心与支持、心理工作者的早期介入、社会各界的热心援助到政府全面推动的重建措施，这些都成为有力的社会支持，可极大地缓解受害者的心理压力，使其产生被理解感和被支持感。社会支持的类型包括信息支持、情感支持、实体性支持等。不同个性、不同文化背景、不同社会境况的对象，对社会支持类型的需要与感受是不一样的，涉及政府监管、法律、经济、民政、信息、后勤保障等方面。因此，必须有针对性地提供不同类型的社会支持，使每个人都建立起一个战胜危机的强大的社会支持系统。

本章小结

　　由自然灾害、传染病流行、环境危害、食品药品安全事件引发的各类突发公共卫生事件，不仅对人民健康和生命安全造成了极大危害，也对经济发展和社会稳定构成了巨大威胁。建立完善的应急管理体系，是实现预防、预测、预警、指挥、协调、处置、救援、评估、恢复等应急管理各环节中各方面快速高效、有序反应，防止突发公共事件的发生，或减少突发公共事件的负面影响的重要保障。本章在介绍相关概念的基础上，详细阐述了由指挥体系，监测与预警体系，应急医疗救治体系，信息发布体系，检测、预防、监督体系，物资保障体系，人才体系，法律保障体系和评估体系所构成的突发公共卫生事件应急管理体系。通过本章学习，能够认识到突发公共卫生事件应急管理工作的重要性，掌握应急管理工作的具体要求及突发公共卫生事件的社会心理管理工作的要点，通过有效的管理最大限度地缩小事件所带来的不良影响。

（姚卫光）

第十六章 卫生事业改革与发展

第一节 卫生改革的背景和动因

世界上许多国家的政府都在卫生部门推行重大改革。处于经济转轨过程中的东欧国家正在试行各种新型社会保险计划，有地区性的也有全国性的，有垄断型的也有竞争型的。南美洲各国则在尝试新的方案，力图扩展其社会保险以便覆盖农村和城市的贫困人群。在非洲，财政权力下放使医院获得了额外的收益，但增加了贫困地区同富裕地区之间的不平等。为了提高效率，许多国家正在试验新的支付体系，同时采用新的方式组织卫生服务的提供。各种政治权衡、经济利益和道义关注缠绕在一起，形成了各国令人迷茫的种种改革计划和争议。

目前，我们应该如何应对医生们想赚取更多金钱的要求？富人应当支付多少以便资助穷人，或健康人应当支付多少以便资助生病的人？我们是否应当扩大公立的卫生保健中心，抑或转而发展私人家庭医生？我们是否应当要求患者更多地自费，还是应当更多地利用税收资金提供免费服务？对于新技术我们需要更多还是更少？培养更多医生还是减少医学院校？建设新医院还是为控烟项目花费更多资金？从根本上讲，解决上述问题的关键就是国家卫生保健体制的改革与创新，就是要按照科学发展观的要求，正确认识和总体把握我们处在怎样的发展背景下，探索建立一个什么样的国家卫生保健体制，以适应人民群众多层次、多样化需求。当务之急就是要认真研究"看病难"、"看病贵"的成因，加快体制和机制创新，探索有针对性的政策措施和解决办法，促进卫生事业健康发展。当然，这会涉及现有卫生制度和服务体系的变革以及利益分配的调整。

一、卫生服务和卫生改革

对医疗卫生改革的争论，主要源于对医疗卫生服务性质的争论。当前，比较一致的看法是：医疗服务是公共产品，但是，如果按公共产品理论来对照，这个观点不完全正确。医疗卫生服务可分为两大部分：公共卫生和基本医疗。公共卫生是公共产品，对这一点认识比较统一；基本医疗服务是公共产品，还是准公共产品，甚至是个人产品，看法莫衷一是。其实，基本医疗服务是一项比较特殊的产品，它具有需求的同一性，支付能力的差异性和交易的代理性质的特点。

需求的同一性，就是任何人群不管是富人还是穷人，都有相同的服务需求，这种需求不是可以实现也可以不实现，而是必须实现，是刚性的，而服务的成本也是刚性的，相同的病医疗成本也大致相同。

支付能力的差异性，就是医疗服务价格比较高时，社会部分成员有支付能力，有相当部分成员没有支付能力，或只有部分支付能力。这部分人如果只靠自己的支付能力，就难以享受基本医疗服务。

交易方式的代理性质，就是患者到医院购买基本医疗服务时，具体购买什么的决定患者无能力自己作出，而要由医生代理作出。医生在代理中权利和责任是不相一致的。在安全性方面责任大于权利，在经济性方面权利大于责任，这种权利没有有效的形式进行监督，存在着滥用的可能，如果受利益的驱使，滥用就时时都会发生。

由于基本医疗服务具有需求的同一性和支付能力的差异性的特点，许多国家通过对医疗保险基金、医疗服务减免税收的方法进行补助。美国则对不同的人群采用不同的提供方式，对老人和困难人群实行费用减免，相当于把基本医疗服务作为公共产品来提供，对其他人群按市场价付费，相当于把基本医疗服务作为个人产品来提供。

又由于基本医疗服务交易的代理性质，为把代理行为与医院、医生的经济利益隔开，国际上通行的是把医院办成非营利性质。发达国家的非营利医院主要有两种形式：政府举办的公立医院、公益性组织及私人举办的非营利医院，两者合计，占医院总量的80%以上。加拿大比例最高，占95%。这就从利益机制上保证了医生的代理行为不发生权利滥用，同时实行医药分离和医保资金预付制，从而实现合理治疗、合理用药。

从以上分析可以看出，基本医疗服务具有公益性，其到底是公共产品还是个人产品并不重要，政府也不必包办代替，全部直接经营，但是，应当针对普通群众支付能力不强的实际，通过购买服务，为这部分群众提供医疗服务，或者直接为老百姓支付医疗服务费用。最关键的是基本医疗是一种特殊的产品，需要用特殊的方式来经营。

那么，如何进行经营呢？这一直是我们进行卫生改革工作中的重点。卫生改革，简单来说，是政府为改善卫生系统绩效而进行的有目的、可持续性的、战略性的变革，旨在促成长期和永久性变化的过程，而不是随意、临时或紧急行动。我国深化医药卫生体制改革是在深刻总结以往卫生改革的基础上，从国情出发，借鉴国际有益经验，以科学发展观为指导，认真研究解决好建立什么样的制度、实现什么样的发展、发展的目的是什么以及如何发展等重大问题，就是要明确目标，创新制度，解决深层次的、制约医药卫生事业科学发展的体制、机制和结构性问题，实现中共"十七大"提出的人人享有基本医疗卫生服务的目标，完成建立基本医疗卫生制度和病有所医的重大历史任务。

二、推进卫生改革的动因

（一）人们对卫生保健的期望值提高、需求增加

人们对卫生保健期望值的提高，不仅影响卫生保健的总体需求水平，而且影响到卫

生保健的构成。人们不仅要求获得保健，而且要求得到最新最好最快的保健。由于知识水平的提高和医疗服务产品选择的多样性，使人们对当地保健中心或小医院的保健服务往往持怀疑态度，其结果是大部分患者涌入地区性医疗中心或学术机构。全球经济的一体化也提高了这种期望。电影、电视和因特网使许多国家居民建立了对富裕国家生活方式的期盼，同外界的接触提高了人们对物质享受的要求，同时也使他们或多或少地放弃了原有的传统价值观。这种趋势强化了他们对消费的需求并提高了人们的期望值。人们越来越普遍接受的观点是，尽可能长久地保持年轻和健康，尽可能地享受快乐，尽可能地消费。在许多国家，卫生系统正面临满足这些欲望日益增长的压力。

医疗卫生体制改革不仅要满足公民的基本医疗需求，还要满足公民其他的医疗需求。一方面，随着本国自身经济实力的变化，个人的医疗需求发生了变化，不同经济层面的人群出现了不同的医疗需求；另一方面，人们在享受经济发展带来的利益的同时，又在不断产生新的需求。因此，在接受医疗服务的人群方面出现了两大变化，即疾病构造方面的变化和人口结构方面的变化，而这些变化带来的是医疗需求的新变化。

在疾病构造方面，肿瘤、糖尿病、心血管疾病以及精神病等方面的发病率明显提高，慢性患者数在不断增加。与此同时，社会的快速发展使得卫生医疗条件和状况得到改善，平均寿命延长和出生率下降，使得人口老龄化的速度加快，其后果就是老年医疗和护理需求大大提高。另一方面，随着经济水平的提高，公民对医疗服务质量的要求不断提高。这些都说明，医疗服务的需求随着经济的发展在不断发生变化，为了应对这些变化的需求，必须适时调整供给。医疗行为已经变成了由预防性治疗、急性期治疗、长期护理和终末期护理四个部分所组成，因此，需要不同的医疗机构和医务人员提供相应的医疗服务。

（二）卫生保健费用增长

卫生服务需要资金。无论如何，医务人员的工资、基本建设、药品购置都必须有资金保障。据《2010年世界卫生报告》资料显示：目前，全球每年的卫生费用约为5.3万亿美元。世界一些地区的传染病治疗费用居高不下，并且世界各地的心脏病、癌症和肥胖等慢性非传染性疾病的发病率不断攀升，在这种情况下，卫生费用只会继续上升。最近的一项对所需费用的估计表明，要实现卫生千年发展目标（MDGs），保证重要干预措施的可及性，包括49个低收入国家对非传染病的控制，这些国家到2015年人均（未加权）需要投入60多美元，远高于目前投入的32美元。另外，人们为了治疗疾病正在开发更尖端的药品和疗法，这也将加剧卫生费用上升的趋势。

老年化社会也是促使卫生保健费用增长的主要力量。在很多国家，即使在人口出生率仍然较高、年轻人口所占比例仍在增加的国家，老年人口的绝对数量也在增长。在某种程度上，这是由于卫生保健系统的成功所致，使得更多患有慢性疾病的人能够生存到老年期，同时消费卫生资源。如果社会不具备这样好的卫生保健系统，人均卫生费用就会低一些，就不会有如此多的患者和老年人享受保健服务。这种"成功带来的失败"，反映在多数工业化国家和许多中等收入国家中日益增长的"失能"残疾水平。

流行病学变化也会导致卫生保健费用增长。最显著的例子是艾滋病，在受其影响最严重的国家，整个卫生保健系统和许多其他社会体系面临全面崩溃的危险。埃博拉病毒和 2003 年非典型肺炎的流行，则使受其侵害的国家遭受重创。在东欧，酗酒和自杀增加导致了严重的保健问题。尽管人类在控制天花和脊髓灰质炎方面取得了巨大成功，但是其他传染性疾病在世界各地正在增加，从结核病到登革热，这些因素是卫生改革者最为关注的问题。

卫生保健产品和服务的推销者们在努力工作，尽可能地利用市场机会，为医疗保健费用上涨中起着推波助澜的作用。同样，现在，许多公司为每一个器官和系统都发明和生产了药品，从生发剂、抗忧郁剂、降胆固醇和降血压药、治疗溃疡以至于改善性功能。工业化国家的中产阶级正面临以药物做蛋糕的危险，一些发展中国家的药品电视广告则铺天盖地，将这些药品推向全球市场的努力每天都在进行。

新技术也促使卫生保健费用上升。技术进步本来可以降低常规检查的成本，或者为常见疾病提供更廉价的药物。但是，最大的经济和专业收益则来自于为过去没有解决的问题开发高价解决方案，而不是生产已证明有效但是廉价的药物，除非政府提供补助或者其他激励机制，否则市场本身将推动药品和医疗器械厂商积极地致力于开发利润更高的新产品。

（三）卫生服务的公平与效率问题

有限的服务以及不公平的分配，是现有各类医疗保健系统的常见特征。尤其在市场主导的体制下和在发展中国家，富人和穷人获得卫生服务的机会差距很大。在最发达的美国，20 世纪 90 年代中期卫生支出占国内生产总值的 11.5%，却仍有约 15% 的人口没有任何健康保障。中国是世界上医疗卫生公共筹资比重最低的国家之一。绝大多数医疗机构为国有，而政府对医疗机构的预算支出只占医疗机构总收入的 10% 左右，另外的 90% 必须通过医疗机构自己创收取得。医疗卫生资源配置不合理，80% 的医疗资源集中在城市、大医院，社会资源进入医疗服务领域渠道不畅、发展不快，农村医疗资源严重不足，造成患者竞相拥挤于城市大医院，尤其增加了农民就医的难度。

卫生的不公平性带来的直接后果，是弱势群体的健康状况下降，对国民经济发展产生负面影响；所导致的政治问题，则更是政治领导人所不可忽视的。卫生系统的效率低下，则更多地表现在福利国家和公立卫生部门。缺乏竞争、收入有保障和管理松懈，使部分职员逐渐丧失了进取意识和增加产出的愿望。公众对越来越长的候诊名单和候诊时间逐渐失去了耐心，对公立部门所耗费资源的合理性心存疑虑。

21 世纪初期的若干国际研究还发现，政府的公共财政支出并没有使贫困人口公平受益。政府的卫生支出往往优先补贴了相对富裕的人群，特别是当政府将资源主要投入服务供方时，最有机会享受补贴服务和医疗设施的是那些富裕人群。因此，世界银行 2004 年的《世界发展报告》呼吁"让服务惠及穷人"，并提出了一系列改革措施。随后出版的《明智的支出——为穷人购买医疗卫生服务》，则进一步强调为绩效而付费，为贫困人群买到健康产出，以及资金跟随目标人群健康需求的原则，力主优先使穷人从公共投资中受益的观点。

第二节　卫生改革的目标

　　健康是人类追求的永恒主题，是人全面发展的基础，人失去健康就失去了一切。医疗卫生服务涉及千家万户，关系亿万群众的根本利益。发展医疗卫生事业，实现人人公平享有基本卫生保健的目标，是构建和谐社会的重要内容，也是检验和谐社会程度的重要标志。良好的健康状况是人类福祉和经济与社会持续发展不可或缺的。WHO 成员国已经为自己制定了发展其卫生筹资系统的目标，以确保所有人都能利用卫生服务，同时也要确保不能因为他们为这些服务缴费而遭受经济困难。世界各国卫生保健体制的改革与发展，实际上有三种目标选择：一是优先满足部分社会成员的所有或大部分的医疗卫生需求；二是对所有社会成员按照实际需求提供均等的、有限水平的服务保障；三是优先保障所有社会成员的基本卫生服务需求，在此基础上，满足更多社会成员更多的医疗卫生需求。

　　WHO 在其 2010 年的《世界卫生报告》中详细阐述了国家就调整筹资系统所能做的事情，从而得以更快地实现全民覆盖这一目标并维持已经取得的成果。该报告是在新的研究结果和国家经验教训的基础上为不同发展阶段的国家提供了一个行动纲领，并提出了国际社会能够更好地支持低收入国家以努力实现全民覆盖和改善健康状况的各种方式。2009 年 12 月 3 日，世界卫生组织助理总干事蒂姆·埃文斯（Tim Evans）博士在主题为"全球卫生改革进展与评价"的报告中指出，卫生改革应当以人为核心，朝着建设更为科学的卫生系统方向努力，提升医疗卫生的服务水平和可及性，加强能力建设与完善筹资体系，提高医疗卫生保障的覆盖率。

　　综观世界各国的卫生改革，其共性的、核心的目标是：①改善人民健康；②提供经济风险保护；③提高公众满意度。除了以上三个目标之外，卫生改革还包括许多具体的目标：①通过改革卫生服务的数量、结构和质量，提高卫生系统的运行效率。②提高卫生服务的效率和公平性。③资源配置合理化，将卫生开支重点由特殊服务转向疾病预防、健康保健等方面，鼓励人们采用健康的生活行为方式，确保人人能够享受基本的医疗卫生服务。④改革卫生服务的付费机制，形成第三方付费方式；建立监督服务质量与范围，严格控制开支；改变融资方式，促进私人医疗机构与国有医疗机构的竞争。⑤提高卫生系统对卫生服务需求的反应性，提高人民对卫生方法的满意度，形成由需求所带动的服务提供体制。

　　我国卫生部部长陈竺在 2011 年全国卫生工作会议上，提出"十二五"卫生发展的总体目标是：到 2015 年，覆盖城乡居民的基本医疗卫生制度初步建立，基本医疗保障制度更加健全，公共卫生服务体系和医疗服务体系更加完善，药品供应保障体系加规范，医疗卫生机构管理体制和运行机制更加科学，基本医疗卫生服务可及性显著增强，居民个人就医费用负担明显减轻，人民群众健康水平进一步提高。地区间资源配置和人群健康状况差异明显缩小，国民健康水平达到发展中国家前列，人均期望寿命达到74.5 岁，婴儿死亡率和 5 岁以下儿童死亡率分别降低至 12‰和 14‰，孕产妇死亡率降至 22/10 万。提高政府和社会卫生支出占卫生总费用的比例，个人卫生支出比例降至 30% 以下。

陈竺还提出了"十二五"卫生发展的基本思路：要以科学发展观统领各项卫生工作，以转变发展方式带动卫生事业协调发展，坚持公共医疗卫生的公益性质，坚持预防为主、以农村为重点、中西医并重的方针，把改善公共卫生和城乡基本医疗服务作为突出重点，协调推进公立医院、保障制度、药品保障供应体系建设。加快卫生人才培养、信息化和卫生法制建设。落实政府责任，加大卫生投入，强化监督管理，全面建设覆盖城乡居民的基本医疗卫生制度。"十二五"期间卫生发展的主要任务有：

一是加强医疗卫生机构能力建设，提高医疗卫生服务水平。强化区域卫生规划和医疗机构设置规划，明确各类医疗卫生机构的功能和职责，优化规模、结构和布局，形成防治结合、中西医并重、功能互补、信息互通、上下互动的医疗卫生服务体系。加强公共卫生服务体系建设，重点改善疾病预防控制、精神卫生、妇幼卫生、卫生监督、卫生应急、职业病防治、采供血、健康教育等专业公共卫生机构的设施条件。继续加强农村急救体系、乡（镇）卫生院和村卫生室标准化建设，为中西部地区乡（镇）卫生院职工建设周转房；全面推进县级医院标准化建设，使其总体达到二级甲等水平；整合县域医疗卫生资源，推进综合改革，转变运行机制，完善绩效工资，实现服务功能和模式转变。积极稳妥地推进公立医院改革，完善公立医院服务体系，改革管理体制、治理机制、运行机制和补偿机制，加强医疗安全质量监管，促进科学化、精细化、专业化管理，改善服务，提高效率。初步建立国家医学中心体系，加强区域医疗中心和临床重点专科建设；继续加强社区卫生服务机构建设，力争每个街道办事处范围设置一所政府办的社区卫生服务中心，形成以社区卫生服务为基础、社区卫生服务机构与医院和专业公共卫生机构分工合理、协作密切的新型城市卫生服务体系。继承创新中医药，建立比较完善的中医医疗预防保健服务体系、科研创新体系，加强中医药队伍建设，发挥传统医学在保护国民健康中的作用。加快卫生法制建设，实施医疗卫生人才培养基地建设和医药卫生信息化建设，为卫生改革发展提供有力支撑。鼓励支持社会资本举办非营利性和营利性医疗机构，积极参与健康管理、老年护理、口腔保健和康复健身等健康服务业的发展，形成多元化办医格局，满足多样化、多层次医疗、预防、保健、养老、康复服务需求。

二是健全医疗保障制度，提高疾病经济风险分担能力。提高基本医疗保障制度覆盖面和保障水平，缩小城乡医疗保障差距。新农合人均筹资水平争取达到 300 元以上，门诊统筹覆盖所有地区。进一步提高政策范围内住院费用报销比例。完善城乡医疗救助制度，提高贫困家庭覆盖率，扩大重大疾病保障范围，报销比例不低于 90%。完善基金管理，防范基金风险。

三是防治重大疾病，控制健康危险因素。完善重大疾病预防控制体系，基本控制疟疾，争取实现消除麻疹目标，遏制结核病、性病、艾滋病的蔓延，降低乙肝患病率，主要地方病和寄生虫病达到国家控制标准。显著扩大慢性病防控覆盖面，提高糖尿病、高血压、脑卒中等慢性疾病的知晓率和控制率。继续加强疾病预防控制能力建设。提高精神卫生和心理疾病防治能力。加强重点职业病防治，切实减轻职业危害对人民健康的威胁。逐步提高基本公共卫生服务均等化水平。大幅提高人均基本公共卫生服务项目经费标准，逐步扩大基本公共卫生服务内容并确保覆盖全体居民。将干预有效的重大疾病和危险因素的控制措施纳入国家重大公共卫生服务项目。解决好流动人口特别是农民工的公共卫生服务问题。

四是切实加强各级政府对公共卫生的社会管理职责，保障居民生命健康安全。建立和完善以国家基本药物制度为基础的药品供应保障体系。严格药品和医疗器械质量监管，提高药品监测覆盖率，实行基本药物全覆盖抽验和全品种电子监管。在二、三级医院建立健全规范用药管理制度，加强合理用药的监测和评价，降低药物不良反应发生率。建立药品安全责任体系，保障人民群众药品和医疗器械使用安全。

同时，要健全并不断完善疾病防控、食品安全、饮用水卫生、职业卫生、学校卫生、卫生应急等公共财政投入和监督管理体制机制，建立健全监测体系，完善监管机构，提升监管能力。开展风险监测、评估和预警，加强餐饮、保健食品、化妆品等监管执法，大幅减少不安全事件的发生。提高食品安全风险监测点覆盖面、从事接触职业病危害作业劳动者的职业健康监护率、城市饮用水水质卫生合格率和农村集中式供水水质卫生合格率。

第三节　国外的卫生改革与发展

卫生保健体制通常由健康保障制度、卫生服务体系和卫生管理体系组成。一个国家卫生保健体制的形成和发展，主要取决于这个国家经济发展水平、政治意愿和社会价值取向。在人类历史上，治疗疾病和增进健康的技术方法已经存在了几千年，而有组织的卫生保健体制的出现只有100多年。1883年，德国俾斯麦政府为了在政治上削弱社会主义运动对工人的吸引力，巩固新生的普鲁士共和国，通过了强制性疾病基金法，成为世界上第一个建立社会医疗保险的国家。随后，英国、俄罗斯等国家纷纷仿照德国立法，建立了社会医疗保险制度。1917年十月革命胜利以后，苏联政府颁布法令，建立了国家统一的卫生服务体系，向全民免费提供医疗服务。1946年，英国立法将社会医疗保险制度转变为国家卫生保健体系，免费向全民提供卫生保健服务，强化了全民对国家的认同。正如布莱尔首相所说的那样，国家卫生保健体系已经成为大不列颠和北爱尔兰联合王国的一个重要标志。目前，世界卫生组织192个成员国中，约90个国家建立了覆盖全体人群的卫生保健体制。按照经济发展水平划分：所有高收入国家（人均GDP超过9 386美元）、60%的中高收入国家（3 036～9 385美元）、40%的中低收入国家（766～3 035美元）、10%的低收入国家（人均GDP低于765美元）建立了覆盖全民的健康保障制度。

一、发达国家的卫生体制改革与发展

发达国家卫生保健体制总体上比较成熟，都是以强大的经济实力为基础，在发达国家中，只有美国的各类健康保障制度覆盖85%的人口，其他发达国家健康保障制度均覆盖了城乡所有家庭与人口。由于人口老龄化、慢性病增加及疾病结构的变化，发达国家的医疗费用负担不断上升，政府负担沉重，有些国家正在改革和完善卫生保健体制。

从 20 世纪 80 年代开始，不同卫生保健体制的国家都在围绕增进成本效率、确保医疗服务质量、促进竞争、公平的可及性、分权化管理、对应人口老龄化等方面开展改革。各国卫生改革的动因主要来自两个方面：一是政府不堪财政压力，希望通过改革控制成本攀升，维持卫生系统可持续发展；二是居民对医疗服务需求和服务质量要求越来越高，政府希望通过改革改善资源使用效率，增加服务产出，提高患者满意度。英国实行筹资者和提供者分离（也称内部市场改革），试图通过竞争机制提高卫生服务产出，缩短患者就诊等待时间。许多欧洲国家也借鉴英国的做法。美国卫生费用最高，一直通过管理式竞争来约束医疗费用的上涨，但在宏观层面上，虽然 20 世纪 90 年代有接近40 份卫生改革计划在国会讨论，但没有实质性进展。日本针对人口老龄化和医疗费用上涨的趋势，在原有的全民健康保险基础上，将《老人福利法》和《老人保险法》中有关高龄老人介护（即照料、护理的意思）的制度重新修订，形成"介护保险制度"专门应对高龄老人的健康保障问题。同时，加强药品价格控制，实现全部药品政府定价；改革支付方式，将大部分卫生服务与强制性健康保险融合在一起，将按项目收费与按病种收费有机结合，控制医疗费用的不断上涨。

国际社会认为，过去 20 年卫生改革最大的问题是对健康和卫生服务利用公平性关注不够。1998 年 5 月，世界卫生组织大会宣言明确提出，健康是一项基本人权，改善所有居民的健康是社会经济发展的终极目标之一，并且强调促进卫生领域的公平性和公正性是实现这一目标最重要的措施。进入 21 世纪以来，减困、扶贫、医疗救助和社会健康保险成为国际社会倡导和支持的主要领域。卫生改革已经从效率和质量为主导向公平—效率—质量为核心的方向转变。

二、发展中国家的卫生改革与发展

从世界范围来看，大多数发展中国家都在根据本国国情，借鉴发达国家的经验，探索和完善本国的卫生保健体制。从总体上看，发展中国家健康保障制度的覆盖范围、受益人群和保障程度与经济发展、人均收入水平和农业劳动力占总劳动力比例密切相关。由于政府强烈的政治意愿，也建立了覆盖全民、保障水平不高的健康保健制度，为全体居民提供低水平、广覆盖的基本医疗卫生保健服务。在实现全民覆盖的过程中，许多国家正在改革卫生筹资方式，其中包括中国。2009 年 4 月，中国政府宣布到 2020 年将向所有城乡居民提供"安全、有效、方便、价廉"的卫生服务。如果得到彻底执行，那么这项改革将终结 1978 年推出的众多以市场为基础的医药卫生机制。1978 年之前，中国政府已经为所有公民提供了免费的基本卫生服务，但是 1978 年之后执行的以市场为基础的卫生体制导致患者直接支付大幅增加，1980—2000 年，患者直接支付在卫生总费用中的比例从 20% 左右提高到 60%，让许多中国人不得不面对灾难性的医疗支出。这种市场机制还意味着医院不得不依靠患者的缴费来生存，同时迫使医生在开处方和开展治疗的时候考虑更多的是他们的创收潜力，而不是临床疗效。中国政府采取了一些措施来解决这些问题。2003 年，中国推出了新型农村合作医疗计划，以此来满足农民的看病需要；2007 年，在 79 个城市开始了试点推行城镇居民基本医疗保险计划。这些计划是中国最近医药卫生体制改革的核心。中国政府的目标是降低对患者直接支付的依赖程度，到 2011 年将参加正规医疗保险的人口比例从 2003 年的 15% 提高到 90%，并逐步扩大卫生服务获取途径，提高经济风险保护的能力。

为实现全民覆盖的目标，许多中低收入国家在筹资体系建立方面也取得了重大进展。其中包括一些非常成功的例子，如智利、哥伦比亚、古巴、卢旺达、斯里兰卡和泰国等国家，拓展了各种预付费和融资形式，以便提高经济风险保护，尤其是针对穷人。

（一）通过国家立法，保证全体国民免费享有一定水平的医疗卫生服务的权利，着眼于建立公平的基本卫生保健制度

1949 年，印度在第一部宪法中明确规定，所有国民都享受免费医疗。1983 年，墨西哥通过了《宪法修正案》和《卫生基本法》，赋予每个公民获得健康保护的基本权利。2003 年，墨西哥修改了《卫生基本法》，提出建立卫生社会保障制度，规定："所有墨西哥人都有权利加入卫生社会保障制度。在公民有需要的时候，国家向公民无歧视地提供免费、有效、快速、优质的卫生服务以完全满足其卫生需要。" 1986 年，巴西政府把保障所有公民的健康权益作为各级政府的责任，将建立国家统一医疗体系写入了新宪法，其新宪法规定："健康是所有公民的权利和国家的责任，不论种族、宗教信仰和社会经济状况如何，每一个巴西公民都有权利得到政府各级医疗机构的免费治疗。"

（二）着眼于绝大多数公民，尤其是弱势人群的基本卫生服务

墨西哥政府一方面通过直接筹资，为居民提供公共卫生服务，一方面通过大众健康保险筹资，为居民提供个人卫生服务（包括医疗、保健和康复等）；泰国政府从 2001 年起，扩大全民健康保险（称为 30 铢医疗保险计划），现已覆盖了 80% 以上的人群，特别是没有任何健康保险和福利制度的人群。居民到公立医院就医，每次只要支付 30 铢，超出部分由政府筹资和补充基金解决。在这些国家中，政府卫生支出占政府总支出的比例达到 10%～15%。

（三）不照搬发达国家的模式，着眼于本国实际，针对不同收入人群设计不同卫生保健制度，同时鼓励私立医疗机构和商业医疗保险发展

巴西实行全民统一免费医疗制度，由政府举办公立医院和卫生所，所有持有巴西身份证的公民提供免费的基本医疗，覆盖所有低收入人群和农民（约占全国人口的 70%）。由于免费医疗提供的条件和水平不高，与全民统一免费医疗制度并存的还有私人医疗保险，由公民根据经济收入水平自愿购买，收入较高的人群大都参加私人医疗保险（约占人口的 30%）。印度的免费医疗是由政府举办的，公立医院提供最基本的医疗服务，公立医院的条件和水平比私立医院要差得多，而经济条件较好的患者往往到私立医院，居民个人承担的医疗费用比较高。

（四）重视基层卫生服务体系建设，建立严格的转诊制度和基本药物制度，控制医疗费用，改善服务效率

巴西建立遍及城乡的卫生服务网络和双向医疗转诊制度，以社区卫生服务为基础，

大多数居民特别是老人、妇女和儿童在社区免费获得初级卫生保健服务。建立社区首诊制度，患者病情复杂需要转院治疗时，由社区卫生服务机构直接与转诊办公室联系，由转诊办公室联系并安排到医院就诊，政府按照核定的医疗任务和技术等级，向公立医疗机构提供预算。同时，政府对私立医疗机构承担的免费基本医疗服务也给予定额补助。墨西哥政府建立基本卫生服务包括基本药物制度，基本卫生服务内容包括 9 大类 249 项服务内容以及 265 种基本药物，涵盖了社区卫生 100% 的服务内容和 95% 的综合医院服务内容。基本药物目录由政府确立，统一向国内外生产厂家直接公开竞标采购并进行配送，控制药品费用，保证用药安全。

三、经济转型国家的卫生改革与发展

苏联在十月革命后建立了世界上第一个全民免费的卫生保健制度。我们所熟知的白求恩大夫在美国、加拿大行医期间，长期为穷人免费享受医疗奔走呼号，但劳而无功。1935 年，他了解到苏联在卫生保健制度建设上取得的成就，为之震撼，感受到社会主义的优越性，回国后即加入共产党，后来受加拿大和美国共产党的派遣，不远万里来到中国支持我国人民的革命和解放事业。社会主义追求目标是公平正义，强调人的自由和全面发展。在卫生保健领域要求建立全民健康保障的理念。苏联实现的全民免费卫生保健制度不仅影响了当时的社会主义国家，也对英国、瑞典等资本主义国家产生了很大影响。但是，过分依赖政府，没有调动社会力量和群众的积极性，也带来了卫生事业发展缓慢，政府压力过大，服务效率低、服务质量不高等问题。

20 世纪 90 年代，随着苏联的解体，绝大多数原社会主义国家的政治体制和经济体制发生了深刻变化，也出现了严重的经济衰退。但是，这些国家用于社会服务方面的费用，尤其是卫生保健费用没有大幅度下降，基本卫生保健的覆盖面没有改变。这是这些国家在政治、经济转轨过程中为维护社会稳定所采取的重大措施之一。这些国家卫生保健体制改革的方向，由全民免费医疗服务向社会医疗保险制度逐步过渡。

从卫生筹资来看，大多数转型国家政府的作用没有减弱，而且由政府直接提供转变为强制性社会保险筹资。同时，国家预算和各级地方政府在公共卫生筹资、重大医学科学研究、举办公立医疗机构、改善医学教育以及补足社会保险赤字方面，仍然发挥着重大作用。波兰、匈牙利、斯洛伐克、捷克、土库曼斯坦、乌克兰、马其顿等国家，政府卫生筹资占卫生总费用的比例仍然超过 70%，罗马尼亚为 65.9%、俄罗斯为 55.8%。而阿塞拜疆、爱沙尼亚、格鲁吉亚等卫生领域的作用逐步下降，政府卫生筹资占卫生总费用的比例下降到 35% 以下，随之而来的是居民个人支付的比例不断提高，自愿参加商业医疗保险和现金支付的人不断增加。

从提供卫生服务来看，大多数转型国家提供卫生保健服务的机构主要还是公立机构，医师是国家公务人员，公立医院采用政府预算管理。在俄罗斯，居民基础医疗需要的基本药物由中央政府提供，其他种类药品由医院向供应商直接购买。同时，在初级保健和牙科领域，私立机构逐步发展，也有一些国家开展了"私有化运动"，医师由国家雇员转变为个体开业者，医师与保险公司和地方政府之间签订合同，地方政府为其提供房屋和设备。

总之，世界各国卫生体制的发展都经历了一个由无到有、由低到高的渐进过程，不可能超越经济发展阶段，但也不能长期滞后于经济社会发展。而且，目前世界上尚未有一个堪称完美的体制，各类制度仍在进行不断的改革探索和调整完善。一个国家卫生保健体制的建立和完善，不仅取决于经济发展水平，更取决于政府的政治意愿和社会价值取向。也就是说，卫生保健制度不仅为人民群众的健康服务，也为国家的政治、经济服务。无论是发达国家还是经济转型国家和发展中国家都把建立和发展健康保障制度的核心理念定位于保障广大公民基本健康权益和促进社会公平。卫生保健体制成为国家政治、经济和社会发展的重要标志。

另外，国家卫生保健制度不能只采取单一的模式，而应根据本国国情，借鉴国际经验，确定一种模式为主体、多种模式共存的复合型保健制度。以政府税收和社会保险为基础，公立医疗机构为主体，同时发挥市场机制的作用，以私立医疗服务和商业保险为补充，满足多层次、多样化的医疗服务。政府在建立和完善卫生保健体制中发挥主导作用，主要职能包括：①通过政府筹资和社会保险，建立社会医疗卫生安全网，保障绝大多数人群，特别是弱势人群基本医疗卫生服务的可及性；②组织和提供公共卫生服务；③制定长远卫生发展战略，发展医学科学研究和医学教育；④规范和监管医疗服务市场，保障医疗服务质量和安全。经济越发达，政府公共筹资占卫生总支出的比重越大，政府卫生支出占政府预算总支出比例也越大。

各国卫生保健体制的基本功能是大体一致的。尽管不同类型国家的卫生保健体制的内容有所不同，并随着经济社会发展和居民医疗卫生服务需求的变化而不断完善和改革，但是各国卫生保健体制的基本功能体现了"加强政府干预、促进公平可及、合理配置资源、对应人口老化、规范就医流程、降低疾病成本、控制医疗费用、提高服务质量、确保患者选择、改进健康绩效"的原则，都是围绕着保障公民的基本健康权益，并持续地增进公民健康这一总的目标。

第四节　中国的卫生改革与发展

我国改革开放的伟大事业史无前例，既没有现成的理论可以学习，又没有现成的经验可以效仿。多年来，卫生事业在探索中国特色社会主义卫生发展道路中不断解放思想，克服困难，迎接挑战，争取胜利。

一、解放思想，增加供给的阶段（1978—1992年）

1978年，我国进入了改革开放的新时代，全党工作中心转移到经济建设上来，卫生事业也迎来了新的发展机遇。20世纪70年代末和80年代初，我国卫生发展面临的主要问题是：一是"文革"严重冲击了医疗卫生服务秩序，卫生资源严重短缺，卫生服务供给不能满足人民群众日益增长的需求。二是由于当时经济发展水平很低，综合国力和财力极为贫弱，政府发展卫生事业的能力受到极大限制。因此，卫生改革发展的重点是，抓住医疗服务供不应求的主要矛盾，增强医疗卫生机构活力，扩大服务供给，大力提高卫生服务供给能力，缓解供需矛盾。同时，提出卫生事业要按经济规律办事，加强财务管理，打破"平均主义"和"大锅饭"的分配方式，调动人员积极性，激发活力，提高效率。

（一）恢复卫生工作秩序，将工作重心转移到医药卫生服务上来

改革开放初期，医疗卫生工作面临着治理整顿、拨乱反正的艰巨任务。卫生部提出必须不失时机地把工作重心转移到医药卫生现代化建设上来，坚持从卫生工作的实际出发，制定了"普遍整顿、全面提高、重点建设"的方针，大力整顿医疗卫生服务秩序，促进医疗卫生工作标准化，强化各级各类医务人员的职责，改善医疗质量和服务态度，使广大医务人员焕发了活力，医疗卫生工作逐步走上正轨。

（二）实行"多渠道办医"和"简政放权"政策，努力缓解"看病难"

20 世纪 80 年代初期，农村经济体制改革取得了巨大成功。随着城乡经济的发展，居民收入水平和医疗服务需求快速提高，凸显医疗资源严重短缺，医疗卫生服务能力严重不足，普遍出现了"看病难"、"住院难"、"手术难"问题。据统计，1983 年的诊疗人次达到 26.5 亿，入院人数达到 5 021 万，相当于 1978 年工作量的 2.6 倍。1985 年，国务院提出了发展卫生事业的新思路。一是鼓励多渠道办医，明确了发展全民所有制的卫生机构，实行中央、地方和部门并举的方针，鼓励企业等医疗机构面向社会开放，增加服务供给；鼓励和支持集体办医疗机构、个体开业行医和在职医务人员利用业余时间从事医疗卫生服务工作；农村的村一级卫生机构实行多种形式办医。二是在医疗卫生机构改革方面，借鉴农村联产承包责任制和国有企业改革的做法，对卫生医疗机构实行放权、让利、搞活，鼓励创收和自我发展的政策。提出了实行院、所、站长负责制，扩大单位用人自主权。规定医疗机构开展业务服务的收入可用于改善办公条件和职工福利。对医疗卫生机构实行卫生经费定额包干，自主支配使用的政策。三是改革收费制度，对应用新仪器新设备和新开展的诊疗项目，可按成本收费；对于条件好的医疗单位和病房可提高收费标准；允许疫苗注射和妇幼保健等公共卫生服务收取劳务费，允许卫生防疫和卫生监督监测收取劳务费和成本费。这些措施对于扩大服务供给，调动医疗机构和医务人员积极性，从而缓解群众"看病难"问题起到了积极作用。

为进一步鼓励医疗卫生机构扩大服务，提高效率，增加供给，改善医务人员待遇，1989 年，国务院针对卫生服务问题提出了专门意见，着重强调医疗卫生机构微观改革的政策措施。主要包括推行各种形式的承包责任制，单位要自行管理、自主经营、自主支配财务收支，并决定单位集体福利和奖励基金分配形式。经费实行定额包干管理，收支结余可部分自主分配。允许开展有偿服务，允许劳务提成。

经过这段时期的发展，我国卫生事业发生了深刻变化，逐步形成了以公有制为主体，多种形式、多种渠道办医的新格局。医疗卫生机构通过"放权让利、扩大自主权和分配制度改革"，调动了医疗机构和医务人员的积极性，医疗卫生服务供给大幅度增加，有效缓解了"看病难"、"住院难"、"手术难"等突出矛盾。

此外，初级卫生保健（PHC）和计划免疫等项工作受到高度重视，我国政府对人

人享有初级卫生保健做出了郑重承诺，并在广大农村地区积极推行初级卫生保健策略，取得了显著进步。计划免疫规划在全国得到推行，计划免疫工作的规范化和制度化要求得到贯彻。卫生系统积极配合和落实国家计划生育政策的实施，开展优生优育技术指导，为提高我国人口素质，控制人口出生率作出了重要贡献。卫生立法工作逐步起步，《食品卫生法（试行）》、《药品管理法》、《医院工作人员职责》、《医院工作制度》等相继制定颁布，标志着卫生工作开始走向法制化管理轨道。

二、卫生发展活力不断增强的阶段（1993—2002 年）

卫生事业经过第一阶段的改革发展，虽然有效缓解了医疗资源短缺问题，改善了医疗服务效率，但医疗卫生资源配置不合理问题不但没有得到解决，而且越来越突出。同时，由于医疗机构创收动力趋强，加之农村合作医疗解体，公费医疗和劳保医疗筹资不足，城乡居民面临医疗费用快速上升的巨大压力，"因病致贫"、"因病返贫"问题日渐凸显。因此，这一阶段卫生改革发展的重点，一方面是继续引入市场机制，拓宽卫生筹资渠道，改善效率；另一方面是加快医疗保险制度改革，规范医药生产流通领域的秩序。在第一阶段推进卫生改革发展的基础上，党中央、国务院于 1996 年年底，召开了新中国成立以来第一次全国卫生工作大会，制定了《中共中央、国务院关于卫生改革与发展的决定》，开始综合推进卫生事业改革与发展。

（一）医疗卫生服务体系和监督体系改革的深度与广度明显加大

在总结新中国成立以来卫生事业发展经验和教训的基础上，结合经济社会发展的新要求，1997 年颁布了《中共中央、国务院关于卫生改革与发展的决定》，明确了我国卫生事业是实行一定福利政策的社会公益事业，重申政府对发展卫生事业负有重要责任，确定了"以农村为重点，预防为主，中西医并重，依靠科学与教育，动员全社会参与，为人民健康服务，为社会主义现代化建设服务"的新时期卫生工作方针，推动了形式多样、内容丰富的医疗卫生服务体系改革探索。2000 年前后，又在区域卫生规划、医疗机构分类管理、发展中外合资合作医疗机构、改革医疗服务定价机制等方面进行了一系列探索和改革。一是针对卫生系统条块分割、资源配置不合理问题，实行了区域卫生规划政策，强化了卫生行业管理，明确了医疗机构、床位、人员和大型医疗设备配置的标准和规划。二是积极发展社区卫生服务，逐步推进城市医疗服务体系的调整，促进城市大医院与基层医疗机构的功能分工和转诊，"小病在社区、大病去医院、康复回社区"的医疗卫生服务体系得到认可。三是进行了医疗机构分类管理，将医疗机构按照非营利性和营利性进行分类登记，分别实行不同的经济政策和管理措施。四是鼓励社会力量发展卫生事业。2000 年以后，私立医疗机构发展较快，到 2002 年底，民营医院已接近1 500家，中外合资合作医院超过 160 家。五是医院引入竞争激励机制，在全国范围内推行"患者选医院"和"患者选医生"措施，人员管理推行全员合同制和聘任制。六是农村卫生工作受到极大重视，2002 年《中共中央、国务院关于进一步加强农村卫生工作的决定》发布实施，为新时期农村卫生发展指明了方向，明确了农村卫生管理体制，提出了加强农村卫生服务体系、建立新型农村合作医疗制度和医疗救助制度等重大战略部署。七是对卫生监督体系和疾病预防控制体系提出了改革意见，对加强两大体系建设，落实政府在卫生领域的公共服务和社会管理职能起到了重要作用。八是卫生法制化建设取得重要进展，《执业医师法》、《献血法》、《医疗机构管理条例》等陆续颁布，卫生法律法规体系更加丰富，对于维护人民群众健康的作用更加突出。

（二）探索新的城乡医疗保险制度

建立于计划经济时期的公费医疗和劳保医疗，对于保障国家机关、事业单位、国营企业和集体企业的职工及其家属获得医疗卫生服务发挥了重要作用。但是，随着改革开放和市场化进程的加快，这种保障制度日益暴露出抗风险能力不足等弊端。在各地试点的基础上，国务院启动了江苏镇江市和江西九江市的"城镇职工基本医疗保险制度制定"改革试点，探索整合原有的公费医疗和劳保医疗制度。1998年12月，《国务院关于建立城镇职工基本医疗保险制度的决定》颁布，城镇职工基本医疗保险开始在全国建立。

农村合作医疗制度与农村三级医疗预防保健网和赤脚医生制度，曾被世界卫生组织誉为中国农村卫生工作的三大法宝。20世纪70年代末曾经覆盖90%以上的生产大队，为保护农民健康发挥过巨大作用。但是，随着农村经济体制改革，集体经济力量支撑下的合作医疗大面积解体，到20世纪80年代中后期，覆盖率下降到不足10%。农民看病就医的经济风险越来越大。2002年，《中共中央、国务院关于进一步加强农村卫生工作的决定》颁布实施，新型农村合作医疗制度作为新时期农民医疗保障的主要形式得到确立。

（三）加强医药生产流通与监管工作

医疗服务、医疗保障和医药生产流通构成了"三项改革"的重要内容。这段时期药品生产流通领域改革的内容主要有：一是重新修订了药品进销差率和作价方法，下放药品价格管理权限，绝大部分药品价格开始由市场调节。1996年，国务院批准《药品价格管理办法》，药品价格被明确分为两类，国家基本医疗保险药品目录内的药品及少数具有垄断性的特殊药品实施政府定价，占市场流通药品数量的20%左右，占市场销售份额的60%左右，其余全部放开。二是允许集体、个人、私营等多种经济成分进入药品流通领域，药品流通体制从集中计划的统一购销逐步走向全面放开，流通主体逐步由过去政府直接控制的三级批发体系变为多种经济成分可以自由参与的领域，市场竞争加剧。三是降低了设立药厂的准入标准，地方政府在准入方面拥有更大自主权。四是以《药品管理法》为核心的药品监督管理法规体系初步形成，强化了国家对药品研究、生产、流通、使用全过程的监管，推动了药品管理法制化进程。五是进行了药品收支两条线管理和药品招标采购试点，以控制药品费用不合理增长，遏制药品流通领域不正之风。

（四）现代化医疗技术引进空前加快

由于对医疗卫生机构实行放权让利改革，鼓励创收，加之实行新项目新收费标准，极大地刺激了医疗新技术的应用。主要表现在以下一些方面：医学检验技术、CT、MRI、PET-CT等数字化医学影像技术、器官移植技术、人类辅助生殖技术得到快速发展，腔镜技术和介入技术广泛应用，基因诊断治疗技术逐步推广。多种医药卫生技术的联合应用和应用范围的不断扩大，明显提高了疾病的诊断治疗水平。据统计，到2002年，我国CT已达到3 768台，核磁共振760台，彩色超声诊断仪5 433台，装备条件大大改善。

总体来看，从1978年到2002年，卫生改革与发展取得了重大成就，医疗卫生机构活力增强，技术水平迅速提高，多渠道办医的服务格局基本形成，有效缓解了"看病难"等突出矛盾。同时，对社会主义市场经济条件下发展医疗卫生、保障人民健康进行了各种意义深远的探索，积累了丰富的经验。但是，这个时期仍然存在一些问题和挑战。一是《中共中央、国务院关于卫生改革与发展的决定》落实不到位，医疗卫生服务中的城乡差距、地区差距和人群差距没有明显缩小，农村卫生、公共卫生和基层卫生工作仍然薄弱，医疗保障制度不健全问题日益突出。二是对社会主义市场经济体制下如何发展和管理医疗卫生事业的认识不足，照搬经济领域中改革办法的现象比较突出，对卫生事业发展的规律性把握不够准确。

三、着力改善民生时期（2003—2008年）

2003年，战胜"非典"疫情以后，党中央提出了以人为本的科学发展观，高度重视经济社会的统筹发展，高度重视卫生工作，开始着手解决重医轻防、重城轻乡、重大轻小的弊病，在公共卫生、重大疾病控制、农村卫生建设和建立新型农村合作医疗制度、大力推进城市社区卫生发展、完善社会医疗保险制度等方面采取了一系列重大措施，取得了显著进展。

（一）公共投入明显增加

2002—2007年，政府财政用于卫生的支出累计达到6 294亿元，比上一个五年增加了3 589亿元，增长了1.27倍。中央财政用于医疗卫生的支出逐年增加，2008年达到832亿元。公共财政有力支持了卫生事业发展，提升了卫生服务能力和水平，对促进居民健康发挥了积极作用。公共投入在卫生总费用中的比例开始回升，2006年全国卫生总费用中政府卫生支出比例达到了18%，较2001年回升了3%，群众费用负担有所降低。

（二）完善公共卫生服务体系，加强重大疾病防治

2003年7月，抗击"非典"取得胜利后，我国政府立即制定并实施了公共卫生体系建设三年规划。国家累计投入276亿元，基本建成了覆盖城乡、功能比较完善的疾病预防控制和应急医疗救治体系，应对重大突发公共卫生事件的能力明显提高。加大危害群众健康的重大疾病防治力度，增加投入，使艾滋病、结核病、血吸虫病和乙肝防治取得了突破性进展，计划免疫工作得到显著加强，健康教育受到普遍重视，慢性非传染性疾病防治工作得到有力推进。公共卫生信息网络体系逐步建立，目前已实现了突发公共卫生事件和37种传染病疫情网络直报，城乡基层卫生机构的公共卫生信息可实现当日汇总分析。无偿献血和血液安全工作进步明显，已基本形成了以省级血液中心为龙头、地级中心血站为基础、基层偏远地区中心血库和储血点为补充的采供血机构服务网络，

采供血机构服务能力显著提高，截至 2007 年全国无偿献血占临床用血比例已超过 95%。在加强硬件建设的同时，注重公共卫生功能转型，适应新的形势和任务，疾病预防控制体系和卫生监督体系建设均取得了新的突破。公共卫生领域国际合作交流日趋活跃，在交流合作的深度、广度和层次上都取得前所未有的成就。充分利用国际资源，加强我国艾滋病、结核病、疟疾等重大疾病防治。同时，积极为国际卫生发展贡献力所能及的力量，向广大发展中国家派出援外医疗队，受到受援国和当地居民的欢迎，为祖国赢得了荣誉。

（三）加强农村卫生服务体系和城市社区卫生服务体系建设

2006 年，国家启动《农村卫生服务体系建设与发展规划》，中央和地方总计投资 217 亿元，改善农村县、乡、村三级医疗卫生服务条件。同时，采取多种方式组织城市卫生支援农村，实施万名医生支援农村卫生工程。加强中西部地区农村卫生人才培养和培训，为部分省区的乡（镇）卫生院招聘执业医师，切实提高农村卫生服务水平。

城市社区卫生服务得到高度重视，并取得实质性进展。2006 年 2 月，国务院成立城市社区卫生工作领导小组，制定颁布了《国务院关于发展城市社区卫生服务的指导意见》及其配套文件，加快城市社区卫生服务体系发展，推动以社区卫生服务为基础的新型城市卫生服务体系发展。一些地方积极改革社区卫生服务机构运行机制，实行收支两条线管理、双向转诊和基本用药政府招标采购、统一配送、降低或取消药品加成率等政策，取得了积极效果，受到居民欢迎，为深化医药卫生体制改革积累了经验。

（四）加强医院管理，提高医疗质量

2005 年以来，连续 3 年在全国开展"以患者为中心，以提高医疗服务质量为主题"的医院管理年活动，改善医疗质量，降低医疗费用，构建和谐医患关系。深入开展治理医药购销领域商业贿赂的专项工作，遏制医药购销和诊疗服务中的不正当行为。注重建立教育、制度、监督并重的惩治和预防腐败新机制，建立并不断完善医德医风考评制度，认真规范药品采购秩序，推行集中采购，努力纠正医药购销领域中的不正之风，减轻群众医药费用负担。探索建立大型医院巡查制度，加强监管，规范医疗服务行为。建立信息公开制度，主动接受社会和群众监督。推行医疗检查结果相互认可制度，方便患者，节省医药费用。倡导良好的医德医风，涌现了一大批深受群众爱戴的好医生和好护士。

（五）加快建立覆盖城乡居民的医疗保障制度

为解决医疗保障覆盖不足这一突出问题，国家加快推进多层次医疗保障制度建设。新型农村合作医疗制度尊重农民意愿，以公共财政为支撑，稳步试点，低水平起步，覆盖范围不断扩大，保障力度逐步提高，群众受益面和受益程度均得到提高，仅仅 5 年的时间新型农村合作医疗已基本覆盖全国农村地区。我国农民第一次拥有了以公共财政为支撑的医疗保障制度，其深远的历史意义不可估量。与此同时，城乡医疗救助制度开始建立。城乡低收入人群和重病患者得到了医疗救助制度的重要支持，大大缓解了他们的医疗困难。

为解决城市普通居民的看病就医问题，2007 年下半年，国务院启动了城镇居民基本医疗保险试点，目前，已有 200 多个地市级以上城市建立了此项制度。在此期间，商

业健康保险也有了较快发展，在满足多层次医疗服务需求方面发挥了积极作用。

（六）加强食品药品等公共卫生监管

2003 年，在原国家药品监督管理局的基础上组建了国家食品药品监督管理局，在承担原有职能的同时，负责对食品、保健品、化妆品安全管理的综合监督、组织协调和依法组织开展对重大事故的查处。各地积极探索食品安全监管新机制，落实食品安全监管责任制和责任追究制。2008 年，为加强食品安全协调，建立了国家基本药物制度，国务院对食品药品监督管理职能进行了新的调整，国家食品药品监督管理局划归卫生部管理。

2004 年以来，农村药品供应网和监督管理网建设同步开展。政府相关部门采取优惠政策措施，鼓励和引导药品经营企业通过药品连锁或集中配送等方式，使药品供应到乡、村一级。同时，加大监管力度，努力保证药品质量。此外，为大力发展城市社区卫生服务，国家开始探索部分社区基本用药的定点生产和集中配送管理，一些地方取得了积极效果，人民群众得到实惠。

建立了食品污染物和食源性疾病监测网络，覆盖人口 8.3 亿。推行食品卫生量化分级管理制度和监督公示制度，推动食品安全危险性评估和预警工作，加强与有关部门的协调，共同维护食品安全。依法大力开展公共场所卫生监督检查，探索实施公共场所卫生量化分级监督管理和监督信息公示制度，不断提高公共场所卫生监督管理效率和水平，着力防范群体性健康危害事件的发生。切实加强饮用水卫生监管工作，逐步建立健全由国家、省、地市和县四级组成的饮用水卫生和水性疾病监测网。突出重点，加大对用人单位职业病防治监督执法力度；加强职业卫生技术服务机构的监督管理，不断提高职业卫生技术服务能力和水平；加强建设项目职业卫生审查的监督管理，立足从源头控制职业病的发生。

（七）中医药工作继续得到加强

在科学发展观指导下，进一步加强中医药工作。深入挖掘中医药特色和规律，继承中医药特色和优势，并在实践中鼓励创新，鼓励中医药现代化建设。在中医临床研究基地建设、传播中医药文化、中医治未病体系建设和实施"三名、三进"策略等方面取得了显著成效。中医药人才培养以及科研攻关方面不断取得新的成果。中医药国际交流合作日趋活跃，中医药在国际上的地位日益提高，影响不断扩大。

（八）启动深化医药卫生体制改革工作

党中央、国务院高度重视卫生工作，深入研究卫生改革发展的重大战略问题。2006 年 10 月 23 日，中共中央政治局第 35 次集体学习《国外医疗卫生体制与我国医疗卫生事业发展》，胡锦涛总书记主持学习，并发表了重要讲话。他指出，人人享有基本卫生保健服务，人民群众健康水平不断提高，是人民生活质量改善的重要标志，是全面建设小康社会、推进社会主义现代化建设的重要目标。在经济发展的基础上不断提高人民群众健康水平，是实现人民共享改革发展成果的重要体现，是促进社会和谐的重要举措，是党和政府义不容辞的责任。为有效缓解群众看病就医问题，实现"病有所医"和人人享有基本医疗卫生服务的目标，2006 年 6 月，国务院第 141 次常务会议决定成立深化医药卫生体制改革部际协调工作小组，由国家发改委、卫生部牵头，协调 16 个部门，研究深化医药卫生体制改革的重大问题，提出改革意见。历经两年多的专题调研、委托研究和跨部门协商，已基本完成改革方案设计。温家宝总理和李克强副总理多次召集会议，听取工作进展汇报和社会各方面意见，并对修改完善改革方案提出指导意见。改革意见紧紧围绕 2020 年实现人人享有基本医疗卫生服务这个伟大战略目标，着重制度设计和创新，对建设基本医疗卫生制度提出了实现思路和政策措施。

四、启动新一轮医改阶段（2009 年至今）

2009 年 4 月 6 日和 4 月 8 日，《中共中央国务院关于深化医药卫生体制改革的意见》、《医药卫生体制改革近期重点实施方案（2009—2011 年）》先后正式出台，这标志着新一轮医改的启动。这两个文件确立了改革的指导思想、基本原则和总体目标，即近期缓解人民群众"看病难、看病贵"的问题，远期建立覆盖全体 13 亿城乡居民的基本医疗卫生制度，为群众提供安全、有效、方便、价廉的医疗卫生服务。新医改能否在中国传统农村城镇化、人口老龄化、疾病普遍化和生态环境变化等严峻形势下，支撑起符合国情的医疗卫生体制将是一个严峻的考验，也将对未来中国社会经济发展产生深远的影响。

《中共中央国务院关于深化医药卫生体制改革的意见》（以下简称《意见》）是一部为了建立中国特色的医药卫生体制，逐步实现人人享有基本医疗卫生服务远大目标的纲领性文件。其基本原则是公益性，理念是基本医疗卫生制度成为公共产品，目标是全民医保。根据《意见》，我国将逐步建立覆盖全民的基本医疗保障制度，首次实现医保的全覆盖。国家还将把关闭、破产企业和困难企业职工、大学生、非公有经济组织从业人员和灵活就业人员纳入城镇职工或居民医保范围。这就为我们勾勒出了医改的基本框架，就是解决好老百姓的不生病问题和生了病看病问题。

从另一方面说，就是预防和治疗的问题。预防，即建立公共卫生服务制度。从今年开始，国家"逐步向城乡居民统一提供疾病预防控制、妇幼保健、健康教育等基本公共卫生服务"，逐步缩小城乡居民基本公共卫生服务差距，力争让群众少生病。同时，国家将免费给 15 岁以下人群补种乙肝疫苗，为 3 岁以下婴幼儿做生长发育检查，为高血压、糖尿病、精神疾病、艾滋病等人群提供防治指导等服务。治疗，即完善医疗服务体系。坚持非营利性医疗机构为主体、营利性医疗机构为补充，公立医疗机构为主导、非公立医疗机构共同发展的办医原则，建设结构合理、分工明确、防治结合、技术适宜、运转有序，包括覆盖城乡的基层医疗卫生服务网络和各类医院在内的医疗服务体系。

大力发展农村医疗卫生服务体系。加快建立健全以县级医院为龙头、乡（镇）卫生院为骨干、村卫生室为基础的农村三级医疗卫生服务网络。完善医疗保障体系，主要有城镇居民医疗保险、新农合制度、职工医疗保险等，要实行基本医疗保障制度的全覆盖。

建立基本药物制度。遏制虚高药价，针对《意见》提出我国将建立基本药物制度的决定，推进基本药物制度建设，保证老百姓有药可用，用得起药，能合理用药。推进医药分开，通过实行药品购销差别加价、设立药事服务费等多种方式逐步改革或取消药品加成政策，同时采取适当调整医疗服务价格和增加政府投入等措施完善公立医院补偿机制。药事服务费主要用于补偿其向患者提供药品处方服务的合理成本，与销售药品的金额不直接挂钩。

2010 年 2 月，《关于公立医院改革试点的指导意见》"千呼万唤始出来"，这本身就昭示着公立医院改革的艰难性。国家医改办选定 16 个城市作为国家公立医院改革试点城市。但是，直到 2010 年 10 月底，仅有 8 个城市在网上公布了试点实施方案，4 个城市的方案已经编订但没有向全社会公布，其他城市是否编订出试点方案尚不明确。建立公立医院理事会制度，完善法人治理结构，是公立医院改革试点的重点之一。这一制度改革的核心在于公立医院的出资人代表是谁，以及理事会中的"政府理事"如何选任？新的制度建设是否能真正解决公立医院与卫生行政部门长期以来存在的"政事不分、管办不分"的关系，还有待观察。鉴于公立医院改革刚刚起步，对其进展和效果的评估，恐怕至少还要等待两三年。与公立医院改革相关的政府改革林林总总，一言以蔽之，是改革政府与医院的关系，其中有财务关系、人事关系、医院服务项目的准入、医院发展的决策权、医院行为的管制等，其核心是"去行政化"。

总之，早在 1948 年，联合国大会通过的《世界人权宣言》就做出了这样的规定："人人有权享受为维持他本人和家庭的健康和福利所需的生活水准，包括食物、衣着、住房、医疗和必要的社会服务；在遭到失业、疾病、残废、守寡、衰老或在其他不能控制的情况下丧失谋生能力时，有权享受保障。"1977 年，WHO 就提出了到 2000 年，"人人享有基本卫生保健"的目标。几十年来，我国一直是围绕着这一基本目标而努力的。在人们的热切关注和盼望中，自 2009 年 4 月，新医改方案启动了。据发改委的消息，截止到 2010 年 2 月份，全国各级财政已为这场改革支出 3 902 亿元，药价下降了 30%。

新医改实施以来，各地已经新增 2 077 个乡（镇）卫生院，8 011 个城市社区卫生服务中心和 68 128 个村卫生室。到目前为止，全国 59.9 万个行政村共设有 63.3 万个村卫生室，村卫生室覆盖率达 90.4%。与医疗机构的快速增长相对应，卫生管理部门培训了 98 万名基层专业医务人员。城镇职工医疗保险和新型农村合作医疗制度覆盖面迅速扩大，目前，从城镇职工、居民到农村，已累计 12 亿人有了医保。

诚然，医疗体制改革是世界性难题。目前，中国的医疗体制改革非常引人注目，新医改在很大程度上是一种探索和尝试，不能期望它立竿见影、一劳永逸。应该说，新医改不一定能保证最好，但假如它能够避免"最坏"，就是一种成功。从目前来看，新医改还有很多工作需要推进和完善。我们既需要信心，也需要耐心。

✂ 本章小结

卫生事业的发展已被纳入国民经济和社会发展的总体规划中，其发展水平与国情、省情相适应，与人民健康需求相适应。卫生事业坚持走以内涵发展为主，内涵与外延相结合的发展道路，以提高人民健康水平为中心，优先发展和保证基本医疗卫生服务，逐步满足人民群众多样化的需求，不断提高服务质量和工作水平。本章首先阐述了国内外卫生改革的背景、动因，接着分述国内外卫生事业发展的基本趋势，最后重点论述我国卫生事业改革的政策重点和策略。

（王丽芝）

第十七章　外国卫生事业管理

> **◆ 学习目标**
> （1）掌握：各国不同的卫生管理体制。
> （2）熟悉：各国不同的医疗卫生服务体系。
> （3）了解：各国不同的医疗保险政策。

第一节　美国卫生事业管理

美国位于北美洲大陆中部，在 2009 年有 50 个州和 10 个特区，面积 937 万 km²，人口 3.05 亿人，其中白种人占 80% 以上，黑种人占 11% 左右，其他各族占 9% 左右。美国是一个联邦制的自由市场经济国家，宪法明确划分了联邦政府和州政府的权力范围，如外交、国防、税收等，对卫生服务的职权没有明确规定。管理体制和经济体制的多元化对卫生体制产生着重要的影响，其实行的是以各种健康保险制度为核心的多元化的医疗卫生服务制度，许多卫生服务分支系统，以不同的方式为不同的人群提供卫生服务。既有国家、地方所属的卫生组织和资助的健康保险，也有私人、慈善组织开办或社会公共基金资助的医疗机构和健康保险。各种不同的卫生服务组织独立或融合，为不同人群提供医疗保健服务；不同人群可以购买或享有一种或几种健康保险。

一、美国卫生管理体制

美国卫生事业实行的是三级管理体制，即国家卫生和人类服务部，州一级的公共卫生局和州以下的市、区卫生局。美国作为联邦制的国家，宪法保护各州在所有社会事物（包括卫生）的自主权。

（一）联邦政府管理机构

美国联邦政府卫生与人类服务部，主管全美的卫生保健工作。该部下设局长办公室（OS）、儿童及家庭管理局（ACF）、老龄化管理局（AOA）、保健研究与质量局（AHRQ）、毒物及疾病注册局（ATSDR）、疾病控制及预防中心（CDC）、医疗及医疗服务中心（CMS）（前健康金融管理局）、食品药品监督管理局（FDA）、卫生资源与服务管理局（HRSA）、印第安人卫生服务（IHS）、国家卫生研究院（NIH）、计划支持中心（PSC）、药品滥用及精神健康服务管理局（SAMHSA）。

（二）州、市、区卫生主管机构

1. 州公共卫生局

州公共卫生局是州级卫生主管机构。美国所有的州政府均设有公共卫生局，主管以疾病控制和卫生监督为主的卫生保健行政和业务管理工作。例如，康州公共卫生局下设社区卫生处、医疗质量处、卫生处、行政事务管理处、环境卫生处、卫生立法处，它主要管传染病、非传染病控制工作，对公立、私立医疗机构或个人诊所则按法律规定实行执照管理。康州公共卫生部有800多人，经费50%来自联邦政府，一年约1 200万美元，其中900万元用于卫生防病，300万元用于保健，另外50%来自州政府和个人捐赠。

2. 市政府卫生局

市政府卫生局是卫生法律法规和疾病控制、卫生监督监测、检验等行政业务的具体执行机构。

3. "区"卫生局

这是美国政府以外存在的一种非常独特的卫生保健管理机构，介于官方和民办两者之间。这里所说的"区"不是行政区划，而是经济区域。"区"卫生局不是政府的职能部门，而是按经济区域，由两个或两个以上的市共同设立的一个独立实体，直接为区域内各镇提供全日制的公共卫生服务。"区"卫生局接受"区"卫生管委会的领导与管理，卫生局长由卫生管委会聘任。卫生管委会由区域内每个镇的立法机构聘请代表参与组成，其规模与区域服务人口有关，一般一个镇1名，人口超过1万，可增加1名，但以市为单位，至多只能有5名代表参加。康州共有70个市确定了14个"区"卫生局。

"区"卫生局执行州公共卫生法律和地方法规，计划和协调成员镇的公共卫生工作，促进公众健康。主要职责是：负责性病、结核病在内的传染病监测与控制；评价和编撰公共卫生统计，以确定社区的需求和卫生状况；促进并实施健康教育；参与妇幼卫生和免疫活动；检查指导与环境卫生有关的项目，如污水处理、餐馆检查、供水和学校卫生、接受房屋及其他与环境有关问题的投诉。

"区"卫生局在完成了州公共卫生法律规定的基本的公共卫生工作任务后，可从州政府获取人均1.52美元的资助，同时地方政府还需提供配套资金。

"区"卫生局因是按经济区域确定的独立机构，与政府卫生主管部门相比，具有工作内容多样灵活、有较多的雇员可提供使用、受政治影响更小等优点。

二、美国医疗卫生服务体系

美国政府对医院的管理主要是医院的规划设置和旧医院改造、登记注册医务人员的执照、监督检查医院质量及医院安全防护，不直接管理医院，医院由投资者自主经营，即使公立医院也同样由医院自主管理，实行董事会下的院长负责制。院长由以下两类人担任：一类是经济学或管理学毕业，经强化的医院和卫生事业管理培训获得硕士学位者；另一类是受过商业管理或法学高等教育，再经强化的医院和卫生事业管理培训获得硕士学位者。美国医院的所有制具有多元性。近年来，由于总生育率下降、人口老年化、财政赤字导致卫生经费缩减；由于科技因素原因，非营利医院采取出售和合并的措施以求生存，使医院总数不断减少，股份制医院发展壮大并跨国经营，营利性医院的比例上升，医院与健康维持组织（HMOs）相互渗透。

尽管医疗服务业的市场竞争不断强化，但医院仍属于严格管理的行业。政府对医院的监督管理主要包括：①质量控制。州发开业执照、联邦政府的确认和非官方组织（美国医学会、医院协会等组织建立的联合民间机构）的认可和鉴定。②医疗设施和服务项目的控制。主要通过规划机构（非营利组织）实施、阻止过量新建医院和重复设置服务项目。③费用控制。由于医院费用的快速上涨，联邦政府实施按疾病诊断付费方案（DRG）的预付制度。④服务利用的控制。主要是阻止不恰当入院和不恰当延长住院时间，以降低医疗照顾制和医疗支助制费用，通过服务利用审查组织（非营利具有专业标准）执行。克林顿总统执政后提出了医疗改革计划：①增税要求。雇主必须为雇员办保险，否则须向政府多缴纳雇员工资8%的税金，由政府来为雇员办保险。②降低成本。通过保险市场竞争来降低保险费，从而控制医疗费用。③简化行政管理。将节省下的费用用于卫生事业。④卫生服务价格要适应公众的承受能力。

资金是影响医院发展的重要因素。目前，美国政府的老年医疗保险和贫困医疗补助费用减少，许多医疗保险公司的付款也在减少，医院必须采取以下措施：①停止高利率的银行贷款；②采用交易合同的方法把部分医院资产"出售"；③免税证券借款；④发行股票，设置社区服务、预约门诊、家庭护理等服务方式，这种"家庭化"服务给人以宾至如归的感受，深受患者欢迎。例如，美国 Sherlock 集团公司通过建立护理院、家庭病床和门诊服务网使公司的收入在 3 年中增加了约 74 倍。缩减医院预算经费，大规模改组机构，减少管理人员，从而缩减了医院开支，同时改善了工作质量，提高了患者的满意率。采用强制性措施，利用强制性训练和教育课程对雇员进行全面培训和教育，不仅提高了工作人员的技能水平和预算消费意识，同时也大大减缓了实际的预算开支。

风险管理是一种专门管理经营模式，20 世纪初广泛应用于工业、商业管理中，现已成为美国医院经营管理的重要方面，其分为承担风险、回避风险、减少风险和转移风险。主要体现在：①医疗纠纷的处理；②医院财产安全保护工作；③医疗技术保护；④医疗商品购销合同；⑤环境污染；⑥医务人员工伤及生命安全保障。

美国医院协会的《医院科室工作手册》是医院进行医疗质量管理的标准。美国的医院协会作为中介组织具有极其重要的作用并执行着许多职能。例如，代表医院与政府交际，维护医院权益，提供医疗保险和医院管理咨询，通过网络进行一系列活动等，医院评审委员会每四年对医院进行一次质量评审。目前，在美国，综合质量管理（total quality management，TQM）受到重视，几乎 70% 的医院都采用了这一经营战略。TQM 与以往的医院经营方式有很大差别，具体表现在：建立患者一览表（即从入院的整个时期，以 1 天为单位，项目涉及从患者的外观、检查、处置内容和实验场所到饮食情况等多方面），比较研究每一患者的一览表，同时针对这一疾病制订医疗行为的标准方案，以此方案为基础，经过几次反复试运行形成最终的标准，在对工作人员进行教育的同时实行标准，之后再继续对标准进行分析与修正。实行 TQM 的好处在于提高了医疗质量，使医院行为标准化，同时可降低成本。

在医疗费用管理方面，医疗费用的支付方（医疗保险公司和患者）以多种形式向医院支付医疗费用，但预付制（prospective payment system）占主导地位。DRGs 制度，即诊断相关组制度（diagnosis related groups system）；Capitation，即按人头付费的支付方式，主要在 HMO 内施行；Fee for service，即按项目付费；RBRVS（resource based relative value scale），即资源为基础的相关价值尺度。美国医疗保险公司控制医院医疗服务费用增长常用的办法为医疗服务的回顾性审核制度、医疗服务的同行审议、入院前的许可证制度、二次诊断的意见、拒付不合规定的医疗费用、实行个案管理、医疗费用支付办法、管理保健计划等。

美国的 HMO、Medicare 等医疗保险制度近年来不断进行改革、完善和提高，重视管理，加强医疗服务供需双方的制约力度，由此对美国的医疗系统和医院的运行状况产生了较为深远的影响。其具体表现为：医疗资源总量（医院数和床位数）得到了控制，住院工作量呈下降趋势，医院工作效率不断提高，医生收入得到了控制。尽管产生了上述几方面的良好势头，但医疗总费用仍呈上升趋势，卫生人力的增长并未得到合理控制。

从 20 世纪 70 年代开始，美国卫生人力的增长速度加快，且逐年递增，到 1990 年约有医师 59.4 万，每 480 人拥有 1 名医师。医师优厚的待遇，使大量外国医学毕业生涌入美国。美国政府增加对医学教育的投资是医师数量快速增长的主要原因，但在结构和分布上存在着严重不合理现象：预防和医疗的医师比例不合理，治重于防；专科和全科医师的比例不合理；医师与辅助人员的比例不合理；州之间分布不均衡；城市与农村地区之间分布不均衡；大城市中市中心的贫民区与富人集中的郊区的医师分布不均衡等。2000 年，美国的医生总供给将大于总需求，目前采取鼓励去农村工作、让经过二次培训的专科医师从事初级卫生保健工作、建立全科和专科结合的医疗队等方法，以缓解供需矛盾。

美国的医学教育分三个阶段，即基础教育阶段、毕业后教育、继续医学教育。住院医师培训地点多选择在有条件的大医院中进行。对住院医师的考评分为临床能力评价、全国统考和专科鉴定三个方面。考试由美国医学专业联合会负责，该组织是相对独立的非营利性社会团体，受社会公认和法律保护。成绩分为优秀、良好、边缘和差四个等级，合格者发给鉴定证书。

在医院与医生的关系方面，美国大多数医院是开放性的，医生在医院工作虽然是固定的，但很少有医生全日制为医院工作。医生一般都有自己的诊所或联合诊所，或是有自己的家庭患者，医院外服务不受医院的限制，但以医院为主。另有的医生以诊所工作为主，把医院作为一种依托。如果诊断治疗患者需要使用医院仪器设备，医生即预约患者去医院。需要住院的患者，也由这些诊所开业医生去医院处理。这种方式不仅有利于提高诊所的医疗质量，而且使医院病房设备得到了充分利用。美国医院主要是一种医疗技术中心，并不强调组织中心的作用。本医院外的医生只要服从医院规章制度，信守经济合同，即可使用医院设备。1990 年 9 月，美国建立了全国医师资料库，包括医疗事故处理、培训情况、医院和其他医疗保健机构的职业权限、职业性会员身份权限等信息储存中心。美国立法要求全国医院在涉及不明确如何处理的医疗活动和行为时可向资料库报告和查询。随着医疗制度的改革，越来越多的美国人加入各种不同形式的健康维持组织（HMO）。在美国有相当多的医师为 HMO 提供服务，人力构成有初级卫生保健人员、专科医师、护士及医师护理等。目前 62% 的 HMO 成员通过网络服务模式提供服务，而不像以前那样使用以医生为单位的雇用服务模式。在网络中提供服务的医生具有更高的工作效率。据估测，网络中的医生每年有 5 650 个服务合同，而雇佣模式的医生每年只有 4 675 个服务合同。

三、美国医疗保险制度

在西方发达国家中，就医疗保险制度的建立而言，美国是最年轻的国家之一，比其他西方国家晚了近 40 年，直到 1935 年 8 月，美国国会才正式通过《社会保障法》；1965 年，国会又通过了《社会保障法修正案》；1966 年 7 月，美国公布了《老年人、残疾人的医疗照顾计划》和《穷人医疗救助计划》。美国的医疗保障制度是社会医疗保险、私营医疗保险和管理型医疗保险的结合体。整体而言，医疗保险的覆盖率是较高的，约占全民的 85%。

（一）社会医疗保险

1965 年，美国众议院基本资源委员会主席威尔博·米尔斯提出了老年人医疗保险的法案，尽管当时遭到了美国医疗协会（AMA）的反对，但这一建立老年医疗照顾（Medicare）的法案最终还是于 1965 年 7 月 30 日由约翰逊总统签字生效，1966 年正式实施，由美国卫生与公众服务部卫生服务经费管理局（HCFA）直接管理。Medicare 包括医院保险（HI）、补充医疗保险（SMI）两部分。前者的资金来源于社会保障工资税的一部分，后者 25% 来自申请人的投保金，余下的 75% 由政府收入解决。该制度是对 65 岁以上年龄的人，以及 65 岁以下因残疾、慢性肾炎而接受社会救济金的人提供医疗保险。保障的范围包括大部分的门诊及住院医疗费，受益人群约占美国人口的 17%。

联邦政府和州政府对低收入人群、失业人群、残疾人群也有各种特别医疗项目资助，Medicaid 是最大最具代表性的一个项目。由联邦政府支付 55%、州政策支付 45%，共同资助对低收入居民实行部分免费医疗。Medicaid 项目在很大程度上带有财政转移支付的功能。它与 Medicare 的区别是，前者是为贫困者而设，后者是为老年人而设，二者之间没有直接联系。Medicaid 服务项目包括门诊、住院、家庭保健等，全国每年约有 3 000 万人受益。

此外，现役军人、退伍军人及家属和少数民族可享受免费医疗服务，费用全部由联邦政府支付。

（二）私营医疗保险

在美国的整个医疗保障体系中，社会医疗保险计划覆盖人群有限，并不占重要地位。真正在美国医疗保险中承担重要角色的是私营医疗保险，美国约 50% 的医疗费用来自私营医疗保险计划，包括非营利性医疗保险（以蓝盾、蓝十字等组织为代表）与营利性的商业医疗保险两种。其中开展医疗保险的商业保险公司就有 1 000 多家，目前在美国 80% 以上的国家公务员和 74% 的私营企业雇员通过购买商业医疗保险为自己及家人转移疾病风险。

美国私营医疗保险的一大特点是雇主为雇员支付保险金（employer-provided insurance），这种情况约占90%。规模较小、实力较弱的小型企业的雇员则没有雇主为其提供的医疗保险。这是"二战"期间政府实行工资和价格管制的结果。由于当时医疗保险保健属于非工资福利，不受政府管制，雇主便用它来吸引工人。当然，这种情况也有美国税法中某些条款上的原因。

（三）管理型医疗保险

管理型医疗与传统的医疗保险在目的和运作方式上有明显的差别。管理型医疗保险的目标是全面负责管理患者所需要的各种医疗服务，并将这些服务有机地结合起来。其目的是通过合理有效地利用医疗服务来降低医疗费用。这种医疗保险种类复杂，其中最有代表性的是健康维持组织（HMO）、优先服务提供者组织（PPO）和点服务计划（POS）。经过多年的实践，有确切证据表明：管理式医疗制度明显降低了美国医疗保险的开支水平。管理型医疗保险由于其在节省医疗费用和提高医疗质量方面的成效，已成为美国占重要地位的医疗保险形式。尽管这类保险组织的直接覆盖人群尚为数不多，但其他的私人保险、政府保险计划中都已大量采用其管理方式。

第二节　英国卫生事业管理

英国位于欧洲西部，由大不列颠岛、爱尔兰岛东北部及附近的许多岛屿组成，面积244 200 km²，分为英格兰、威尔士、苏格兰、北爱尔兰四部分；总人口6 140万（2009年），居欧洲第三位，仅次于俄罗斯和德国。

一、英国卫生管理体制

（一）卫生部

卫生部下设的8个地区卫生管理机构，负责监督检查各地卫生管理机构和国家卫生管理委员会项目的实施情况。卫生指导委员会共有99个，每个委员会平均要为50万人服务，指导委员会按当地医疗水平提供权威性指导；国家卫生管理委员会共有374个，主要起监督作用，该委员会由财政部门、医学和护理部门的主任等组成，对他们所控制的医疗服务进行管理；基本医疗小组共有481个，由全体医生、社会其他成员如患者家属、护士、社保人员、卫生部门非行政人员和主任各1人组成。

卫生部主要政策的阐述通常由白皮书下达，详细资讯则通过行政长官的信传达，下发到国家卫生服务体系托拉斯和卫生局。每年6～7月卫生部出版的《计划与优先选择指导原则》，是卫生局和托拉斯制定其卫生计划的依据。

卫生部最重要的功能是为国家卫生服务建立政策框架、制订长远发展计划、确保资源合理分配和进行资源配置、掌管公共资金、制定卫生服务政策，对国家卫生服务体系提供的投资和资源分配方面与财政部进行协调，监控国家卫生服务体系卫生局及托拉斯的成效，以及在完成国家政策要求方面的成效。

卫生部经费的来源主要有如下几个途径：一是国家税收，这是国家卫生服务体系经费来源的主渠道，占 82%；二是各种保险，占 12%；三是其他收入，约占 6%。每年国家卫生服务体系的费用支出为 300 亿～400 亿英镑。由国家财政拨款给卫生部，卫生部再下拨给各地区卫生管理部门，然后由地区卫生管理部门分别将款项拨给医院和全科医生，医院和全科医生每年度将当年经费使用情况和来年经费预算情况逐级呈报给国家卫生部，由卫生部根据经费预算作拨款计划。

（二）大区办公室

大区办公室建于 1996 年 4 月，同时原大区卫生局取消。大区办公室人员有严格的限制，一般限定为 135 人，主要负责开发卫生服务的购买职能和监控国家卫生服务体系托拉斯的成效，其功能主要包括：①对卫生局进行管理，包括对其实施国家有关政策、确定优先选择问题，以及与卫生保健提供者签订合同等方面的管理，使其与卫生部的政策相一致；②监控国家卫生服务体系托拉斯的成效，使其与投资标准相一致；③提供对在托拉斯、非托拉斯之间的资金进行优先选择的咨询，促进筹资的主动性；④批准托拉斯合理的资金投入；⑤批准持有资金的全科医生的计划，并确定其预算；⑥确保国家卫生服务体系内部市场的功能更有效；⑦与有关的医学院校联络；⑧确定在国家管理框架内，本地区的管理研究及开发领域；⑨建立社区卫生委员会；⑩开发本地区的公共卫生功能。

（三）地区卫生局

1996 年 4 月，地区卫生局与家庭卫生服务局合并，其职能主要有：①评价当地的人群健康状况和卫生保健需要；②拟定实施国家优先选择的当地政策，以满足当地人群的健康需要；③通过与国家卫生服务体系托拉斯和其他提供者签订合同，来实施本地区的卫生政策，与全科医生、国家卫生服务体系托拉斯和其他提供者合作，提供服务，促进卫生保健效果；④监控和评价当地卫生服务的提供和人群健康的变化，确保实现目标，提出应达到的成效；⑤提出一些合作和法定约束的责任。

二、英国医疗卫生服务体系

英国国家卫生服务体系的服务内容包括全科医生服务、医院服务、社区服务、妇幼保健服务、急救服务，以及牙科、眼科、药房服务等。

英国国家卫生服务体系赋予患者许多权利，其集中体现在《国家卫生服务体系病人宪章》中，其主要内容有：①根据临床需要平等地获得医疗照顾，而不是根据患者的经济条件、生活方式或其他任何原因；②每一人都可以注册一名全科医生，而且能方便和迅速地更换你的全科医生；③急诊患者可随时通过自己的全科医生，获得救护车服务和医院急诊服务，也可以自己直接去医院急诊看病；④当你注册的全科医生认为需要时，可以介绍你去任何医院找专科医生或去专科医院就诊，一般情况下，转到就近的医院诊治；⑤患者有权获得对自己医疗方案清楚的解释，包括医疗涉及的任何风险、副作用、并发症等，再决定是否接受哪项医疗方案；⑥每人均能看到自己的健康记录，并在法定权利下，使自己的健康记录得到保密；⑦患者有权选择是否参加医学科及医学实习训练；⑧缩短等候就诊时间，90%的患者应在13周内就诊，其对社区卫生服务或全科医生有抱怨，可以投诉，对答复不满意的还可以上诉。

卫生设施主要为国家所有，尽管近年来出现了私人医院、私人诊所，国家卫生机构仍占绝对主导地位。大型专科医院、综合医院均为国立机构，全科医生诊所、健康中心、社区医院等社区卫生服务机构亦由国家投资兴建、维护和添置设备。居民患病时必须先找自己的家庭医生或全科医生（general practitioner，GP），全科医生不能处理则将患者转诊给医院。卫生人员分为两大类别：一类是受聘于NHS医疗机构的专科医生、护士，以及社区卫生机构的社区护士等，此类人员属国家职工；另一类为合同制雇员，主要是全科医生。

在英国无论是医院的医师还是社区的全科医生，首先要求高中毕业后在医学院校学习5年，然后实习1年，取得医学学士学位，经注册取得注册医师资格，但不能单独执业。注册医师要在医院接受2年的临床各科轮转，然后向专科分化。其中愿意做全科医生的，要到社区卫生中心接受为期1年的师带徒式的在职培训，同时学习有关课程，然后可以取得全科医生资格。

护士也要在高中毕业后在医学院校学习3年的护理课程，经考试注册获得注册护士资格。注册护士首先要在医院临床主要科室轮转，以取得实际经验和技能。要成为社区的护士，还要在此基础上在社区接受在职培训。

英国的卫生服务体系划分为基层的社区卫生服务和基层之上的医院服务。英国设有妇幼保健院和防疫站，妇幼保健服务及计划免疫等防保服务，主要在社区进行，社区解决不了的问题，由医院解决。

1. 社区医疗服务中心

社区医疗服务中心由受过专门训练的家庭护士和专科医生组成，是家庭医生和医院之间的桥梁和纽带，其同时也为社区所在学校的学生提供就近、便捷的直接服务。社区卫生服务承担全体居民的各项初级卫生保健工作，内容包括传染病、慢性非传染性疾病及意外伤害的预防，以及疾病的初级诊疗和持续性照料，慢性病功能，社区的现场急救，家庭护理，妇女产前、产后保健，儿童保健，老年保健，重点人群的疾病筛查，社区康复，健康教育与咨询指导，计划生育指导等。社区卫生中心的人员主要有全科医生，作为技术权威负责社区卫生服务疾病的诊断、治疗、医疗保健、传染病预防监测、健康咨询、患者转诊等内容；各种护士，如治疗室内的临床治疗护士，从事家庭医疗护理的社区护士，从事儿童保健家庭照料的健康访视员，负责家庭接生及产前产后保健的助产士，负责精神患者社区护理、康复及心理保健的社区精神心理护士；此外，还有社会工作者，负责患者的有关社会福利问题的协调解决。

英国的全科医生均为政府雇员，其与当地卫生部门签订服务合同，按注册患者的多少，政府给予支持，全科医生的人均年薪为4万~5万英镑。

全科医生是患者就诊的第一道大门，是患者接触到的第一线医生，能解决注册患者90%的问题，除急诊外，患者去医院急诊必须通过全科医生介绍。全科医生与患者之间可以双向选择，每个人都可选择注册一个全科医生，全科医生也可以选择患者。一般是一个家庭在同一个全科医生处注册，每个全科医生平均注册 1 800～2 000 名患者，全科医生为每个人建立健康档案，使患者可以享受到各种基本医疗服务。全科医生可以单独开展医疗卫生服务，但大多数是由几个人合作开展工作，虽然都是全科医生，但各有一科专长，这样便于开展工作。全科医生与患者联系主要通过信件或电话，患者都有全科医生的电话号码，很少有面对面的服务。患者可以按约定时间看全科医生，或全科医生为患者家访，会诊患者约一半通过电话，一半通过家访完成。患者通过电话联系，由值班医生或护士用电脑记录电话内容，按患者来电的先后顺序、病情的轻重缓急排序，将患者转给全科医生或介绍医院以便及时处理，为患者提供更好的社区卫生服务。这样患者不用排队看病，同时也可以减少全科医生的人数，提高了服务效益。电脑随时进行记录并能保留、显示病情记录，有责任可以追究。同时，卫生管理部门也可以通过电脑随时抽查会诊率、诊断正确率和误诊率。

2．地区综合医院

每一个地区设有综合医院，负责周围大约 50 万人的重症转诊及急症救治。入院的患者都能得到毕业于医学院校又具有 7 年以上临床经验的医生及受过专门训练的护士的照顾，凡患特殊病症（如癌症）的患者，医院将邀请有关方面的专家共同诊治或转至专科医院。

3．专科医院

专科医院的门类较多，除了一部分国立的专科医院，还有私人的专科医院。私人医院具有较好的技术条件和诊疗环境。

另外还有一种私人老年人服务机构，即"老年人之家"，或称"小型老年人疗养所"，这种机构由私人开办，开展老年人的护理保健服务。

三、英国医疗保险制度

英国的医疗保险制度属于国家预算型医疗保险制度。英国医疗保险制度的主要特征是国家保健服务制（national health system，NHS）。英国政府强调广泛平等地享受医疗服务，政府主要通过税收资助全国性医疗服务。英国的国家保健服务制的医疗保险模式分为两大系统：社区卫生保健系统和医院服务系统。社区卫生保健系统提供 90% 以上的初级医疗服务，只将不到 10% 的服务转到医院服务系统。社区保健系统包括全科医疗服务和社区护理两个主要方面，所提供的医疗服务包括常见病的治疗、健康教育、社会预防和家庭护理等等，而各种损伤、急性病等可直接去医院就诊。英国卫生部门虽然采取措施限制患者使用医院服务，但医院仍然是 NHS 经费的最大消费机构，每年 70% 的 NHS 经费用于医院服务。NHS 经费主要由国家投入。这种免费的国家保健制医疗制度有利于扩大医疗保健服务面，使人人都享有卫生保健，从这方面看，免费医疗制度对广大民众是非常有利的。

（一）筹资方式

英国于 1948 年通过并颁布了《国家卫生服务法》，医疗保险范围扩大到全体公民，实施全民医疗保险制。这一制度又称全民医疗服务（NHS），其医疗经费主要来源于中央财政收入，约占全部国民保健费用的 80% 以上。其余的由人们缴纳的国民保险费、看病处方费、受益人为享受及时的和较高档次的医疗服务而支付的费用来弥补。筹资方式是现收现付式。

享受全民医疗服务的条件是，凡有职业工作的国民，每人每月缴纳工资的 0.75%，雇主缴纳工资总额的 0.6%，独立劳动者和农民缴纳收入的 1.35% 作为医疗保健费，即可包括其家庭在内享受国家统一规定的免费医疗待遇。由于医疗费用上涨过猛，为遏制浪费，规定每张处方个人需缴 2.2 英镑的手续费，还有一些其他收费项目。

（二）福利标准

1. 医疗保险制度组成内容

英国的全民医疗服务，保证凡居住在英国的人，无须取得保险资格即可在免费或低费用的情况下享受相当完善的医疗保健服务。全民医疗服务由三部分构成，其一是医院与社区保健服务，其二是家庭保健服务，其三是健康与杂务服务。

2. 医疗保险享受标准

（1）根据国民保健法规定，所有的英国人都可以享受免费医疗。但是，牙科手术、视力检查和配眼镜要收费，对医生所开的每种药都要付处方费。下列人可以免缴处方费：产妇、哺乳期妇女、儿童、退休者、因医疗事故造成的患者、战争或因公伤残津贴领取者以及低收入家庭。牙科门诊检查免费。牙科治疗患者须负担第一个英镑的费用，但 21 岁以下在校学生、孕妇和哺乳期妇女可以免费。16～21 岁的离校青年安装假牙须付假牙费。儿童配眼镜可以免费。

（2）全民保健系统规定由医师、护士、理疗师、体疗师、职业病医生、语言障碍治疗师和心理学医师对老人、伤残患者和精神病患者进行治疗，并免费向他们提供假肢、假眼、助听器、轮椅等医疗手段。重伤残废患者可以免费使用响铃、无线电、电视、电话和取暖器等设备。

（3）全民保健系统的服务内容还包括对学校卫生、家庭卫生、食品安全、药物安全、环境卫生、卫生教育、防疫、毒品戒瘾治疗、堕胎、酒精中毒、私人医疗以及医务人员的培养训练等有关问题进行检查、监督和管理。

3. 医疗费用支付方式

英国全民保健项目由社会保障主管机构将医疗费直接付给提供服务的医院和药品供应者。患病的被保险人与医院之间不发生直接的财务关系。这种免费医疗服务方式通常是由政府机关、企业或医疗保险主管机构，医生与医院或药品供应者分别签订契约，按照服务项目、类别、承治人数等，规定相应的报酬或发给固定薪金，对于医药费用则按规定实报实销。英国的医疗服务对象是全体英国公民，不参加社会保险的只享有医疗权，但无权领取现金补偿。

（三）管理办法

全民保健法的实施由政府卫生部负责管理。英国全国各地分设 100 多个地区卫生管理局和委员会，负责管理国民保健的具体实施。每个区设有一个总医院，并设有普通医院、诊疗所、卫生中心、精神病院、传染病院、妇产医院、结核病医院等专科医院。目前，英国国民保健系统共拥有 2 700 所医院，37 000 多名医务人员（其中医师约14 000 名），415 700 名护理与接生人员和约 50 万张病床。此外，还有 27 000 名私人开业医生、949 名眼科医生和约 15 500 名牙科医生与卫生管理当局订有合同，为国民保健系统服务。全国还有约 10 670 个零售药店与卫生管理当局订有合同，负责国民保健处方的配药。

1998 年，英国养老基金资产中 52% 为国内股票（美国为 53%、法国和德国为 10%），18% 为国外资产（美国为 11%、法国为 5% 和德国为 7%），其他为债券、现金和实业资产。职业年金和个人养老金计划的壮大促进了金融市场的发展，以养老基金的资产占 GDP 的比重来看，1997 年英国养老基金的资产占 GDP 的比重达 74.7%，同期美国为 58.2%，法国为 5.6%，德国为 5.8%，意大利为 3.0%。

第三节　德国卫生事业管理

德国地处欧洲中部，面积为 356 910 km^2，是中欧最大的国家，人口 8 200 万（2009 年），为欧洲第二人口大国，仅次于俄罗斯，城市人口占全国人口的 60%。德国统一后，全国分为 16 个州，国家政体实行联邦共和制，外交、国防、货币、海关、铁路、航空、邮电等属联邦管辖，其余（包括卫生）由联邦和州政府共管，或由各州自治。

一、德国卫生管理体制

德国的卫生管理体制分为联邦、州和基层（社区）三级。联邦政府和州政府均有卫生立法权，联邦卫生部对州卫生行政部门有管理和指导的职能，在卫生服务的实施方面，也是一种合作关系。一般而言，联邦卫生部负责制定宏观政策或政策框架，各州负责具体实施，联邦卫生部不直接决定某个州具体的卫生事务。

（一）联邦卫生行政机构

联邦政府的卫生事务并不是集中在一个部，与卫生工作关系密切的主要有四个部门。

1. 联邦青年、家庭事务及卫生部

联邦青年、家庭事务及卫生部相当于国家卫生部，主要负责国家卫生政策的制定和卫生立法，管理公共卫生、卫生预防、卫生协作、药品和麻醉剂、老年人及残疾人福利等工作。

2. 联邦劳动及社会事务部

联邦劳动及社会事务部主管社会健康保险制度覆盖的医疗保健工作，包括医院服务、康复、劳动保护等工作及其立法事务。

3. 联邦内务部

联邦内务部主管环境保护工作及其立法事务。

4．联邦研究及技术部

联邦研究及技术部主管卫生科研工作及立法事务，由部长会议、医学行政执行小组和联邦卫生委员会（顾问团）等协调有关部委的卫生管理工作。

（二）州卫生部

州卫生部除执行联邦卫生法规外，监督疾病基金会和医师协会；负责学校卫生、口腔卫生、医院管理、传染病预防和治疗、急救医疗管理等工作；调整医学教育标准，从而间接控制医学院学生的数量；享有独立的卫生立法权。

（三）行政区卫生处

行政区卫生处除执行联邦和州卫生部制定的卫生法规外，还负责公共卫生服务、基层卫生保健工作，如卫生宣传教育、预防接种、疫情报告、卫生指导等；管理地方医院并负责对地方医院和公共疗养院的筹资。

二、德国医疗卫生服务体系

德国卫生保健服务系统有多种形式，私人医疗机构和公共所有医疗机构并存，患者可自由选择就医。目前，德国的实际医生人数约15万人（每10万人中约有245名医生），其中6万～7万人或45%从事私人开业诊所服务，患者可自由选择医生。对医生劳务的补偿，是在按服务收费的基础上，结合地方医生协会与健康保险公司事先制定的费用标准进行的。

德国法律对门诊服务和住院服务作了严格划分，门诊医生转诊患者住进某一医院之后，他不再去医院为这个患者看病。联邦德国的住院患者全部由医院雇用的医生提供服务，现在有8万名左右的医生为医院雇用，领取医院薪金。在这些医生中，只有主任才有特权既提供门诊服务又提供住院服务。德国每千人约有11张病床，将近一半的病床属公共所有，主要是市立医院的，35%的病床是私人非营利社区医院的，还有13%的病床属于私人营利性医院。

德国的医院固定资产预算都要遵守地区规划，即使私人营利性医院也要这样。而医院的营业资金，是由国家健康保险系统根据各所医院与健康保险机构地区协会商定的按每床日平均成本计算的。联邦德国保健制度有一个特点就是所谓的"协商行动"，根据1977年联邦法规，全国卫生保健系统的所有负责人每年聚会一次。聚会代表来自协会（包括药剂师），法定及私人健康保健行业，药剂行业，工会和雇主协会，此外还有州、地方政府的代表。聚会的目的是制定这一年国家卫生保健系统经济发展的主要目标，确定卫生费用支出占GDP的比例。

在德国卫生保健系统内有各种价格制度。医院按住院天数而不是按患者实际费用结算，其价格每年由医院和健康保险基金组织商定，并由州政府核准，门诊和牙科则按价付现。药物的价格一方面取决于生产价格；另一方面由药商和药房标价，经联邦政府确认。

德国医院的现代化主要发生于20世纪70年代。1970—1977年，医院费用每年递增12.2%。在1988年，每千人口拥有7.4张病床；从1982年起，联邦政府开始遏制医院费用；1987年德国每张病床的住院费用为38 300美元。德国的医院有三种类型：①公立医院，由联邦政府、州政府或当地政府拥有和管理，占德国医院总数的51%；②非营利性的、自愿资助的医院，常为宗教组织拥有，此类医院占德国医院总数的35%；③私立医疗机构，或称投资者拥有的医疗机构，其股份常为医生所有。前两种类型的医院所配备的医务人员主要是专职的住院医师。住院患者的每日补助费，包括上述领取工资的医生们的一切服务费，都从疾病基金中得到补偿。例外情况发生时，公立医院的一些主管人员还可向私人收取费用以补助其工资。德国的私立医院亦可通过协商，从疾病基金中得到一定补偿。患者按法定收费标准向医生付费，医生则应将所得报酬的一部分转交给医院。

德国所有医院都有两种经费来源，其日常经费大部分来自疾病基金，很少一部分则来自私人医疗保险，医院的基本开支，即使是私立医院，都由州政府资助，在少数情况下由慈善团体资助。在德国的"社会一致"这个概念中，疾病基金是强制性的，借以满足社会的保健需求，以及维持医院的经营费用。但同时这些医疗机构必须保持优良的医疗质量，有效地为人民服务。1986年以后，对医院经营费用的补助，主要由德国政府的年度总预算加以控制。该预算由各医院的代表和疾病基金管理机构就地协商。上述方法可避免保健费用无限制地增长，并能使所有患者受益，实际上是免费医疗。年度拨款率的协商以下列各种因素作为基础，包括详细审查各医院的费用支出、医生的薪金、折旧费、规划的病房占有率、主要服务项目的单价等。各医院必须提供各项信息，这些讨论的目的在于确定供疾病基金会应用的每日平均费用，借以支付医院用于每位患者的消耗。自费患者所花的费用高于接受疾病基金补助的患者所花的费用。在德国的年度总预算中，如果患者住院天数超出预计天数，则对超出部分，医院仅得到25%的收入。例如，1年中医院收治患者的天数少于预计数，则对于病房的空闲期仍能得到75%的补助。例如，协议双方对于预算不能取得一致意见，则交付仲裁。对于器官移植等花费很多的医疗措施，按各个病例，区别对待，以确保各项支付正确反映病例之间的差异，并考虑更为可靠的外部价格比较。

德国联邦政府对医院系统的管理主要通过制定政策和法律的手段。近年的焦点是努力遏制费用增长。此外，通过对医院系统各部门总消费额的控制，政府还对全国保健事业提出了若干综合性参数。它们以各成员组织的建议作为基础。各种保健组织、疾病基金管理机构、健康保险机构、雇主、工会、州政府，以及联邦政府的代表一起组成"保健协商组织"。该组织的主要目的是向联邦政府提出建议，借以提高保健系统的效力，向疾病基金的管理机构及医疗保险机构提供协商各种费用和合同的准则。1986年以后，保健协商组织的一个小组委员会在其每年的年度报告中提出各种医疗参数和经济参数，最高委员会的各项建议即以此为基础对各医疗机构的经费进行分配。州政府对联邦政府计划的实施通过下列各方面进行：对各地的疾病基金管理机构和医师联合会进行监督；拟订并实施州的医院计划，包括扩建和更新理疗站、购置新设备或取代旧设备管理州立医院包括教学设备；调整医学教学的标准，以及间接控制医学院校的招生规模。各地政府负责管理当地的医疗机构和各种传统的公共保健机构，经营和资助各公办疗养所。老年人的医疗不包括在公共和私人医疗保险计划中。当个别人的收入不能支付疗养费用时由当地的福利基金提供补助。

三、德国医疗保险制度

德国是世界上第一个建立社会保障制度的国家，从 1883 年首相奥托·冯·俾斯麦（Bismarck）时期首创社会医疗保险制度至今，已经有 100 多年的发展历史。德国政府的健康保险法从 1883 年生效，开始，它规定蓝领工人必须加入义务健康保险，后来，又规定全国大多数人口也必须加入，义务健康保险方案成为德国社会保障制度最早的方案。接着在 1884 年出台《意外事故保障法》，1889 年与 1927 年又分别制定了《养老保险法》和《失业保险法》，1995 年通过了《护理保险法》。

目前，德国的社会保障制度体现出法制健全、体系完备、项目繁多的特点，并已形成社会保险、社会救济和社会补偿（主要任务是给战争中致残者、军人的遗孀经济补偿）的社会福利三大体系，同时形成医疗保险、失业保险、养老保险、伤残保险和护理保险的五大支柱。

按照德国《社会保险法》规定，德国医疗保险体系是以法定保险为主体，同时，为体现多元化原则，私人保险也是德国医疗保险的组成部分，占有重要的地位。在德国，公民就业后可视其经济收入的多少，自由地在法定的社会医疗保险和私人保险之间进行选择。同时，公民也可在参加法定社会医疗保险上，参加私人保险机构所提供的补偿保险险种。在法定和私人保险间进行选择所依据的个人收入标准，则由政府根据实际情况予以规定并适时加以调整，以保障法定保险在医疗保险中的主导地位。

德国义务健康保险制度的一个显著特征是坚持自我管理的原则，其并不像其他国家一样由政府设立专门的、集经营和管理于一身的机构，而是同时由几百个非营利性的私人保险基金组织运行。在义务健康保险制度中没有任何政府机构，政府只是负责立法，为卫生保障机构制定准则，然后将卫生保险服务交给非政府机构去经营管理。广义地说，政府起了一个独立的、法定的和半法定的卫生机构管理者的作用。

同时，德国医疗保险的一个原则是团结原则，其规定：①收入较高者为收入较低者支付部分卫生费用；②有工作者（雇员）为退休者支付部分卫生费用；③较年轻者及健康者为较年长者及有病者支付部分卫生费用；④单身及无子女者为成家者及孩子们支付部分卫生费用；⑤男性为女性的某些疾病支付部分卫生费用。

（一）疾病基金会

在德国，为保健服务筹资与提供保健服务是两个不同的过程。全国 754 个疾病基金会承担了几乎 90% 的人的健康保险。疾病基金会是一些自我管理、自我支持、自我筹资的机构，由选举出的董事会决定疾病基金会的收费率。董事会由被保险者及其雇主的代表即支付保险费者的代表组成。疾病基金会没有自己的医院，也不雇用医生和护士。

（二）按收入缴纳保险金

根据德国法律规定，全体雇员及退休人员，凡收入低于某个标准者必须参加义务健康保险制度。这个标准由相关的法律条文规定，并且每年进行调整。1997 年在原联邦德国地区这个标准为月收入 6 150 马克，原民主德国地区为 5 350 马克。保险基金组织不得对投保人进行风险选择，包括年龄、性别、身体状况和家庭成员数量的选择，而保险费则由雇主和雇员双方各承担50%，退休后原由雇主承担的部分则改由养老基会承担。医疗保险费一般平均为税前工资额的13.6%左右（各经济组织每年各有差别），而该税前工资也有封顶线和保底线，超出封顶线的部分不计入缴费基数，不到保底线的免除缴费义务，封顶线和保底线政府每年可以进行调整。同时规定，符合条件参加法定医疗保险的雇员，其家庭和未成年子女可自动成为被保险人，可不另外缴纳保险费即可享受同等的医疗保险服务待遇。另一些人，主要是收入超过上述最高标准和自己经营的人（非雇员），可以加入义务健康保险制度，也可以不参加。但是，一旦他们的月收入降到国家标准以下，他们就必须参加义务健康保险制度。

德国有专门制度来为退休人员提供健康保险费用。退休人员的卫生费用通过疾病基金会中的资金调节来实现资金重新分配和资金平衡。退休人员按国家规定的医疗保险费缴纳保险金，其中50%由养老基金分担。每个雇员也要为退休人员缴纳一笔特别的保险金，以补足退休人员的额外开支，因为退休人员所缴纳的保险金只能满足其卫生费用的41%。

（三）医疗保险费用支付

德国医疗保险支付体系是根据其门诊、急诊（包括初级卫生保健服务）与住院服务的特点，而被截然地分为两个独立的支付体系，同时在制定医疗保险支付政策时，始终坚持医疗保险给付不应以量取胜，而应从经济和医疗必需的角度出发和考虑的原则。例如，德国目前对开业医师的费用支付，主要使用的是点数法，即在总额预算下的按项目负费制度。这一操作主要在两个层面上展开，即先由联邦的医疗保险基金组织协会和联邦医师协会协商谈判后，按类别确定每个门诊服务项目的点数分配量。譬如，皮肤科一次常规检查为11.66点，一次X光检查为900点。同时，各州每年由州的医疗保险基金组织协会与州的医师协会通过谈判的方式，在当年医疗费用发生数的基础上，考虑其他有关影响因素（人口、工资和疾病谱变化）后，就下一年的预算进行协商确定，开业医师协会进行汇总。而基金组织则将预算资金划拨给医师协会，由医师协会根据当年所有医师提供服务所值的重点数和预算金额，计算当年每点数的现金值，并相应地支付给提供服务的各个医师。点数支付制度的优点在于，它建立了这样一个机制，即鼓励开业医师的医疗服务提供，应当首先考虑必需性，而不是促使医师从经济收入多少考虑而诱导患者增加服务量，因此，使得医疗保险资金的利用更加经济和有效。

德国的住院服务费用支付正处于较大的改革之中。原先医疗保险基金组织对在医院发生的费用全额支付，以后逐渐过渡到按照平均床日费进行支付，但在实行一段时期后，出现了医院为获得更多的费用而不必要地扩大患者住院天数的情况。因此，为了能使医院服务的成本效益更高，准确计算服务量，以控制费用增长，目前德国住院服务中部分已实行按病种付费的方式，其余服务则仍按平均床日费和专项付费（特殊治疗）的方式，具体运作由医院与基金会组织之间进行协商并签约确定。

第四节　日本卫生事业管理

日本是亚洲东部的一个群岛国家，由北海道、本州、四国、九州四个大岛及若干个小岛组成，总面积37.7万 km²，其山地占76.0%。人口1.28亿（2009），城市人口占82%。日本是一个经济发达的资本主义国家，人均国民生产总值居世界前列。

日本卫生保健制度的显著特征是以形式多样的健康保险构成了全民性的社会健康保险体系。

一、日本卫生管理体制

日本的一般卫生行政体系为国家（厚生省）—都道府县（卫生主管科股）。通常，保健所的设置由都道府县根据《地域保健法》施行，指定的33个市和东京的23个特别区可设直辖的保健所。这些地方的卫生行政体系为：国家（厚生省）—政令市和东京特别区（卫生主管部）—保健所。

作为国家卫生行政机关的厚生省由厚生大臣办公厅和9个局（健康政策局、保健医疗局、生活卫生局、药务局、社会援护局、老人保健福利局、儿童家庭局、保险局、退休局），以及社会保险厅、审议会、地方支分部局组成，直管单位有国立医院、国立公众卫生院、检疫所等19个院所。

都道府县的卫生行政机关大多数是独立卫生部（局），下设若干科，如医务科、药务科、保健预防科、食品卫生科、公害科等，但使用名称各地略有不同。都道府县的卫生部（局）下辖机构除保健所外，还有卫生研究所、公害研究所、精神保健中心等。市、镇、村的卫生行政组织因地而异。

人口在100万以上的大都市设有卫生局和清扫局；人口在10万以上的中等城市设有卫生局（包含清扫行政）；人口不到10万的城镇设有卫生科，也有含国民健康保险业务的保险卫生科。村级的卫生股较少，一般由居民负责卫生业务工作。

二、日本医疗卫生服务体系

日本医院有五种形式：综合医院、结核病医院、麻风病医院、精神病院及其他专科医院，但分布不均。医疗机构无病床或少于20张病床称诊所，诊所收留患者不得超过48小时。医院与诊所的分工尚不明确。其中，85%的诊所和76%的医院是私有的，由于经济问题，公立与私立医院之间的关系十分紧张。在日本医院，院长本人必须是医生；患者可自由选择医院或诊所就医；许多医院财政自立，并且有经济困难；住院天数较西方国家长，因其收住慢性患者；因受保险制度限制，每100张床位的工作人员缺少；公立医院比私立医院大，而且设备好。

日本卫生保健与管理有以下特点：大多数医师从事私人开业，有的在诊所或医院；医疗方面有健康保险，人人均可享受医疗服务，医疗仪器设备比较现代化；在公共卫生方面推广地区医疗即社区医学，广设地区保健所，主要工作人员为公共卫生护士；卫生保健立法详尽，依照法律进行医疗卫生管理；卫生宣传教育工作做得全面细致。

日本的私人医师并非都是一般概念里的开业医生，实际上是6年制大学毕业，继续攻读获得博士学位后的专家，绝大部分是"日本医学会"会员，在社会上有声望、有影响，政府很器重，对他们的政策也很优厚，形成了全日本最有权威的业务咨询集团。

针对医院的大处方问题，日本政府采取了一系列措施，以减少医院总收入中药品所占的比重，实行医药分离。20世纪90年代初，日本政府规定，90%的药品实行批发价，即90%的药品可以以相当于批发价或比批发价低的价格在市场上自由购买。1992年又将这一政策进行进一步调整，将批发价修正为合理的利润权同批发价的平均值。目前，政府提出了"非处方药"的改革，这项措施导致了医生药品提成的进一步减少。

日本政府也在努力提高有关卫生服务质量信息的可获得性，减少医疗广告的限制，并在1997年开始第三方对医院的评价。自2000年3月起，318家医院自发进行定期评价，并公布评价结果。

受日本政府高度控制的日本保健系统，将大部分卫生服务和强制性的健康保险融合在一起。门诊服务按服务项目收费，住院服务实行按服务项目收费和按病种收费相结合的支付方式，结合方式取决于医院和疾病的种类，如慢性病的治疗实行按病种收费，而急性病的治疗实行按项目收费。医疗服务的收费基于政府指定的收费表，收费表每2年校正1次。

三、日本医疗保险制度

日本的医疗保险组织从大的方面来看，可分为两大类：一类是以产业工人、政府机关工作人员、公共卫生事业人员等在职职工及其家属为对象的"职工医疗保险"，亦称雇员医疗保险；另一类是以农民为主的"国民健康保险"；另外，还有老年医疗保险与退休者健康保险和长期护理保险制度。

雇员医疗保险中包括6个医疗保险组织，它们是以企业职工为对象的组织"国家公务员互助会"，以地方政府公务员为对象的组织"地方公务员互助会"，以公用事业职工为对象的组织"公共职业职工互助会"和以私立学校职工为对象的"私立学校职工互助会"。参加职工医疗保险组织的人数（包括家属）占总人口的60%以上，其余人员则参加"国民健康"保险，其成员除了农业劳动者外还有个体业者、建筑业者、医生及小企业（5人以下）职工和无业人员，该组织由县以下各级政府管理运行。

医疗保险组织的基金主要来源于雇主和雇员缴纳的保险费，国家和地方政府则根据各医疗保险组织的人员组成状况给予一定的补贴，补贴办法有每年一次性的补助或按照比例的补助。

雇主和雇员缴纳的保险费一般为本人工资的8%～10%，雇主和雇员各交一半，由于各保险组织的人员组成和健康水平的差异，缴纳的比例各不相同。

在医疗费用的报销上，凡参加报销者，均由医疗保险报销组织报销一定比例的医疗费用，各医疗保险组织的报销比例各不相同，随着政府采取的控制医疗费用政策的加剧，雇员本人的报销比例已由原来的100%降为90%，家属报销的比例也相应地降至

70%～80%。

　　由于第二次世界大战后日本的出生率不断下降、人口寿命不断提高，日本社会的老年问题日益突出，养老保险和医疗保险的压力十分严重。虽然日本已建立了以年金制为核心的养老保险和福利制度，但随着日本经济的不景气，日本中央政府对养老保险和医疗保险的支持已面临很大困难。于是，在 2000 年 4 月，日本实施了"介护保险"，期望通过市场化的运作和竞争机制的引入建立一种能减轻中央财政负担的新养老保险制度。"介护保险"的实施以县以下地方政府为主体，其保险金的构成是政府承担 50%，其中中央政府承担 25%，县政府承担 12.5%，市、町、村承担 12.5%。"介护保险"的对象分为 40～64 岁和 65 岁以上人口的两类，他们分别承担保险金的 17% 和 33%。该保险制度的运作程序为，先由需要介护者本人申请，再由政府组织的专门评估机构对老年人需要照顾的程度予以界定，分为部分介护、轻度介护、中度介护、重度介护、最重度介护和特重度介护 6 种。对于不同程度的介护，政府所给予的补贴不同，介护程度越高，政府补贴越多。政府鼓励民间企业和私人投资者投资的服务企业为老年人提供生活服务，并运用市场原则和竞争机制由需要介护者选择。

✐ 本章小结

　　本章分别介绍了美国、英国、德国和日本四个主要发达国家的卫生管理体制，医疗卫生服务体系和医疗保险制度。这四个国家的卫生管理制度各有特点，各有所长。其中，美国的医疗卫生服务体系市场化特征较强，政府投入较少，形成了势力强大的医药、保险垄断公司，医疗服务产值占 GDP 总量最高。英国则通过 NHS 为全国公民提供了免费基本医疗服务，但是医疗服务的效率被不时诟病，有待提高。德国建立和完善了世界上最早的社会保障和医疗保险制度。日本医疗行业的医药分开制度和应对人口老龄化的具体措施值得我国学习借鉴。然而，即使是上述几个全球最发达、最富裕的国家，国家对医疗卫生投入不断增加，还是无法满足公民日益增长的健康服务需求，世界各国的医疗体制改革仍然在不断地改革和探索。

　　　　　　　　　　　　　　　　　　　　　　　　　　　　　　　　（邓晋松）

参 考 文 献

［1］周三多. 管理学——原理与方法［M］. 5 版. 上海：复旦大学出版社，2009.

［2］郭岩，陈娟. 卫生事业管理［M］. 北京：北京大学医学出版社，2003.

［3］郭岩，陈育德. 卫生事业管理［M］. 北京：北京大学医学出版社，2006.

［4］梁万年. 卫生事业管理学［M］. 2 版. 北京：人民卫生出版社，2007.

［5］（美）海因茨·韦里克，马春光，哈罗德·孔茨. 管理学精要：国际化视角［M］. 北京：机械工业出版社，2009.

［6］（美）琼斯，乔治. 当代管理学［M］. 郑风田，赵淑芳，译. 3 版. 北京：人民邮电出版社，2005.

［7］陈庆云. 公共政策分析［M］. 2 版. 北京：北京大学出版社，2011.

［8］谢明. 公共政策概论［M］. 北京：中国人民大学出版社，2010.

［9］林光汶，郭岩，David Legge，吴群红. 中国卫生政策［M］. 北京：北京大学医学出版社，2010.

［10］郝模. 医疗卫生改革相关政策问题研究［M］. 北京：科学出版社，2009.

［11］陶国根. 从医疗卫生体制改革看我国公共政策的公共性［J］. 江西行政学院学报，2010，12（2）：12-16.

［12］国务院深化医药卫生体制改革领导小组办公室编写组. 深化医药卫生体制改革问答［M］. 北京：人民出版社，2009.

［13］夏新斌. 科学发展观与城乡卫生资源统筹发展——建国 60 年我国卫生事业发展战略反思［J］. 卫生经济研究，2009（10）：5-7.

［14］杨琼瑛. 论我国医疗卫生政策的实现途径［J］. 中共云南省委党校学报，2009，10（3）：159-161.

［15］来丽锋. "非典"以来我国公共卫生政策的改善和发展［J］. 法制与社会，2009（8）：198-199.

［16］方立亿，匡绍华，姜宝法. 树立循证理念，实践循证卫生决策［J］. 中国卫生事业管理，2008（10）：655.

［17］杜乐勋. 宏观经济与卫生发展之间的良性和恶性循环［J］. 中国卫生经济，2007，26（6）：12-16.

［18］刘继同，郭岩. 从公共卫生到大众健康：中国公共卫生政策的范式转变与政策挑战［J］. 湖南社会科学，2007（2）：36-42.

［19］World Health Organization. Working for health: an introduction to the organization［M］. Genevo: WHO, 2007.

［20］彭瑞聪. 中国卫生职业管理学［M］. 长春：吉林科学技术出版社，1988.

[21] 中华人民共和国卫生部官方网站. http：//www. moh. gov. cn/.

[22] 中华人民共和国人力资源和社会保障部官方网站. http：// www. mohrss. gov. cn/.

[23] 王国杨. "看病难、看病贵" 问题的形成原因与对策 [J]. 中国卫生产业杂志, 2006 (11)：87.

[24] 潘志刚. 英国医疗服务体系简介及启示 [J]. 中华全科医师杂志, 2004 (4)：265.

[25] 徐芬, 李国鸿. 国外医疗服务体系研究 (一) [J]. 国外医学：卫生经济分册, 2005 (4)：145.

[26] 徐芬, 李国鸿. 国外医疗服务体系研究 (二) [J]. 国外医学：卫生经济分册, 2005 (3)：145.

[27] 郑功成. 社会保障学——理念、制度、实践与思辨 [M]. 北京：商务印书馆, 2000.

[28] 卢梭. 社会契约论 [M]. 北京：商务印书馆, 2006.

[29] 贝弗里奇报告——社会保险和相关服务 [M]. 北京：中国劳动社会保障出版社, 2004.

[30] 陈佳贵, 王延中. 中国社会保障发展报告 (2007) ——转型的卫生服务于医疗保障 [M]. 北京：社会科学文献出版社, 2007.

[31] 中华人民共和国卫生部. 2010 年中国卫生统计年鉴 [M]. 北京：中国协和医科大学出版社, 2010.

[32] 梁万年, 郝模. 卫生事业管理学 [M]. 北京：人民卫生出版社, 2003.

[33] 程晓明, 罗五金. 卫生经济学 [M]. 2 版. 北京：人民卫生出版社, 2008.

[34] 樊立华. 卫生监督学 [M]. 北京：人民卫生出版社, 2005.

[35] 赵同刚. 卫生法 [M]. 北京：人民卫生出版社, 2008.

[36] 孙东东. 卫生法学 [M]. 北京：高等教育出版社, 2004.

[37] 樊立华. 卫生法规与监督学 [M]. 北京：人民卫生出版社, 2003.

[38] 吴崇其, 张静. 卫生法学 [M]. 2 版. 北京：法律出版社, 2010.

[39] 中华人民共和国卫生部. 卫生法基础 [M]. 北京：法律出版社, 2007.

[40] 卫生部卫生政策法规司. 中华人民共和国卫生法规汇编 (2004—2005) [M]. 北京：法律出版社, 2006.

[41] 曹荣桂. 医院管理学：人力资源管理分册 [M]. 北京：人民卫生出版社, 2003.

[42] 陈维政, 余凯成, 程文文. 人力资源管理 [M]. 北京：高等教育出版社, 2006.

[43] 张成福, 王俊杰. 现代人力资源管理与发展 [M]. 北京：中国人事出版社, 1999.

[44] 诺伊, 等. 人力资源管理：赢得竞争优势 [M]. 刘昕, 译. 北京：中国人民大学出版社, 2005.

［45］马晓静，王小万．国际卫生服务系统绩效评价框架与趋势比较研究［J］．中国卫生政策研究，2009，2（7）：52－56．

［46］胡善联．评价卫生系统绩效的新框架——介绍2000年世界卫生报告［J］．卫生经济研究，2000（7）：5－7．

［47］杨芬，段纪俊．世界卫生系统绩效现状及其改进建议［J］．国外医学：社会医学分册，2002，19（3）：108－113．

［48］曲江斌，李士雪，王兴州，等．WHO关于卫生系统反应性测量的策略［J］．卫生经济研究，2001，5：9－11．

［49］江芹，胡善联，刘宝，等．卫生系统反应性的概念与测量［J］．卫生经济研究，2001（7）：9－13．

［50］李士雪，曲江斌，王兴洲，等．卫生系统反应性——概念与测量［J］．中国卫生经济，2001，20（2）：44－46．

［51］任苒．卫生系统绩效评估及其思考——《2000年世界卫生报告》的启示与思索［J］．医学与哲学，2001，22（4）：19－22．

［52］刘岳，张亮．卫生系统绩效评价理论框架的研究进展［J］．医学与社会，2008，21（8）：29－31．

［53］刘岳，张亮．卫生系统绩效评价研究进展［J］．医学与社会，2008，21（6）：22－23．

［54］卢祖洵．社会医学［M］．北京：科学出版社，2006．

［55］石翔．防范措施必不可少，患者的隐私也该受保护［EB/OL］．http：//health．china228．com/shtml/20070410/18690．shtml［2007－4－10］．

［56］邵爱玉，李玉华，夏宗明．健康不公平性的测量：基尼系数和集中指数简介［J］．国外医学卫生经济分册，2003，20（3）：135－137．

［57］骆珣．项目管理教程［M］．北京：机械工业出版社，2007．

［58］（美）詹姆斯·刘易斯．项目经理案头手册［M］．雷晓凌，译．3版．北京：电子工业出版社，2009．

［59］（英）Rodney Turner J.，项目的组织与人员管理［M］．戚安邦，冯海，罗燕江，译．天津：南开大学出版社，2005．

［60］陈建西，刘纯龙．项目管理学［M］．成都：西南财经大学出版社，2005．

［61］MBA必修核心课程编译组．项目管理［M］．4版．北京：中国国际广播出版社，2003．

［62］（美）罗伯特·K．威索基，拉德·麦加里，戴维·B．克兰．有效的项目管理［M］．2版．李盛萍，常春，译．北京：电子工业出版社，2002．

［63］（美）Lientz B P．21世纪的项目管理［M］．3版．李先锋，译．北京：电子工业出版社，2003．

［64］（美）杰克·R．梅瑞狄斯，小塞缪尔·J．曼特尔．项目管理——管理新视角［M］．4版．郑晟，杨磊，李兆玉，译．北京：电子工业出版社，2004．

［65］（美）项目管理协会．项目管理知识体系指南［M］．4版．王勇，张斌，

译. 北京：电子工业出版社，2009.

［66］陈君石，黄建始. 健康管理师［M］. 北京：中国协和医科大学出版社，2007.

［67］白书忠. 中国健康管理及相关产业面临的机遇与挑战［J］. 中华健康管理学杂志，2008（2）：329－332.

［68］王培玉，刘爱萍. 常见慢性病的健康管理［C］. 北京大学医学部公共卫生学院社会医学与健康教育系，2007.

［69］中华医学会健康管理学分会，中华健康管理学杂志编委会. 健康管理概念与学科体系的中国专家初步共识［J］. 中华健康管理学杂志，2009（3）：141－147.

［70］鲍勇. 社区卫生服务导论［M］. 南京：东南大学出版社，2009.

［71］李志新，张杨. 社区卫生服务管理与实践［M］. 北京：人民军医出版社，2009.

［72］万明国，王成昌. 突发公共卫生事件应急管理［M］. 北京：中国经济出版社，2009.

［73］王明旭，刘家全. 突发公共卫生事件应急管理［M］. 北京：军事医学科学出版社，2004.

［74］张侃，王日出. 灾后心理援助与心理重建［J］. 中国科学院院刊，2008，23（4）：204－310.

［75］王陇德. 突发公共卫生事件应急管理：理论与实践［M］. 北京：人民卫生出版社，2008.

［76］王延中. 中国卫生改革与发展实证研究［M］. 北京：中国劳动社会保障出版社，2008.

［77］杜乐勋，王培舟. 中国医疗卫生发展报告［M］. 北京：社会科学文献出版社，2008.